A revolução dos músculos

A revolução dos músculos

Uma nova estratégia científica para envelhecer bem

TRADUÇÃO DE
ANDRÉ FONTENELLE, BRUNO FIUZA,
RENATO MARQUES E ROBERTA CLAPP

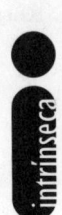

DRA. GABRIELLE LYON

Copyright © 2023 by Gabrielle Lyon

Copyright da tradução em português © 2024 by Editora Intrínseca Ltda.
Todos os direitos reservados.
Publicado mediante acordo com Atria Books, uma marca da Simon & Schuster, LLC

TÍTULO ORIGINAL
Forever Strong: a new, science-based strategy for aging well

PREPARAÇÃO
Ilana Goldfeld
Leandro Kovacs

REVISÃO
Camilla Savoia
Midori Hatai

REVISÃO TÉCNICA
Gilberto Stam

DESIGN DE CAPA ORIGINAL
Chelsea McGuckin

ILUSTRAÇÃO DE CAPA
Adobe Stock

PROJETO GRÁFICO ORIGINAL
Timothy Shaner | NightandDayDesign.biz

DIAGRAMAÇÃO E ADAPTAÇÃO DO PROJETO GRÁFICO
Henrique Diniz

CIP-BRASIL. CATALOGAÇÃO NA PUBLICAÇÃO
SINDICATO NACIONAL DOS EDITORES DE LIVROS, RJ

L997r

    Lyon, Gabrielle
        A revolução dos músculos : uma nova estratégia científica para envelhecer bem / Gabrielle Lyon ; tradução Roberta Clapp ... [et al.]. - 1. ed. - Rio de Janeiro : Intrínseca, 2024.
        416 p. ; 23 cm.

    Tradução de: Forever strong
    ISBN 978-85-510-0690-0

        1. Longevidade - Aspectos nutricionais. 2. Envelhecimento - Prevenção 3. Força muscular - Saúde. I. Clapp, Roberta. II. Título.

23-87215   CDD: 612.68
                      CDU: 612.68

Gabriela Faray Ferreira Lopes - Bibliotecária - CRB-7/6643

[2024]
Todos os direitos desta edição reservados à
EDITORA INTRÍNSECA LTDA.
Av. das Américas, 500, bloco 12, sala 303
22640-904 — Barra da Tijuca
Rio de Janeiro — RJ
Tel./Fax: (21) 3206-7400
www.intrinseca.com.br

As informações e os conselhos apresentados neste livro não substituem o acompanhamento do seu médico ou de outros profissionais de saúde. Recomendamos que consulte esses profissionais para tratar de todos os assuntos relacionados a você e à saúde e ao bem-estar de sua família.

Para meu melhor amigo e mentor da
vida inteira, Dr. Donald Layman.

SUMÁRIO

INTRODUÇÃO..11
Reprograme o mindset: Adote um mindset de crescimento..................19

PARTE UM: O QUE ESTÁ EM JOGO

1 DEIXE DE LADO O PARADIGMA COM FOCO NA GORDURA............................25
Reprograme o mindset: Tome as rédeas da sua mente..................43

2 EVITE AS DOENÇAS..46
Reprograme o mindset: Defina padrões para ter a saúde que você merece..................62

3 BLINDE SEU CORPO EM TRANSFORMAÇÃO PARA TER FORÇA EM TODAS AS IDADES............65
Reprograme o mindset: Superar o viés do presente..................92

PARTE DOIS: DESENHE SEU MAPA PARA O SUCESSO

4 ABRACE DE VEZ O SUCESSO COM A CIÊNCIA NUTRICIONAL..................99
Reprograme o mindset: Estabeleça padrões, não metas..................125

5 PROTEÍNAS: MAIS DO QUE SIMPLES MACRONUTRIENTES..................131
Reprograme o mindset: Uma refeição como outra qualquer..................155

6 CARBOIDRATOS E GORDURAS DIETÉTICAS: DESMISTIFICANDO OS QUERIDINHOS DA CIÊNCIA NUTRICIONAL..................158

Reprograme o mindset: **Reivindique seu direito à saúde**..............177

PARTE TRÊS: MÃOS À OBRA: O PROTOCOLO LYON NA PRÁTICA

7 OS PLANOS ALIMENTARES DO PROTOCOLO LYON..................183

Reprograme o mindset: **Criando anteparos para gerar responsabilidade**..................220

8 AVALIAÇÃO DE BASE: EM QUE PÉ VOCÊ ESTÁ?..................223

Reprograme o mindset: **Como superar a resistência**..................251

9 TREINAMENTO: A DOSE MÍNIMA E EFICAZ PARA ALCANÇAR O RESULTADO MÁXIMO..................256

Reprograme o mindset: **Cinco atributos fundamentais**..................300

10 AGORA VOCÊ TOMA AS RÉDEAS..................310

AGRADECIMENTOS..................316
APÊNDICE..................321
NOTAS..................377
ÍNDICE..................397

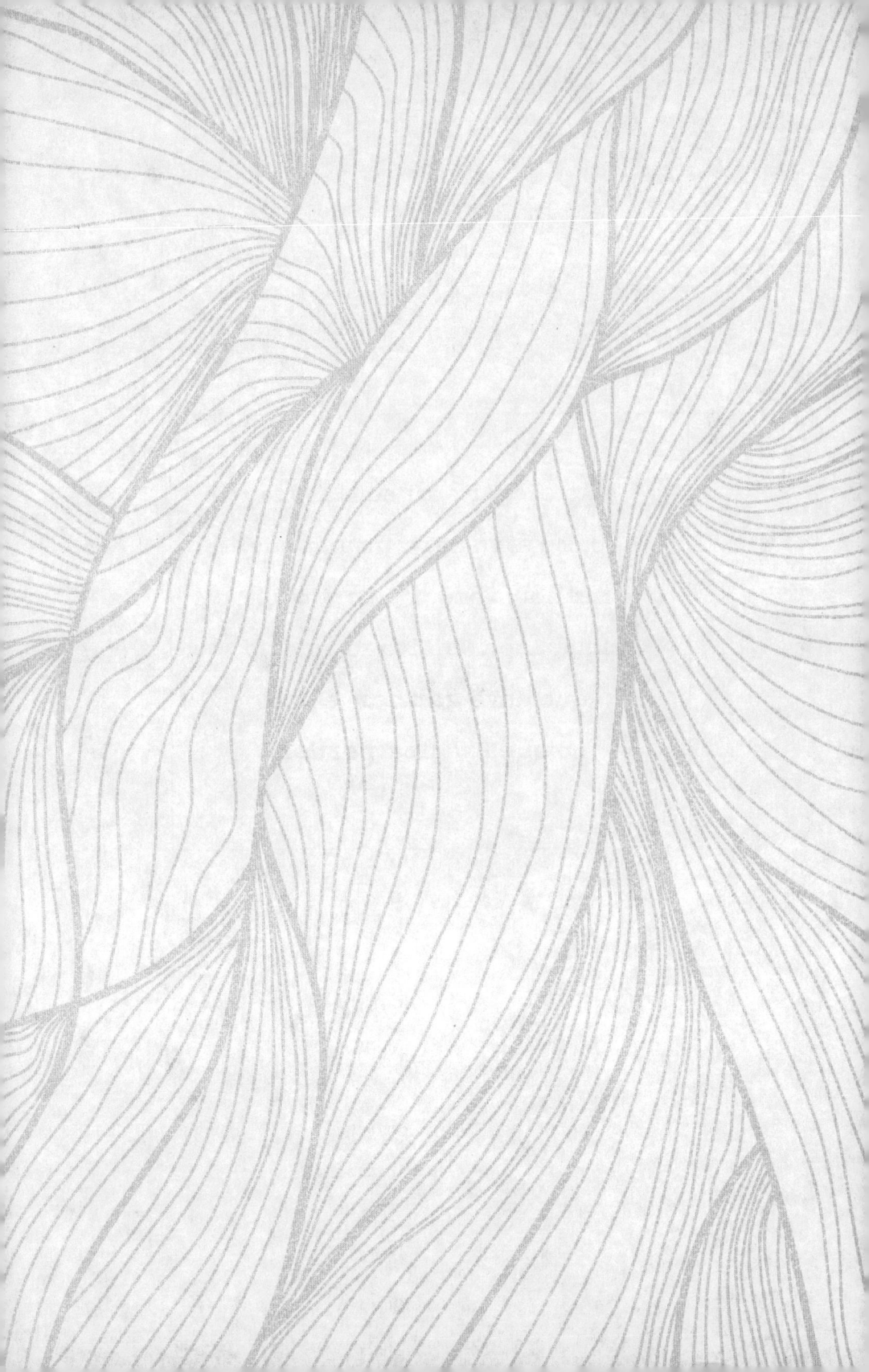

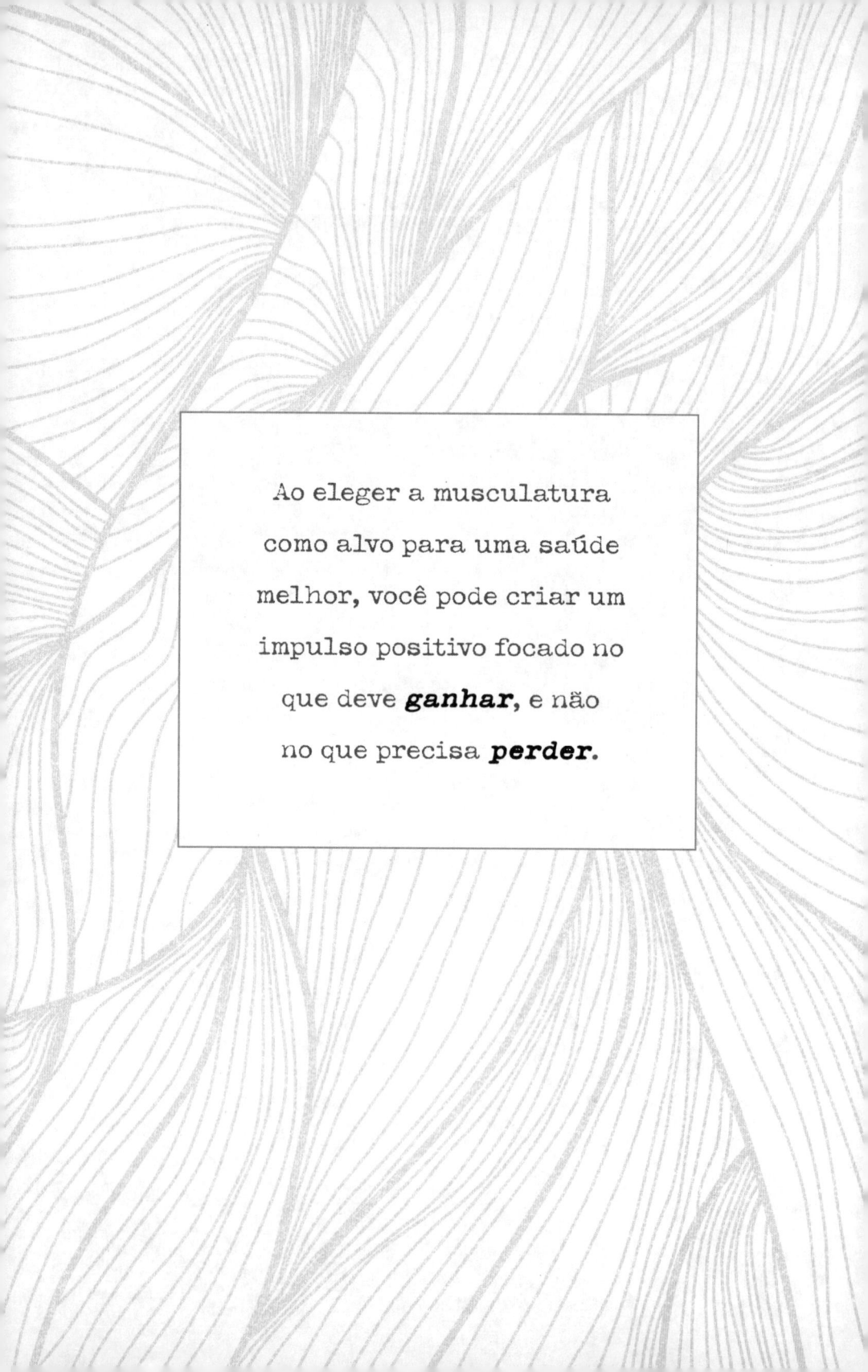

Ao eleger a musculatura como alvo para uma saúde melhor, você pode criar um impulso positivo focado no que deve **ganhar**, e não no que precisa **perder**.

Introdução

O que você está prestes a ler tem o poder de transformar sua vida. Meu objetivo neste livro — e em todo o meu trabalho com a Muscle-Centric Medicine® — é refutar as noções convencionais a respeito das bases da boa saúde. Quero ajudá-lo a chegar à raiz de onde reside a força do seu corpo, para que você possa adotar medidas rápidas e eficazes para se sentir mais forte, melhorar sua aparência e prolongar sua vida.

Você já ouviu que, para viver mais, precisa se alimentar bem, fazer exercícios e reduzir o nível de estresse, certo? Então, por que parece tão difícil assumir até mesmo os compromissos mais básicos para ter uma vida saudável? Acredito que a boa saúde começa pelo músculo mais importante de todos: o cérebro. Depois de terminar a faculdade de medicina, dediquei dois anos à especialização em psiquiatria para estudar os processos que levam as pessoas a serem o melhor que podem ser. Os padrões de pensamento e as patologias cerebrais que estudei se tornaram, desde então, inestimáveis para o meu trabalho, ajudando meus pacientes a crescer e a atingir seu pleno potencial. No entanto, após minha transição para a medicina familiar, os pacientes me procuravam no auge das suas vidas já apresentando sinais de diabetes tipo 2, doenças cardiovasculares e obesidade. E, apesar disso, parecia não haver espaço para falar sobre prevenção além das recomendações genéricas, cujo impacto é limitado. A oportunidade de oferecer aconselhamento nutricional como parte da minha residência — que se concentrou na obesidade e no controle de peso — me abriu mais uma janela para as dolorosas consequências de estilos de vida nocivos. Muitos pacientes sentiam-se presos em uma rodinha de hamster da frustração. Eu me sentia igualmente frustrada diante dos limites da medicina convencional.

Após a residência, fui para a Universidade de Washington com uma bolsa conjunta de pesquisa e clínica médica em geriatria e ciências nutricionais. Participei das mais modernas pesquisas sobre nutrição no laboratório do Dr. Sam Klein, famoso por estudar os aspectos clínicos e metabólicos da obesidade e do diabetes tipo 2. Por dois anos, comandei um consultório focado em tratar a obesidade, me reunindo por semanas com pacientes em dificuldades. Testemunhei a dor de pessoas que tentavam, sem sucesso, perder peso, e uma coisa não parava de me assombrar: apesar de todos os nossos conhecimentos científicos, por que ainda não sabemos como combater a obesidade?

A questão parecia especialmente urgente quando assumi minhas responsabilidades clínicas como pesquisadora-bolsista na área de geriatria, oferecendo cuidados avançados no campo do envelhecimento. Todos os dias, eu testemunhava a devastação que a demência provocava na vida dos pacientes e de suas famílias. As consequências desse foco na terceira idade me doíam, mas trabalhar com essas duas populações de pacientes me ajudou a ligar os pontos. A combinação dessas duas responsabilidades foi reveladora. Pude observar o antes e o depois das escolhas nutricionais e de exercícios feitas por indivíduos deixados à deriva graças a recomendações equivocadas. Também tive uma revelação ainda maior quando descobri que o fator em comum entre ambos os grupos não era um "problema de peso", mas um problema muscular.

Um estudo em que trabalhei examinou as conexões entre o peso corporal e a função cerebral e encontrou uma correlação entre uma cintura mais larga e um volume cerebral menor. A premissa do estudo era a de que a obesidade provoca resistência à insulina no cérebro — uma espécie de "diabetes tipo 3" da matéria cerebral —, o que poderia levar à demência. Nossa pesquisa comprovou que pessoas com obesidade tinham, muitas vezes, respostas cognitivas comprometidas em termos gerais, como no controle de impulsos, na alternância de tarefas e outros desafios mentais.[1] Comecei a me concentrar nos participantes do estudo, principalmente em Betsy, de cerca de 50 anos, mãe de três filhos, que sempre colocou a família e os outros em primeiro lugar. Betsy passou décadas lutando para perder os sete a nove quilos que havia ganhado desde a primeira gravidez. O problema foi que ela fora aconselhada a focar no peso que precisava perder. Mas a verdadeira ameaça estava naquilo que ela não conseguia construir. Exames de imagem do cérebro dela revelaram que o seu futuro parecia com os de um paciente com Alzheimer. Eu sabia o que estava reservado para Betsy nas décadas seguintes, e isso me deixou devastada. Tive a sensação de que eu, juntamente com a maior parte da comunidade médica e da sociedade, havíamos fracassado em relação a ela. Para mim, aquela paciente específica representava dezenas de pacientes que eu já vira na mesma situação. E foi nesse momento que a ficha caiu.

Essas pessoas tinham uma coisa em comum: baixa massa ou algum comprometimento muscular. Nenhuma delas tinha força para executar certos movimentos básicos (como os listados no Capítulo 8), e todas tinham tônus muscular baixo, juntamente com marcadores sanguíneos que indicavam uma musculatura pouco saudável. O problema não era a gordura corporal, percebi; era uma carência de tecido muscular saudável.

Na medicina e na sociedade, temos dito há muito tempo às pessoas para perderem peso. Mas, ao se concentrar na gordura, Betsy, como tantas outras pessoas, não conseguia se manter saudável, independentemente de quanto se esforçasse. Percebi que havíamos entendido a narrativa de modo muitíssimo equivocado, e que as consequências para a vida de inúmeros indivíduos seriam devastadoras.

Ansiosa por reparar o que considero ter sido o maior fracasso da comunidade médica, fiz da Muscle-Centric Medicine® minha missão. Sou imensamente grata pela oportunidade de partilhar com você uma ciência inovadora e com o poder de revolucionar nossa busca pela longevidade, a fim de proporcionar uma saúde extraordinária em qualquer idade.

■

Você lida com compulsões alimentares constantes, falta de energia, problemas com o controle da glicemia e confusão em relação ao que comer, como fazer exercícios, e por quê? Se sim, você não está só. Quando eu era mais nova, era obcecada pelo que comia e pelo meu peso. Sentia fome o tempo todo e parecia incapaz de controlar meu apetite. Dito isso, passeei por uma série de dietas da moda, desde macrobióticas, que seguiam a estação do ano, até as totalmente orgânicas, compostas por grãos germinados e vegetarianas. Naquela época, sem que eu soubesse, minhas refeições eram fortemente pautadas em uma dieta desequilibrada, rica em carboidratos muitas vezes considerados saudáveis, com grãos integrais como arroz, cevada, painço, aveia e milho. Eu comia verduras cultivadas localmente, feijões e derivados (como tofu, missô e tempeh) e vegetais marinhos (como algas, nori e ágar-ágar). Vivia em busca de melhorar a energia, a saúde e o desempenho atlético, mas todo esse planejamento cuidadoso estava calcado em desinformação.

Todos os dias eu passava horas adquirindo alimentos, obcecada com cada mínimo detalhe para fazer a coisa "certa". Evitava ir a festas e, quando ia, levava meus próprios petiscos. Praticava catorze horas de atividade física por semana. Meu foco na alimentação e nos exercícios não era saudável, em grande parte por achar que, para atingir um grau mínimo de bem-estar, eram necessários uma dieta e um programa de exercícios extenuantes. Embora eu tivesse boas intenções, esse comportamento, baseado na minha compreensão equivocada do que era saudável, arrasou com o meu corpo e a minha mente.

INTRODUÇÃO

Passados dois anos, eu estava exausta e mal nutrida. Em termos simples, sem querer, estava me privando dos nutrientes de que precisava. Por fim, a resposta do meu corpo a esse déficit cada vez maior foi começar a comer compulsivamente. Com o tempo, desenvolvi uma relação absurdamente caótica com a comida, fruto da minha incapacidade de regular a fome. Embora tenha sempre preferido alimentos integrais, errei 100% o alvo no que diz respeito às proteínas — tal e qual inúmeras pessoas que conheci ao longo dos anos. Eu mantinha um programa intenso de exercícios, fazia uma hora de cárdio (aeróbico) e mais uma hora de musculação todos os dias. O baixo consumo de proteína deixava meu corpo sedento por combustível extra. Todos os carboidratos que eu comia naquela época me deixavam com fome e à mercê de constantes picos e quedas do nível glicêmico. Depois que adicionei à minha dieta proteínas de alta qualidade consumidas de maneira estratégica, meu sofrimento começou a diminuir. No fim das contas, consegui recuperar o controle da minha fome. Uma nutrição adequada ajudou meu corpo a se recuperar dos treinos e proporcionou as bases para um novo crescimento, de modo que pude finalmente ver os resultados do esforço que vinha fazendo. Os músculos começaram a se formar e todo o meu corpo mudou. Isso também com a minha perspectiva e, por fim, com a minha vida. Em vez de subtrair alimentos e atividades, comecei a somar.

A dificuldade para regular minha fisiologia me deixava com fome — não apenas de comida, mas também de informação. À medida que comecei a acompanhar os debates sobre carboidratos, gorduras e proteínas, aprendi rapidamente o quão polêmico e complexo pode ser o campo da nutrição. Quase todas as pessoas que conheci pareciam ter crenças próprias sobre a ciência da alimentação, algumas dificuldades particulares com a questão, e um relacionamento mais antigo com a forma como comiam do que qualquer relacionamento amoroso que houvessem tido.

Ao procurar por respostas no universo acadêmico, percebi que muitos dos meus colegas tinham começado a estudar nutrição em virtude das próprias frustrações com a comida e as dietas. Como a nutrição tinha se tornado um assunto tão delicado? Por que as pessoas comem o que comem? Por que algumas lutam contra a balança e as compulsões alimentares por toda a vida, com tão poucos resultados positivos?

Essas questões preliminares me levaram a passar a vida tratando pessoas como você. Agora estou aqui para compartilhar tudo o que aprendi. Meu maior desejo é ajudá-lo a encontrar essa tão desejada liberdade, assim como aconteceu comigo anos atrás.

O PROTOCOLO LYON FUNCIONA

Promover a saúde muscular é a força motriz por trás do Protocolo Lyon (veja mais na página 183) — a combinação de orientações nutricionais, exercícios e procedimentos operacionais oferece o poder de realizar melhorias reais e duradouras na compleição física e na saúde de modo geral. A Muscle-Centric Medicine® e seu estilo focado nas proteínas e no treinamento de força mudam tudo. Os êxitos incríveis dos meus pacientes comprovam quão bem essas estratégias duradouras funcionam no longo prazo.

Um mês após adotar meu programa e mudar sua compreensão e sua abordagem — abandonar o foco na gordura e passar a centrar na musculatura —, provavelmente você terá ganhado músculos, perdido gordura corporal e se sentirá mais enérgico. Se aprender a montar um plano nutricional baseado em proteínas, a centralizar seu treinamento em tecido muscular saudável e a desenvolver uma mentalidade voltada para a realização e a consistência, você começará a se sentir melhor imediatamente. E então, mais adiante, sentirá os benefícios de uma melhor qualidade de vida e de uma maior longevidade.

Observei inúmeras vezes a rapidez com que os níveis de energia dos meus pacientes melhoraram, as compulsões alimentares sumiram e a ansiedade abrandou. Mais importante ainda, após incorporarem o Protocolo Lyon em sua rotina, as pessoas desenvolveram quase instantaneamente uma sensação de liberdade interior. Essa prática me mostrou que, **quando meus pacientes priorizam a musculatura esquelética enquanto órgão, eles adquirem uma visão inteiramente nova do que é bem-estar.**

Meu objetivo é ajudar você a conquistar uma saúde extraordinária. Embora a manutenção da massa muscular exija estratégias diferentes para cada faixa etária e nível de atividade física, a sua capacidade de viver mais e melhor — independentemente da idade — está diretamente relacionada à saúde dos tecidos musculares. A Muscle-Centric Medicine®, que identifica a musculatura como o órgão da longevidade, é o futuro da saúde. Esta é a grande chance de mudar sua vida e reescrever seu futuro.

OLHE PARA O FUTURO

Nas páginas a seguir, explicarei como nos tornamos tão cegos para algumas das principais realidades nutricionais que influenciam a saúde de forma geral. Examinarei os dados científicos controversos por trás dos princípios nutricionais comumente aceitos e da "sabedoria" realmente enganosa que leva tantas pessoas a ter uma saúde péssima. Também vou esmiuçar os fatores biológicos concretos que determinam o valor de diferentes macro e micronutrientes e explicar o que, quando e como comer e se exercitar para alcançar a melhor saúde possível.

Juntos, vamos conversar sobre como suas próprias métricas (incluindo medida da cintura, quantidade de triglicerídeos no sangue, lipoproteínas de alta densidade e glicemia em jejum) podem servir de base para ações simples e concretas para otimizar seu metabolismo, controlar seu peso e corrigir sua estrutura corporal. O objetivo é prover energia aos seus músculos a fim de queimar o excesso de calorias de forma natural e, ao mesmo tempo, proteger seu organismo de inflamações e doenças.

SIM, ESTE LIVRO É PARA VOCÊ

Alguma das seguintes ideias lhe soa familiar?

1 Você seguiu todos os programas, comprou todos os livros de dieta e concluiu todos os planos com dedicação e cuidado, apenas para descobrir que é impossível perder peso?

2 Você é altamente motivado e criativo e um especialista na hora de obter informações — a ponto de dispor de tantas que não tem ideia do que de fato fazer?

3 Você pula de um *detox* para outro, estocando suplementos suficientes para abrir uma farmácia?

4 Você acordou um dia e se perguntou: *O que aconteceu com o meu corpo? O que aconteceu com a minha saúde?* Você completou 40 anos e — dois filhos e uma carreira estressante depois — mal reconhece a pessoa que está olhando para você no espelho?

5 Você sofre de compulsão alimentar e está sempre retrocedendo em vez de avançar nos seus objetivos de saúde?

6 Você tem dificuldades para mudar uma composição corporal pouco saudável e tenta se consolar com frases como: "Tenho ossos grandes" ou "Tenho um metabolismo lento" ou "Exercício e musculação simplesmente não fazem efeito pra mim"?

7 Você viu seus pais envelhecerem e perderem a mobilidade e se sentiu impotente na hora de protegê-los ou de lhes apresentar uma estratégia melhor?

8 Você está em pânico diante da enorme lista de distúrbios que seu médico diz que você corre o risco de desenvolver, incluindo obesidade, osteoporose, problemas gastrointestinais, déficit da função cognitiva, diabetes, câncer e até Alzheimer? Você enxerga seu próprio futuro nas dificuldades que seus pais enfrentaram e sabe, lá no fundo, que tem que haver uma saída?

9. Você está tão ocupado gerenciando tudo e todos em sua vida que não consegue priorizar suas próprias necessidades de saúde?

10. Você está acomodado, se convencendo de que está bem onde está, sem se dar conta do quão melhor poderia se sentir?

Se quiser maximizar sua perda de peso e desempenho ou envelhecer bem, *A revolução dos músculos* vai lhe mostrar o que fazer, quando e por que, para implementar mudanças reais no seu corpo e na sua vida.

REPROGRAME O MINDSET

ADOTE UM MINDSET DE CRESCIMENTO

Antes de seguirmos adiante, quero estabelecer as bases para que você entenda quais são os "motores" do comportamento, de acordo com a minha visão.

O primeiro passo é desconstruir seu pensamento sobre saúde e bem-estar. Sua estrutura mental é fixa ou voltada para o crescimento? O termo "mindset de crescimento", popularizado pela psicóloga Dra. Carol Dweck, nos faz pensar na nossa própria flexibilidade mental e no fato de que atingir um potencial pleno requer tempo e dedicação. Nossas crenças podem ser poderosas, explica ela, "mas são apenas uma coisa em sua mente, que você pode mudar".[2] Compreender o funcionamento da sua mente ajudará você a abraçar os novos desafios envolvidos na adoção de um estilo de vida centrado na musculatura. Uma estrutura mental aberta ao rigor vai ajudá-lo a ter êxito na hora de aprimorar seus planos de exercícios e sua alimentação. E digo isso porque uma estrutura mental focada no crescimento é o motor que impulsiona o progresso.

Pessoas presas a um mindset fixo muitas vezes ficam confinadas a noções essencialistas de si mesmas ("Não sou atleta"; "Não gosto de comida 'saudável'"; "Tenho pavor de academia"; "Nunca consegui seguir um cronograma de exercícios") e perdem de vista a capacidade que têm de mudar. Por outro lado, se adotamos um mindset de crescimento, percebemos que cada um de nós tem potencial para aprender novas habilidades e pôr em prática novas formas de ser. O esforço não é o fim, insiste Dweck, mas "o meio de atingir um fim (...), que é aprender e melhorar".

Pense só no que é possível quando substituímos:

Não consigo.
É muito difícil.
Não sou bom nisso.
Estou velho demais para experimentar coisas novas.

por:

Pode exigir um pouco de tempo e dedicação.
Ainda estou aprendendo. Vou continuar tentando.
Posso usar uma estratégia diferente.
Com a prática vai ficar mais fácil.

Você deixaria uma criança que está com dificuldades para amarrar o sapato ou vestir o próprio casaco dizer uma frase como "Não consigo" e desistir no meio do caminho? Dificilmente. O provável seria você oferecer algumas palavras de incentivo, inventar um truque do tipo "orelhinhas de coelho" para os cadarços, talvez até colocasse o casaco aberto no chão e o posicionasse de modo a mostrar a lógica do encaixe dos braços incentivando as tentativas. Por que nos entregamos tão fácil mesmo sabendo muito bem que a persistência abre possibilidades?

Combinar um mindset de crescimento com disciplina interna é crucial. Chamo essa integração de estrutura mental focada no crescimento. Essa abordagem ajudará você a ansiar por aprender habilidades que melhoram sua saúde e a desfrutar do processo — não porque é fácil, mas justamente porque não é. Por meio do desafio, surge o refinamento mental e físico, o que dá sentido à vida. É hora de admitir que a ideia de ter uma vida "fácil" é uma mistura de ilusão com sonhos não realizados e convencimento. Se você escolher o caminho fácil, a vida vai acabar sendo difícil; se você escolher o caminho difícil, a vida vai acabar sendo fácil. Estou aqui para mostrar como.

> "O maior truque da vida,
> em última instância, é trabalhar duro."
>
> — Dra. Gabrielle Lyon

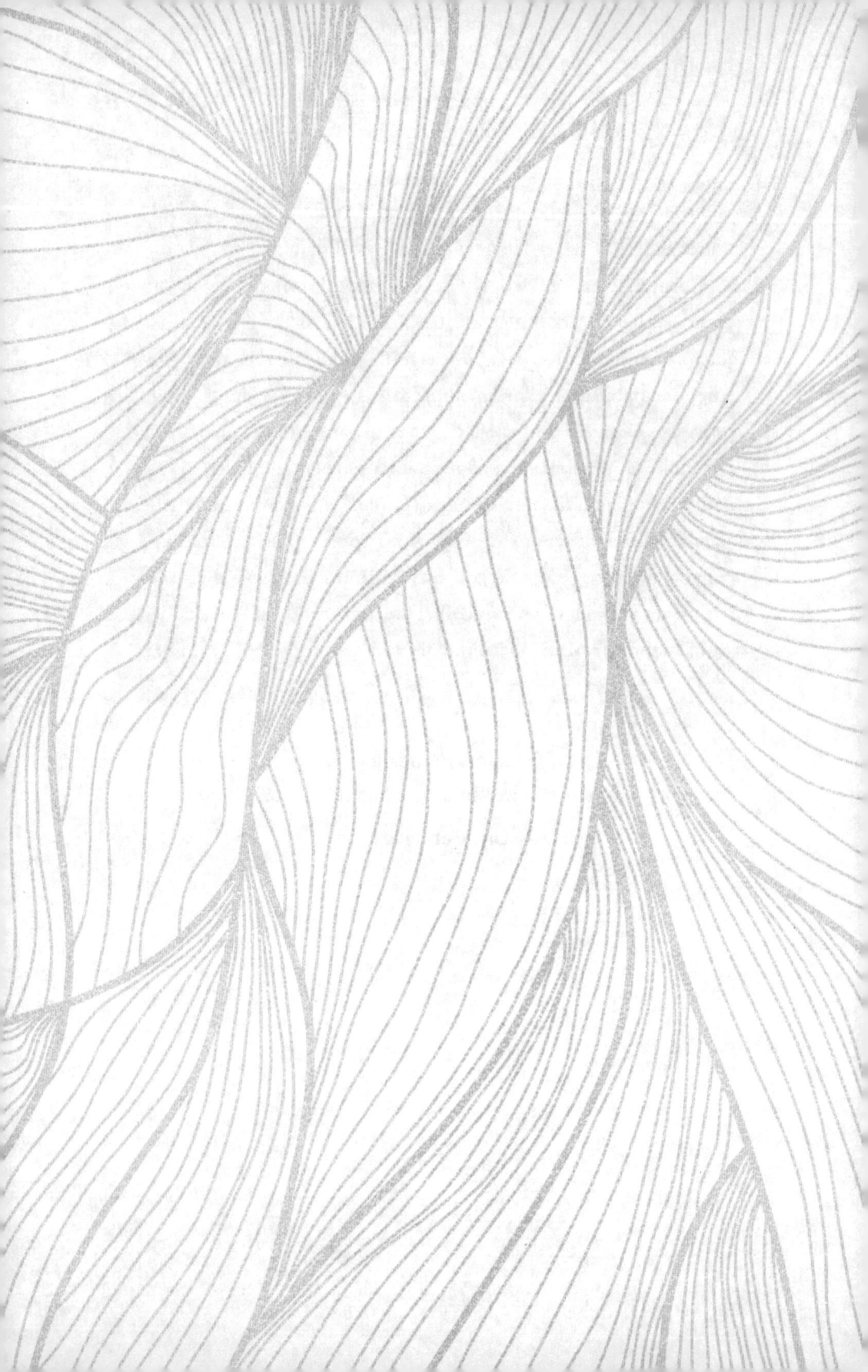

Parte Um

O QUE ESTÁ EM JOGO

> É aprender. É crescer.
> É entender quem você é, suas capacidades, suas limitações, para que você possa praticar e treinar, praticar e treinar, voltar e tentar de novo. A combinação de treinamento diário e prática com desafios, aplicando a mentalidade de que fracassar não é uma opção, conduz a um progresso acelerado.

— Mark Divine, comandante aposentado dos SEAL da Marinha dos Estados Unidos

1
Deixe de lado o paradigma com foco na gordura

Depois de uma vida inteira de dietas, minha paciente Layla decidiu que bastava. Chef de cozinha, 46 anos, sofrendo de uma artrite reumatoide que a deixava cansada e com dores, Layla pesava 140 quilos quando começou o tratamento comigo. Os medicamentos de que ela precisava para manter seu sistema imunológico sob controle não paravam de fazê-la ganhar peso e perder energia. Ela estava prestes a jogar a toalha.

Layla não estava sozinha nessa batalha. A obesidade é extremamente comum nos Estados Unidos. Mais de sete em cada dez norte-americanos estão acima do peso — cerca de 40% a ponto de correr risco de vida! O Centro de Controle e Prevenção de Doenças (CDC, na sigla em inglês) estima que cuidar de fatores de estilo de vida, como alimentação, frequência de exercícios, tabagismo e qualidade do sono, pode ajudar a resolver a maioria dos casos de doenças cardíacas, AVC e diabetes tipo 2. Além disso, atentar-se para esses fatores reduz os riscos de alguns cânceres em até 40%.

No entanto, embora todo mundo saiba que é preciso se alimentar melhor e praticar atividade física, por que é tão difícil operar essa mudança?

Entre os norte-americanos, 75% não fazem o mínimo semanal recomendado pelo sistema de saúde federal — 150 minutos de exercícios de intensidade moderada (ou 75 minutos de intensidade alta) —, menos ainda os dois dias a mais de treinamento de força de corpo inteiro recomendado pelo Colégio Americano de Medicina Esportiva (ACSM, na sigla em inglês).[1] Inúmeros fatores — psicológicos, fisiológicos, sociais e até religiosos, como vou explicar nas próximas páginas — podem dificultar o estar em forma. A armadilha de nos sentirmos exaustos, sobrecarregados e embalados por ideias falsas sobre a nossa própria capacidade de mudança nos impede de fazer as mudanças de vida que proporcionam as bases para a saúde a longo prazo e a longevidade. Se você chegou ao ponto em que acha que a melhor coisa que pode fazer por si mesmo no fim do dia é se ajeitar no sofá e maratonar séries, atacar uma tigela enorme de salgadinhos, se servir com uma taça de vinho ou se deleitar com uma sobremesa indulgente, estou aqui para lhe mostrar outro caminho.

Meu primeiro objetivo com Layla era ajudá-la a mover para baixo o ponteiro da balança. Para dar a ela essa empolgação de uma vitória logo de cara, o primeiro passo foi fazê-la se mexer. Ela começou a caminhar na hora do almoço e incorporou outras três caminhadas adicionais de dez minutos ao longo do dia. Em seguida, demos início aos exercícios de resistência para promover uma perda de peso com qualidade, algo que diminuiria seu tecido adiposo sem sacrificar os músculos (veja mais sobre isso no Capítulo 9).

Depois que colocamos Layla para se mexer, voltamos o foco para sua alimentação. Fundamentamos sua primeira e última refeições com proteínas, e ela eliminou todos os lanchinhos.

Em sete meses, Layla havia perdido quase trinta quilos. Por mais emocionante e inédita que tenha sido a perda de peso, não foi essa a sua maior conquista. Ela estava mais orgulhosa dos benefícios à saúde que surgiram quando sua composição corporal mudou. A dor nas articulações diminuiu, permitindo que ela reduzisse a medicação para artrite. Os marcadores sanguíneos, como insulina em jejum, glicemia, triglicerídeos e PCR-as, que podem estimar o risco de doença arterial coronariana, melhoraram.

A parte mais inspiradora de sua história, porém, foi perceber que seu corpo *queria* ficar mais forte. Impressionada com o próprio sucesso,

Layla se sentia com menos fome e mais ânimo. Ela não conseguia acreditar em quão fácil foi começar a se sentir muito melhor. Diversas vezes, testemunhei centenas de pacientes se transformarem seguindo as diretrizes de nutrição e exercícios do Protocolo Lyon. Eles aprendem, quase que imediatamente, que **força é algo que você pode desenvolver por dentro e por fora**.

Este livro é a sua chance de encontrar clareza no caos. As informações que compartilho nestas páginas têm como objetivo ajudar você a alcançar o bem-estar nos seus próprios termos. O envelhecimento é inevitável, aconteça o que acontecer. Mas o conteúdo a seguir explicará exatamente como obter munição para enfrentar os contratempos e, assim, manter seu corpo saudável pelo resto da vida.

CONSTRUA O CAMINHO

Não há dúvida de que precisamos de uma abordagem diferente para a saúde, o bem-estar e a longevidade. Para além dos distúrbios já mencionados, a saúde muscular precária também contribui para a doença de Alzheimer, sarcopenia, osteoporose, déficit da função cognitiva, síndrome dos ovários policísticos, fadiga, baixa imunidade e até câncer. No entanto, *todos* nós temos enfrentado a confusão e a frustração de tentar navegar em meio ao excesso de orientações de saúde conflitantes, em especial no que se refere a dietas e exercícios.

O resultado é um ciclo de estresse mental e físico. Conselhos contraditórios levam muitos de nós a fazer dietas e longas sessões de atividades cardiovasculares que não são suficientes para desenvolver nem para proteger músculos de qualidade. Regimes que se concentram em um excesso de exercício aeróbico em detrimento do treino de força e que não fornecem combustível suficiente para impulsionar o crescimento muscular deixam as pessoas frustradas e exaustas. Se você fizer apenas aulas de zumba e pular a musculação, os quilos que você perder vão sempre incluir gordura e músculos. Essa abordagem recorrente, apesar de equivocada, não apenas mina a motivação e a capacidade de impulsionar a mudança como também esgota o próprio tecido fortalecedor da vida (também conhecido como musculatura), de que necessitamos para nos armar contra as forças do envelhecimento e das doenças. O treinamento certo de resistência na hora certa (veja o Capítulo 9) tanto melhora sua estrutura física, quanto lhe permite realizar atividades diárias ao mesmo tempo em que melhora sua saúde metabólica.

Até meus pacientes que *lograram* perder peso — o que é estatisticamente difícil de conseguir e manter — estão enfrentando dificuldades. Depois de meses cortando calorias, eles acabam diminuindo o número na balança, mas, ao longo do processo, perdem o tipo errado de peso. Isso acontece porque os planos tradicionais de perda de peso, focados exclusivamente na restrição calórica, costumam levar a uma perda indesejável de massa muscular. Assim, quando o peso volta a se acumular na forma de gordura, as pessoas ficam ainda mais desanimadas. O pior de tudo é que cada movimento "sanfona" provocado pela última dieta da moda reduz o precioso tecido muscular, que fica mais difícil de recuperar a cada ano que passa.

Algumas das pessoas que trato foram soterradas com abordagens veganas que destruíram qualquer equilíbrio nutricional razoável e as levaram a consumir níveis assustadoramente elevados de carboidratos. Essas pessoas muitas vezes acabam enfrentando problemas digestivos e não conseguem se livrar da fadiga (veja mais sobre isso na página 72).

A verdade é que a obsessão da sociedade por gordura e a falta de foco na musculatura esquelética — o motor interno que impulsiona todos os sistemas — direcionam as pessoas para o caminho errado. Ao longo da última década, observei meus pacientes sofrerem com a dor causada por sucessivas abordagens de saúde fracassadas. Assim como a maioria das pessoas, muitos deles começam com uma noção superficial sobre a musculatura esquelética — pensando na aparência, na mobilidade ou no desempenho funcional. O treinamento de força é repleto de estigmas de vaidade e "ciência de academia". Mas os músculos realizam um trabalho muito mais importante do que melhorar a aparência ou a capacidade atlética. Em vez disso, este tecido dinâmico, que representa cerca de 40% da massa de uma pessoa, é o órgão fundamental da saúde. Uma musculatura saudável é fundamental para o funcionamento do organismo. É por isso que, se você quiser mudar seu corpo — por dentro e por fora —, o primeiro passo é indiscutivelmente reparar músculos danificados e desenvolver nova massa muscular magra.

O PODER REVOLUCIONÁRIO DA MUSCULATURA ESQUELÉTICA

A musculatura esquelética (músculos que movem os ossos para controlar a locomoção) não apenas forma a nossa arquitetura física, como também tem impacto em nossa infraestrutura fisiológica. Ativo extremamente subestimado, o músculo queima gordura, estimula o metabolismo, protege contra doenças e muito mais.

- Melhorias quase imediatas (visíveis em duas semanas) provocadas pelo incremento da saúde muscular incluem melhor regulação da glicemia, melhor controle da fome e maior mobilidade.

- Os benefícios a longo prazo incluem **mais força no corpo e nos ossos, perfil hematológico melhor, incluindo triglicerídeos mais baixos, proteção do metabolismo, maior capacidade de sobrevivência contra quase todas as doenças e melhor humor.**

- A Muscle-Centric Medicine® tira proveito desse poderoso sistema para **curar doenças, desenvolver uma melhor composição corporal, aumentar a energia, melhorar a mobilidade e combater os distúrbios associados ao envelhecimento.**

Considere a musculatura esquelética sua armadura e o Protocolo Lyon, seu plano de ataque. *A revolução dos músculos* vai mostrar o que fazer e como treinar sua mente para *obter resultados*. Nutrido pela alimentação, pelo estilo de vida e pela prática de exercícios adequados, o tecido muscular saudável traz inúmeros benefícios à saúde, sendo, em última análise, a chave para envelhecer *como você quer*, e não como a sociedade insiste que você queira. Quanto melhores forem os seus hábitos, quanto mais rigorosa for a execução deles, mais você será capaz de alcançar a excelência nessa esfera pessoal. Estou aqui para demonstrar como tratar bem seus músculos trará resultados surpreendentes.

TUDO SOBRE A MUSCULATURA: O ÓRGÃO DA LONGEVIDADE

Desenvolver músculos é a salvaguarda mais importante para a saúde, pois a musculatura é o sistema corporal que nos permitirá viver uma vida mais longa, produtiva e plena.

O segredo é a saúde metabólica. Ao aumentar sua massa muscular saudável, você não apenas altera a estrutura física do corpo, como orienta a forma com que ele utiliza os alimentos e a energia. Por meio de exercícios, você aumenta a densidade das mitocôndrias musculares, que são as principais unidades produtoras de energia em quase todas as células do corpo. Isso permite que o corpo consuma os nutrientes, como carboidratos e gorduras, e os converta na energia que pode ser usada para potencializar as atividades diárias. Exercícios também aumentam a função imunológica por meio da liberação de peptídeos — pequenas moléculas compostas por aminoácidos — durante a contração muscular. Os principais peptídeos podem enviar sinais ao corpo que ajudam a combater microrganismos patogênicos e a reduzir a inflamação.

Por outro lado, uma musculatura que não é saudável é mais fraca e menos eficaz no papel de "ralo" metabólico. Em suma, desenvolver músculos cria uma armadura que protege você em *todas* as esferas da saúde. O que você faz e como você vive — em particular, o que você come e como se exercita — afetam drasticamente esse sistema orgânico, tanto agora quanto a longo prazo. Por meio de comportamentos específicos e direcionados, você pode mudar seu destino, dando mais poder aos músculos para gerir o sistema de processamento de energia e enviar as mensagens químicas do corpo de forma saudável.

DE VOLTA ÀS AULAS DE BIOLOGIA
(PROMETO QUE SEREI BREVE)

Permita-me dedicar um minuto para explicar os princípios básicos da função celular e como os músculos fazem uso dos nutrientes fornecidos pelos alimentos. Em primeiro lugar, vale a pena estar ciente de que o principal açúcar que você obtém dos alimentos é a glicose, um nutriente vital para o bom funcionamento do cérebro, do coração e do sistema digestório, bem como para manter a visão e a pele saudáveis. Pesquisas mostram que a glicose — não as gorduras nem as proteínas — é o principal fator que determina as preferências de combustível metabólico muscular.[2] O corpo dá prioridade à queima e ao armazenamento de glicose, em detrimento de gorduras e proteínas, porque, se os níveis glicêmicos permanecerem elevados por muito tempo, a glicose se torna tóxica. (***Nota:*** *qualquer coisa* pode ser tóxica no organismo em determinada quantidade; a dose é sempre o fator diferencial. É possível até mesmo termos uma overdose de água!) A depuração deficiente da glicose, como se observa quando a resistência à insulina e o diabetes estão presentes, provoca danos aos tecidos.

Nosso organismo se vale de múltiplos mecanismos para eliminar o excesso de glicose que ingerimos em, no máximo, duas horas. Podemos medir o sucesso deste processo por meio de um teste oral de tolerância à glicose, que revela quanto tempo nosso corpo leva para eliminar açúcar da corrente sanguínea. Quanto menor o tempo, mais sensível à insulina ou tolerante à glicose é considerado o indivíduo.

Vou explicar tudo isso em mais detalhes um pouco adiante, mas ensino uma estratégia de saúde fundamental: como mitigar a reação à glicose dosando de forma adequada os carboidratos em cada refeição. Explico como o consumo de lanches ricos em carboidratos pode ser prejudicial tanto para os seus objetivos de perda de peso quanto para a otimização da saúde metabólica. A disfunção metabólica é a principal causa da maioria das doenças que a sociedade enfrenta, pois causa a formação de músculos pouco saudáveis, infiltrados de gordura como um bife marmorizado. E músculos assim podem levar a fadiga crônica, perda de força e resistência à insulina, bem como à limitação das atividades diárias.

Para combater essas consequências nocivas precisamos desenvolvê-los e transformá-los em "fábricas" de mitocôndrias. A redução da massa muscular e do volume de mitocôndrias diminui a capacidade do corpo de armazenar e queimar glicose, o que resulta em um sistema de insulina sobrecarregado, que faz hora extra para tentar encontrar um lugar onde eliminar esse nutriente. A coisa mais importante a entender agora é que **é absolutamente possível otimizar ou restaurar a função metabólica adequada desenvolvendo e mantendo músculos saudáveis**.

Além de contribuir para a eliminação da glicose, o tecido muscular serve como um dos maiores centros de oxidação de ácidos graxos. Os ácidos graxos podem ser categorizados em quatro grupos principais: saturados, monoinsaturados, poli-insaturados e trans. Em repouso, os músculos queimam ácidos graxos como fonte primária de energia.

Atualmente, quarenta milhões de norte-americanos tomam estatinas para reduzir o colesterol LDL, elevado devido à disfunção metabólica, ao mesmo tempo que não recebem quase nenhuma orientação sobre como otimizar a saúde metabólica melhorando a qualidade e aumentando a quantidade de músculos. Quanto mais tecido muscular saudável você tiver para processar gordura e glicose, mais saudável você será do ponto de vista metabólico e menos precisará depender de intervenções farmacológicas.

> **BENEFÍCIOS DE UM ESTILO DE VIDA CENTRADO NA MUSCULATURA**
>
> → Glicemia equilibrada
> → Mais energia
> → Clareza mental
> → Menos gordura corporal
> → Melhor estrutura física
> → Menos compulsões alimentares

Na ausência de alimentos, a musculatura esquelética também atua como um reservatório de aminoácidos ao manter esses nutrientes essenciais fluindo no corpo. Essa é a função metabólica da musculatura. Se você fica doente ou se machuca, o corpo extrai aminoácidos do tecido muscular para se reparar e se proteger. Vários estudos demonstraram que, quanto mais saudáveis forem os seus músculos, maior será sua capacidade de sobrevivência quando as coisas correrem mal. Inclusive, a capacidade de uma pessoa de sobreviver à caquexia, uma doença debilitante (que provoca perda de tecido adiposo e massa muscular) com frequência associada ao câncer, tem relação direta com o total de massa muscular.

O PODER METABÓLICO DOS MÚSCULOS

Ao eleger a musculatura como alvo para uma saúde melhor, você pode criar um impulso positivo focado no que deve *ganhar*, e não no que precisa *perder*. Considerando o poder dos músculos para ajudar a prevenir doenças comumente atribuídas ao envelhecimento, deveríamos pensar neles como uma nova meta para a boa saúde.

Uma consulta médica típica inclui a medição de sinais vitais, como pressão arterial, pulso e peso. Mas, para uma imagem mais precisa da saúde geral, o seu médico também deveria medir sua massa muscular em cada check-up anual, realizando uma avaliação de força e outros exames. Isso daria um feedback imediato sobre os rumos da sua condição muscular, que, em última análise, revela muito sobre a sua saúde geral. No entanto, até que o sistema de saúde disponível em seu país esteja à altura do desafio, é crucial que você assuma o controle da própria longevidade.

A saúde muscular tem dois componentes principais: (1) físico e (2) metabólico. O físico envolve força e massa, enquanto o metabólico afeta a sensibilidade à insulina, a regulação da glicose, a oxidação de ácidos graxos e a saúde das mitocôndrias. Muitas vezes chamadas de usinas de energia das células, as mitocôndrias desempenham um papel crítico na conversão dos alimentos que ingerimos em energia que nossas células possam usar. A saúde delas determina o bem-estar de nossos tecidos e órgãos, ao passo que sua disfunção pode provocar distúrbios potencialmente fatais.

Para entender como a musculatura ajuda a impulsionar o metabolismo e por que esses efeitos são tão importantes, é útil compreender três conceitos principais:

1 A glicose se torna tóxica para o organismo quando uma quantidade excessiva permanece na corrente sanguínea por muito tempo, isto é, mais de duas horas (essa é a doença que conhecemos como diabetes).

2 A insulina é o principal mecanismo do organismo para retirar a glicose da corrente sanguínea.

3 Uma das principais causas da obesidade e de doenças relacionadas (incluindo diabetes tipo 2, hipertensão, doenças cardiovasculares e problemas de fertilidade, entre outras) é a redução da sensibilidade à insulina, também conhecida como resistência à insulina.

É aqui que entra a atividade física. **A contração muscular durante os exercícios aeróbicos e de resistência estimula a captação de glicose *sem* a necessidade do auxílio da insulina.** Essa captação independente da insulina oferece um mecanismo eficaz extra para a eliminação do excesso de glicose do sangue. E veja só este bônus: seu corpo colhe os benefícios da captação de glicose impulsionada pela contração muscular **por até dois dias após o treino**, porque esses exercícios melhoram a captação de glicose estimulada pela insulina. Durante a janela pós-treino, o aumento da densidade dos transportadores de glicose presentes nas membranas das células musculares continua eliminando o excesso de glicose no sangue, demandando pouca insulina. Eis mais um benefício: a glicose armazenada no tecido muscular (na forma de glicogênio) alimenta tanto exercícios curtos e intensos quanto treinos de resistência mais longos. Ou seja, com a alimentação adequada, o glicogênio ressintetizado após a sessão de treino lhe **devolve a energia necessária para você dar continuidade à prática**. Como é possível perceber, esse sistema funciona em um ciclo de retroalimentação. O exercício não só ajuda a controlar os níveis glicêmicos e de insulina, como também prepara os músculos. À medida que o exercício queima o glicogênio (glicose), deixa o tecido muscular pós-exercício preparado para a absorção de glicose. Um reabastecimento nutricional adequado repõe as reservas de glicogênio, ajudando o organismo a satisfazer suas necessidades durante a prática de atividade física e alimentando esse ciclo de energia saudável a longo prazo. Compreender a interação dessas dinâmicas é uma ferramenta poderosa para a sua vida.[3]

Vejamos agora o que acontece no cenário oposto, quando o músculo não é trabalhado adequadamente, comprometendo todos os efeitos positivos que os exercícios físicos podem ter no organismo.

LARGANDO AS MALAS

Pense nos músculos como uma mala. Quando você segue consumindo alimentos errados nas quantidades erradas, você enche demais a sua mala a ponto de o excesso de conteúdo transbordar. Neste caso, o que transborda são glicose, ácidos graxos ou aminoácidos, e todo esse substrato escorre de volta para a corrente sanguínea. De alguma forma, o corpo precisa eliminar esse excesso. É aí que começam os processos iniciais das doenças. Quer o problema comece como obesidade, diabetes ou outro distúrbio, a patologia subjacente é a mesma. Quando a musculatura, seu principal órgão metabólico, está inundada e sobrecarregada, você passa a acumular gordura, e essa gordura gera inflamação de baixo grau. Quando você tem músculos pouco saudáveis, escolhas alimentares inadequadas podem criar uma inflamação toda vez que você come (pós-prandial), afetando a regulação metabólica muscular e provocando uma série de outros problemas.[4]

As questões de saúde da musculatura esquelética em geral começam cedo. Quando somos jovens e parecemos suficientemente saudáveis, acreditamos ser possível fazer escolhas aquém do ideal — mesmo sedentários —, pois não vemos mudanças no tamanho do nosso manequim. Mas, na prática, **não existe sedentário "saudável"**. O que comumente consideramos doenças do envelhecimento são, na verdade, doenças de deficiência muscular.

As informações que forneço aqui sobre a função da musculatura como órgão subvertem totalmente a visão prevalente acerca das relações entre alimentação, exercícios, gordura e músculos. Compreender essas interações lhe dará a instrução necessária para voltar a priorizar sua saúde muscular nas decisões que você toma. **Otimizar seus músculos vai otimizar sua vida.**

CINCO FORMAS DE FAZER MÁGICA COM OS SEUS MÚSCULOS

1 Uma vez a cada hora, faça de 10 a 20 agachamentos.

2 Trabalhe de pé.

3 Aumente sua frequência cardíaca com uma caminhada rápida até o banheiro ou o bebedouro 10 vezes ao dia.

4 Leve uma faixa elástica para o trabalho e faça uma série rápida de 10 repetições de rosca bíceps entre uma tarefa e outra.

5 Vista um colete com peso (leve) durante o expediente para acrescentar um pouco mais de resistência.

ENTENDA A RESISTÊNCIA À INSULINA

A insulina é um hormônio peptídico liberado pelo pâncreas para transportar a glicose para as células. Mas se carência de insulina é fatal, o excesso dela também. Quando a resistência à insulina leva o corpo a precisar de mais insulina, ocorre um estado que provoca doenças metabólicas e distúrbios nos lipídios do sangue. Um artigo fundamental de Kitt Petersen demonstrou que a resistência à insulina na musculatura esquelética, em virtude de problemas com a síntese de glicogênio muscular (pense na mala cheia demais), pode provocar níveis elevados de triglicerídeos (TG) e de lipoproteína de baixa densidade (colesterol LDL), associado a baixos níveis de lipoproteína de alta densidade (colesterol HDL).[5] A resistência à insulina experimentada por esses indivíduos se deu *independentemente de alterações na obesidade intra-abdominal.* Você percebe o que estou dizendo? Se a resistência à insulina aparece mesmo sem a gordura abdominal extra, o tecido adiposo e a obesidade talvez não desempenhem um papel tão fundamental na causa da resistência à insulina nos estágios iniciais da síndrome metabólica!

Embora o fígado seja outro órgão crítico na história, a forma mais eficaz de interromper essa progressão nociva é por meio do desenvolvimento da musculatura esquelética. Por quê? Porque, até onde eu sei, não é possível exercitar o fígado. Além disso, as dimensões da massa muscular tornam esse um tecido mais eficiente no qual nos concentrar.

A ciência comprova que a musculatura esquelética é uma área inicial de impacto na formação de resistência à insulina em outras áreas do corpo, resultando em diabetes tipo 2. Os autores de um dos meus artigos preferidos expressam isso com bastante clareza em: "Skeletal Muscle Insulin Resistance Is the Primary Defect in Type 2 Diabetes" ("A resistência da musculatura esquelética à insulina é o fator primário no desenvolvimento do diabetes tipo 2").[6] Uma década ou mais antes de a falência das células beta no pâncreas (o "epicentro" do diabetes) resultar em níveis elevados de glicemia em jejum, a resistência à insulina já pode ser detectada na musculatura esquelética.

Portanto, se você quer prevenir a resistência do organismo à insulina, faz todo o sentido olhar para o maior foco primário dessa resistência no corpo. Dessa forma, você está mirando um alvo de valor mais alto. Mas alcançar — e manter — uma regulação adequada da insulina requer, em primeiro lugar, gastar o máximo de energia e, em segundo, buscar uma musculatura esquelética saudável.

A MUSCULATURA COMO ÓRGÃO ESTABILIZADOR DA GLICEMIA

Os músculos não apenas ajudam a prevenir níveis elevados de glicose no sangue, como também evitam que os níveis caiam demais. Na ausência de carboidratos na dieta, os aminoácidos que eles liberam podem ser usados para sintetizar glicose no fígado, o que contribui diretamente para a manutenção do nível de glicose no sangue. Esse mecanismo permite que a musculatura auxilie na estabilização da glicemia.

Ao ajustar sua ingestão de proteínas e privilegiar os exercícios como forma de atingir objetivos metabólicos, você pode mitigar efeitos do envelhecimento como o declínio de esteroides naturais (ou seja, hormônios anabólicos) como a testosterona, que estimula a síntese de proteínas musculares e o crescimento muscular ao mesmo tempo que protege contra a resistência à insulina. Aumentar a ingestão de proteínas também resguarda a capacidade de regeneração de tecidos, ao mesmo tempo que estimula a capacidade de o tecido muscular detectar nutrientes e utilizar as proteínas da dieta de forma mais eficiente. Todos esses fatores cooperam com os seus esforços para a manutenção dos músculos. Vamos mergulhar um pouco mais fundo na capacidade de detecção de nutrientes que acabei de mencionar. A musculatura, no fim das contas, é muito maleável e responsiva. Já falamos sobre como a bioquímica da musculatura esquelética reage às forças de contração (ou seja, aos exercícios) de maneira benéfica; mas ela também reage diretamente à nutrição como nenhum outro órgão. Ela é capaz de identificar as proteínas que você ingere e estimular o crescimento de novos tecidos com base na disponibilidade de aminoácidos adequados em grau suficiente. Os aminoácidos são os "tijolos" das proteínas — biomoléculas que compõem a estrutura física do corpo e colaboram com todas as reações metabólicas necessárias à vida.

Não se preocupe! Vou explicar tudo isso em mais detalhes no Capítulo 5, apresentando todos os fatos, números e equações que ajudarão você a estabelecer o equilíbrio de nutrientes de que seu corpo precisa com base no seu quadro de saúde atual e nas suas metas.

METABOLISMO: RESOLVENDO MISTÉRIOS E EQUÍVOCOS

Bem, você está pronto para uma informação impressionante?

Você já deve ter ouvido que a musculatura desempenha o papel mais importante no uso de calorias e na aceleração do nosso metabolismo enquanto estamos em repouso. Mas não se deixe enganar: embora os músculos desempenhem um papel gigantesco na estimulação do nosso metabolismo, isso não se dá pelas razões que você imagina.

Eis o que você vai ouvir na academia: Cada 10 quilos a mais de massa magra representa um aumento no gasto energético de aproximadamente 100 calorias por dia. Isso significa que **cada quilo de músculo conquistado com muito suor queima apenas cerca de 10 calorias em repouso**. Agora, você deve estar pensando: *Calma aí! Todo esse esforço só para queimar míseras 10 calorias?* O fato é que as calorias que você queima simplesmente por ter músculos *não* são a principal consequência, embora essa informação seja repetida com muita frequência.

Sabemos que o exercício queima calorias, sim, mas o poder metabólico é este: o tecido muscular bem exercitado usa as calorias de maneira mais eficiente. Portanto, o tecido muscular saudável *de fato* estimula o metabolismo, mas de uma forma diferente daquela que você provavelmente achava: consumindo energia no *turnover* proteico. **Quanto mais saudáveis forem os seus músculos, maior será a capacidade do seu organismo de permanecer em homeostase, ou equilíbrio interno.**

Você já deve ter ouvido falar que a relação "calorias ingeridas *versus* calorias eliminadas" é o que provoca a perda ou o ganho de peso. Essa métrica é usada para descrever os principais elementos que determinam nosso gasto energético, com o objetivo de alcançar saúde e bem-estar excelentes. No entanto, de uma perspectiva centrada na musculatura, devemos repensar os próprios fundamentos dessa equação, incorporando os efeitos das leis da termodinâmica. Aqui você verá que mesmo essa equação simples, calcada no pensamento binário que usamos há décadas, nos deixou cegos para outras peças importantes do quebra-cabeça.

Os problemas provocados pela obesidade visceral e os efeitos do envelhecimento na força muscular estão bem determinados.[7] Para desmascarar um mito generalizado acerca da obesidade, informo que o excesso de gordura é armazenado não apenas no tecido adiposo, mas também em outros tecidos — incluindo o muscular. Isso representa más notícias em termos de força real (pico de geração de força muscular) e saúde metabólica, juntamente com uma infinidade de outras consequências indesejáveis. Além dos prejuízos devastadores à mobilidade e ao metabolismo, o tecido adiposo intramuscular (IMAT, na sigla em inglês) é um preditor relevante de distúrbios como acidente vascular cerebral (AVC), lesão na medula, diabetes e doença pulmonar obstrutiva crônica (DPOC).

As consequências que acabo de descrever não são favoráveis, mas aqui vão as boas notícias. Todos temos dentro de nós ferramentas poderosas para melhorar nossa saúde muscular. Você pode reverter parte dos danos causados aos seus músculos, senão todos. Com o estímulo adequado proveniente da dieta e da prática de exercícios físicos, é possível passar da sarcopenia para a força, não importa a idade.

A MÁGICA DAS MIOCINAS

Da mesma forma que a tireoide libera hormônios específicos que regulam o peso, os níveis de energia e a temperatura interna, o tecido muscular libera pequenas proteínas sinalizadoras conhecidas como miocinas, que atuam tanto localmente quanto em todo o organismo. A capacidade que a musculatura esquelética tem de liberar essas proteínas circulantes, semelhantes a hormônios, **faz do tecido muscular um órgão endócrino**.

Em termos simples, isso significa que a musculatura esquelética libera substâncias que viajam pela corrente sanguínea e influenciam outras células na regulação de múltiplas funções corporais, indo muito além da mera locomoção. As miocinas liberadas pela contração muscular durante a prática de exercícios desempenham um papel significativo na utilização de energia. Elas ajudam a regular o metabolismo em todos os tecidos do corpo e geram efeitos anti-inflamatórios específicos e positivos para a saúde em diferentes tecidos, ao mesmo tempo que melhoram a função imunológica e o metabolismo.[8]

Se você nunca ouviu falar sobre o papel da musculatura como um órgão endócrino, é porque esse conceito relativamente novo ainda é desconhecido por muitas pessoas, incluindo a maioria dos profissionais de medicina. Pesquisas pioneiras constataram o poder das contrações musculares para influenciar o metabolismo por meio de estimulação, produção e liberação de citocinas que combatem doenças. Ao mesmo tempo, fizeram surgir um paradigma inteiramente novo: a instituição da musculatura esquelética como um órgão endócrino — na verdade, o maior sistema de órgãos do corpo humano.[9] É, talvez, o sistema de órgãos mais importante no combate à nossa atual crise de saúde, capaz de proporcionar uma saúde excepcional e de maximizar o desempenho físico.

Aprender sobre essas poderosas moléculas e compreender a função crítica dos músculos mudou drasticamente minha forma de pensar sobre alimentação e prática de exercícios. Essa pesquisa mostrou como é importante comer de forma que o corpo armazene menos gordura e use a atividade física como uma potente ferramenta no disparo de alterações metabólicas. A qualidade de vida está diretamente relacionada à saúde muscular. Se nossos músculos estiverem saudáveis, viveremos melhor.

Além dos já mencionados benefícios, novos dados científicos revelam ainda outro grande impacto positivo na saúde proporcionado pelos treinos de resistência: o aumento da produção e da liberação de miocinas. As miocinas são uma coleção de pequenas proteínas e peptídeos secretados na corrente sanguínea durante a contração dos músculos esqueléticos. Atuando como sinais químicos que produzem alterações metabólicas e hormonais em cadeia, as miocinas ajudam o corpo a metabolizar a glicose da corrente sanguínea *sem o uso* de insulina. Esse efeito representa uma vantagem para qualquer um, mas pode oferecer um reequilíbrio metabólico significativo para indivíduos resistentes à insulina. Praticar exercícios físicos e exigir ativamente do tecido muscular não só ajudará a regular os hormônios, como também tornará seu organismo mais capaz de regular a glicemia, melhorando a composição corporal.

As miocinas aprimoram também nossa sensação de bem-estar e nossa capacidade de aprender. Estudos demonstraram que a atividade física aumenta o fluxo sanguíneo para o cérebro, promovendo o desenvolvimento de novas células cerebrais e, ao mesmo tempo, ajudando a eliminar toxinas.[10] Durante o treino, o músculo libera duas miocinas chamadas catepsina B e irisina, que podem entrar na circulação e atravessar a barreira hematoencefálica, onde passam a estimular a produção do fator neurotrófico derivado do cérebro (BDNF, na sigla em inglês). Esse crescimento no BDNF aumenta a neurogênese — a formação de novos neurônios —, melhorando o aprendizado e a memória.[11] Níveis mais elevados de BDNF estão relacionados à redução na incidência de transtornos de humor, enquanto aumentos no BDNF induzidos por exercícios aeróbicos estão associados ao aumento de volume do hipocampo — a região do cérebro que contribui para o aprendizado, a memória e a consciência espacial.[12]

A moral da história é a seguinte: você ficaria chocado ao saber quantos músculos ainda tem capacidade de desenvolver — mesmo que esteja lutando contra uma doença crônica ou tenha a sensação de que perdeu o *timing* para ser saudável — e com a relevância do papel que isso vai desempenhar em salvar sua vida.

Se você é coach de saúde ou personal trainer e deseja implementar a Muscle-Centric Medicine® para ajudar seus clientes a alcançar resultados de longo prazo, pode saber mais sobre os meus cursos em www.drgabriellelyon.com

DESENVOLVA MÚSCULOS PARA:

- aumentar a longevidade
- manter atividades para uma vida plena
- reduzir a perda cognitiva associada à idade
- prevenir altos índices de colesterol e de açúcar no sangue
- corrigir sua composição corporal
- ficar forte como nunca

REPROGRAME O MINDSET

TOME AS RÉDEAS DA SUA MENTE

O que torna os militares de elite, os CEOs de alto desempenho e outros indivíduos extremamente bem-sucedidos tão diferentes dos demais? Resposta: a estrutura mental. Eles não se deixam levar por nenhuma ladainha mental que os distraia. O segredo é treinar sua mente para se tornar ativa, não passiva. Meu amigo e mentor de longa data, o ex-comandante Mark Divine, me ensinou que podemos aprender a neutralizar o diálogo interno negativo e controlar nossos padrões de pensamento.

Em minha prática clínica, trabalho com qualquer pessoa que esteja pronta para subir de nível na vida, seja ela um atleta, um executivo, um pai ou uma mãe, um militar ou alguma combinação destes. O que os leva ao meu consultório é a promessa de bem-estar, mas este é só o ponto de partida para a reestruturação interna ainda mais significativa que cultivaremos juntos. A medicina é o campo que utilizo para dar às pessoas uma vida mais vitoriosa. Digo a todos os meus pacientes que o primeiro músculo a ser trabalhado é aquele que fica entre as orelhas, e isso também vale para você, caro leitor ou leitora. Para desenvolver uma estrutura organizacional que o guie em sua trajetória rumo a resultados concretos e duradouros, lanço mão de toda a minha experiência na preparação dos pacientes para o sucesso.

O alcance das metas de bem-estar depende de dois fatores principais: **saber O QUE fazer**, ou seja, absorver as orientações baseadas em evidências que compartilho sobre dieta, exercícios e outras intervenções no estilo de vida; e **saber COMO fazer**. Por "como", não me refiro apenas às etapas técnicas de planejar uma refeição ou programar exercícios (embora eu ofereça muitos detalhes sobre esses assuntos nos Capítulos 7 e 9, bem como em meu canal no YouTube). Aqui, estou me referindo ao domínio da estrutura mental necessária, em todas as suas camadas, para colocar as tarefas em prática.

O que está em questão é assumir 100% do controle e da responsabilidade pelo seu próprio bem-estar. A única coisa que podemos controlar são os nossos pensamentos, então vamos partir daí. Esse trabalho começa trazendo à tona os fatores mentais inconscientes que operam em segundo plano.

O "como" envolve ser capaz de reger sua própria paisagem mental. Ao aprender a navegar pelas acrobacias da sua mente, você se torna capaz de identificar pontos fortes e fracos, desviar das armadilhas e assumir as rédeas da sua logística interna. Essa abordagem não se preocupa com o estabelecimento de metas, mas com o estabelecimento de padrões que o ajudem a enfrentar seus medos ocultos e a romper os grilhões que o impedem de viver a melhor vida possível. Adotaremos a mesma abordagem, de cima para baixo, com seu treinamento nutricional e físico. Uma força mental cada vez maior irá ajudá-lo a moldar uma força física cada vez maior, e vice-versa. Juntas, elas proporcionam garra e resiliência.

Imagine os seguintes cenários: você costuma ter uma imagem positiva de si mesmo, mas adota comportamentos autodestrutivos após uma reunião de negócios tensa ou uma briga com o seu cônjuge? Você diz "Eu mereço esse bolo" ou "Preciso muito de um drinque depois de um dia tão exaustivo"? Talvez esses padrões levem você a ganhar peso. Talvez você acabe se convencendo de que o problema é *você*, em vez de perceber que é o seu plano que precisa de ajustes. Em vez de se entregar à dinâmica da vergonha e da culpa, pense no que você pode aprender com a experiência. Aprenda a detectar as armadilhas. Quais são os buracos na sua rede de segurança? Como você pode se proteger da próxima vez?

2
Evite as doenças

Não importa quantas vezes você já perdeu e ganhou peso, **é possível reparar seu metabolismo e seu tecido muscular**. Até mesmo os músculos onde a gordura já se infiltrou? SIM! O Protocolo Lyon, que eu detalho na página 181, permite melhorar a saúde dos seus músculos atuais e ao mesmo tempo desenvolvê-los.

Quando fazemos uma avaliação da nossa saúde, muitas vezes focamos nas experiências sensoriais de bem-estar imediatas, cotidianas. Mas raramente nos damos ao trabalho de fazer a conexão entre esses sintomas e as repercussões de longo prazo causadas por elas. Vejamos os seguintes aspectos: cansaço, memória, humor e controle da glicemia. Sabe o que todos têm em comum? São apenas alguns dos marcadores-chave de saúde perceptíveis comandados pelo tecido muscular.

Em termos genéricos, os sistemas de saúde dos países ocidentais costumam dar uma ênfase distorcida naquilo que nos faz adoecer, deixando de lado as formas de prevenção. Essa tendência leva muitos médicos a focar no desequilíbrio da gordura e da glicemia, desprezando os músculos esqueléticos, que poderiam corrigi-lo. Em vez de interromper o círculo vicioso da doença, apenas corremos atrás do nosso próprio rabo. Para combater esse equívoco e ressaltar o papel crucial dos músculos na saúde de longo prazo, **proponho que a massa muscular seja considerada um fim em si mesma — um biomarcador da saúde geral.**[1]

A VERDADEIRA FONTE DA JUVENTUDE

Minha meta é nada menos que revolucionar a medicina moderna, mudando o foco para os músculos como fonte da juventude. Na vida real, é claro que eles não são um elixir fantástico nem uma panaceia milagrosa, mas podem ser uma pílula mágica que muda o rumo da nossa saúde. E, felizmente, por acaso os músculos são **o único órgão sobre o qual podemos exercer controle voluntário.** Aceitar esse pequeno milagre empodera você a entrar no modo de combate em prol da saúde, começando desde já.

Eis um ditado para manter sua motivação: **quanto mais saudável for sua massa muscular, maior sua proteção contra a mortalidade e a morbidade, de todas as causas.**

Você tem conseguido realizar suas tarefas diárias? Sente dor durante o dia? Sente-se saudável? Tem energia para fazer as coisas que ama? Esses são os fatores-chave a levar em conta ao avaliar sua saúde atual e se preparar para melhorá-la. Prevenir e administrar as seguintes condições, tão comuns, é a maneira mais poderosa de sentir-se forte e continuar jovial.

SARCOPENIA

Todos os dias, ficamos um pouco mais velhos. Mas, muito antes de percebermos externamente os efeitos disso, nosso corpo já está mudando de maneira oculta. Se não nos esforçarmos para manter a musculatura, corremos um forte risco de sarcopenia, que é o declínio gradual da massa muscular em virtude do envelhecimento. A condição resulta em uma queda da capacidade funcional do tecido muscular.[2]

Todos nós já testemunhamos a ação da sarcopenia. Talvez você tenha parentes idosos que parecem encolher a cada ano, ao passo que sofrem para se orientar em meio a tantas ondas de informações de saúde contraditórias. Isso quando não desistem de vez.

Talvez você já tenha percebido o desgaste dos seus próprios músculos após remover o gesso de uma fratura. O membro fica pequeno, pálido e frágil, bem menor do que era antes da imobilização. Certa vez, quebrei a escápula e precisei passar algumas semanas com o braço imobilizado em uma tipoia. Quando enfim pude usá-lo de novo, mal pude acreditar em quanto eu tinha perdido em força e tamanho. Em situações como esta, é possível ver o que acontece quando o corpo não consegue consertar e substituir tecidos da maneira adequada.

Embora geralmente associada à fragilidade da "velhice", a sarcopenia pode começar na casa dos 30 anos, da mesma forma que a demência e as doenças cardiovasculares. Compreender e atacar os problemas que resultam de inatividade e consumo insuficiente de proteínas é vital para superar o ganho de gordura e a perda de massa muscular em idade avançada.

O que provoca mais danos: perder músculos ou ganhar gordura? A resposta é: perder músculos. Um estudo com homens idosos, relacionando a obesidade com a sarcopenia, concluiu que, comparada à alta massa de gordura, a baixa massa muscular ao mesmo tempo aumenta o risco de lesões e tem um impacto negativo sobre o desempenho. Essas conclusões, que sustentam uma perspectiva "musculocêntrica" da longevidade, demonstram a importância de ganhar musculatura para se proteger no envelhecimento.[3] Perder qualidade muscular representa perder as vantagens metabólicas dos músculos, especificamente potência, força e mitocôndrias. Mas vale ressaltar que essas desvantagens podem ocorrer com perda de tecido muscular em *qualquer* idade.

Ao entender que os músculos são a chave da longevidade e agir para reequilibrar os efeitos da perda e do ganho de musculatura, você pode retardar o processo de envelhecimento. À medida que se envelhece, a decomposição da musculatura (catabolismo) acelera. Se isso não for combatido, o corpo entra em um estado de declínio constante. Desse modo, se você faz a balança pender para um processo de ganho de musculatura (anabolismo) mais favorável, está se protegendo do catabolismo pelo máximo de tempo possível. Isso vai ajudá-lo a se defender das consequências negativas de quadros inflamatórios mais severos — como é o caso quando a obesidade se instala, levando seu equilíbrio metabólico a um estado onde ganhar e manter músculos saudáveis fica mais difícil.

Quem sofre de obesidade e inflamações de baixa intensidade tem dificuldade de ganhar músculos. No entanto, é exatamente disso que se precisa para melhorar e manter a saúde. As razões são diversas. Primeiro, inflamações crônicas prejudicam a reação aos exercícios, e músculos danificados pela gordura e pelos hábitos sedentários não aproveitam os nutrientes com a mesma intensidade, não reagem aos exercícios com a mesma eficácia nem se recuperam devidamente depois de uma sessão de treino. A redução da resposta muscular dificulta o retorno a um estado de equilíbrio que ajuda a proteger contra o Alzheimer, as doenças cardiovasculares e a hipertensão, entre outras condições. Mesmo assim, agir de forma estratégica pode ajudar as pessoas a superarem os efeitos da obesidade.

Nunca é tarde para fazer mudanças na alimentação e nos exercícios (*dica*: seguindo o Protocolo Lyon) a fim de queimar a gordura dos músculos e recolocar sua saúde nos trilhos.

Quem tem menos massa muscular, tem menores índices de sobrevivência em quase todas as doenças. Em momentos de infecção, traumas físicos e câncer, o corpo humano demanda um fluxo significativo de aminoácidos, elementos que o organismo obtém de um reservatório próprio: o tecido muscular. Quanto melhor a qualidade dos músculos de onde os aminoácidos serão extraídos, mais tempo você sobreviverá.

Vamos imaginar um caso extremo. Quando cursava a faculdade de medicina, passei um tempo estudando sobre a recuperação de queimaduras. No processo normal de cura de uma queimadura (dependendo da dimensão do ferimento), os pacientes precisavam, por baixo, do triplo da quantidade de proteínas recomendada pela USDA.[4] Essa ingestão aumentada é necessária para fornecer a matéria-prima da síntese proteica, que ajuda a reconstruir e estruturar tecidos novos. Em momentos de cura acelerada, a demanda de aminoácidos da maioria dos tecidos, inclusive as células hepáticas e as células imunes (que dependem fortemente do aminoácido glutamina), aumenta de forma significativa.

O tratamento na unidade de queimados pode parecer um exemplo radical, mas o fato é que nosso corpo está o tempo todo em atividade curativa e lidando com diversos estados de estresse. Esse exemplo chama a atenção para nossa necessidade aumentada de proteínas para todo tipo de recuperação física. Garantir um aporte adequado desses nutrientes, com as vitaminas e os sais minerais associados, permite uma recuperação mais rápida e poupa o precioso tecido muscular.

UM CURSO BÁSICO DE SISTEMA IMUNOLÓGICO

O sistema imunológico é composto por dois ramos distintos: a imunidade inata e a imunidade adaptativa. O sistema imune inato abrange a primeira linha de defesas do corpo contra um amplo leque de invasores. Inclui as barreiras imunológicas (isto é, a pele e as mucosas), os ácidos estomacais e as células imunes, que miram nos patógenos para destruí-los indistintamente. De forma inversa, o sistema imune adaptativo gera respostas únicas a patógenos específicos, lembrando-se posteriormente destas respostas em caso de reencontros futuros.

As células e os órgãos trabalham em equipe para proteger o corpo. Os fagócitos — um grupo de glóbulos brancos que inclui os neutrófilos, que combatem bactérias — agem como o Pac-Man, devorando organismos invasores. Os linfócitos ajudam o corpo a ter memória dos invasores, facilitando sua destruição em ocasiões vindouras. Já os linfócitos B, a meu ver, são o "sistema de inteligência militar" do corpo. Assim como a CIA, eles localizam alvos e mandam tropas de defesa. Como os soldados enviados para destruir as forças inimigas, os linfócitos T (ou células T) do sistema imune são as células que grudam nos invasores e os neutralizam.

O sistema imune depende dos linfócitos B para localizar e eliminar substâncias estranhas (antígenos). Alertado pelo corpo, ele aciona os linfócitos B para produzir anticorpos (também chamados de imunoglobulinas). São proteínas que se fixam em antígenos específicos, desarmando-os.

Depois de produzidos, em geral os anticorpos permanecem em nosso sistema, ajudando-nos em batalhas contra futuros invasores. O que isso tudo tem a ver com os músculos? Espere um pouco e você verá.

Como os músculos alimentam o sistema imunológico

Vários estudos demonstraram a importância da prática de exercícios físicos para aumentar a capacidade do corpo de combater infecções no longo prazo. É importante ter isso em mente não apenas a fim de reagir a uma nova pandemia viral, por exemplo, mas também como uma estratégia de combate a outras doenças já conhecidas. Como temos o poder de controlar voluntariamente nossos músculos esqueléticos, o treino de força representa uma ferramenta importante de aprimoramento do nosso sistema imunológico.

As *miocinas* liberadas pelos músculos esqueléticos impactam tanto o ramo inato quanto o ramo adaptativo do seu sistema imunológico. Demonstrou-se, em especial, que duas miocinas liberadas em resposta aos exercícios, a IL-6 e a IL-15, influenciam de forma significativa a imunidade. O tecido muscular libera IL-6 durante o treino de cardio em estado estacionário e libera IL-15 sobretudo durante o treino de força e um pouco também no treino cardiovascular.[5] Uma vez que o efeito dos músculos sobre o sistema imunológico costuma passar despercebido, é possível fazer testes em laboratório para vislumbrar esses processos em ação. O que se busca são formas de analisar marcadores sanguíneos que meçam a eficácia dos músculos esqueléticos como órgão. Os resultados de exames de sangue específicos não só revelam certos aspectos da saúde muscular geral, como também podem ser usados, ao lado de outros biomarcadores de saúde, para direcionar e quantificar os impactos específicos dos exercícios em nossa resposta imunológica.[6]

Pesquisas recentes reforçam esse novo tipo de olhar para os exercícios sob o aspecto da dosagem e da reação. Há muito já se sabe que uma contagem alta de glóbulos brancos (GB) está associada ao risco aumentado de doenças coronarianas e morte e que os exercícios de cardio, por sua vez, estão associados a uma redução do número total de GB. Até pouco tempo, porém, nenhum estudo havia analisado que impacto uma *quantidade* específica, ou uma *dose* de exercícios de cardio, teria sobre esse total. No estudo DREW, mulheres pós-menopausa, sedentárias, obesas ou com sobrepeso seguiram um programa de treino de cardio de seis meses. Elas foram divididas em três grupos, com diferentes exigências de exercícios. Um grupo foi instruído a queimar aproximadamente 4,5 calorias por quilo de massa corporal por semana; o segundo, a queimar 9 calorias por quilo; e o terceiro, 18 calorias por quilo. Incrivelmente, os resultados revelaram uma redução relacionada à dose no total de GB; as mulheres que queimaram mais calorias com exercícios obtiveram o maior benefício. Essas evidências se juntam às conclusões de um experimento randomizado de 2012, que revelou como o aumento da atividade física reduz de modo significativo o risco de morbidade por doenças cardiovasculares, sobretudo em mulheres com inflamações sistêmicas de baixa intensidade.[7]

Os exercícios e as doenças autoimunes

Segundo os Institutos Nacionais de Saúde dos Estados Unidos (NIH), 25 milhões de norte-americanos são afetados por uma ou mais entre oitenta doenças autoimunes.[8] Essas doenças se caracterizam por disfunções autoimunes, casos em que o corpo começa a atacar seus próprios tecidos. Elas são desencadeadas por toxinas ambientais, infecções e fatores genéticos. Diagnósticos como artrite reumatoide e lúpus, entre outros, afetam profundamente a vida das pessoas. Em muitos casos, sintomas clínicos comuns que têm consequências físicas e mentais sobre o bem-estar, como dores, cansaço crônico e depressão, são ao mesmo tempo causados e agravados pela falta de atividade física. Somados, esses quadros afetam 23,5 milhões de pessoas nos Estados Unidos, e estudos indicam que esse número vem aumentando.

Uma rápida busca no Google por "tratamentos para doenças autoimunes" resulta em uma extensa lista de medicamentos e opções de cirurgia. O padrão atual de tratamento envolve drogas que suprimem a resposta imunológica: esteroides e biofármacos. A base desses tratamentos — glicocorticoides e outras drogas imunossupressoras — costuma trazer um alívio de curto prazo e acarreta efeitos colaterais importantes, entre eles prejuízos à musculatura esquelética, o órgão capaz de ajudar a controlar essas doenças. Estudos associam o uso prolongado dessas drogas à perda de massa óssea e muscular, bem como a disfunções cardiovasculares — o contrário exato da vida longa e saudável que estamos buscando aqui! Além disso, esses medicamentos nem sempre impedem de forma eficaz o avanço das condições, pois podem destruir justamente os tecidos aos quais oferecem proteção.

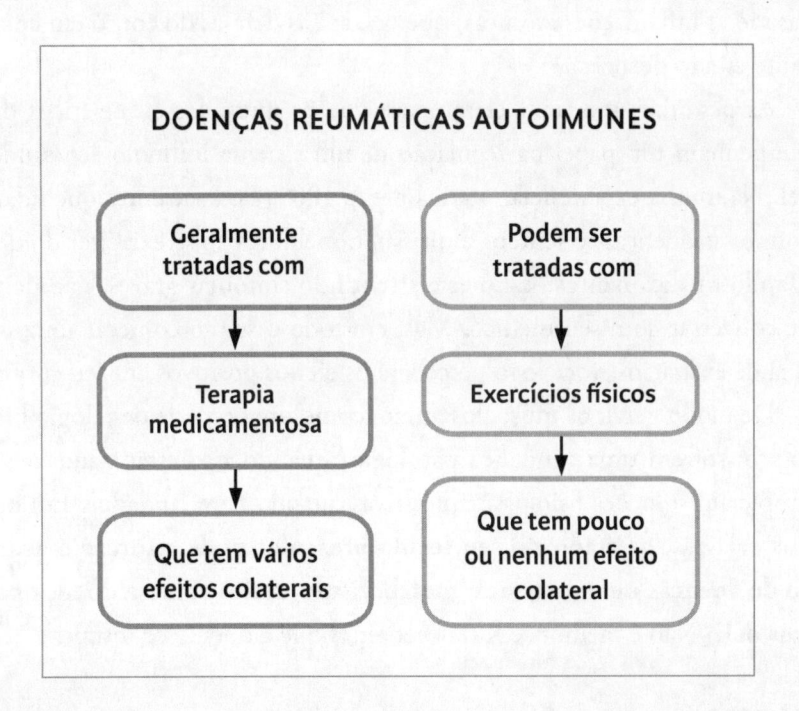

DOENÇAS REUMÁTICAS AUTOIMUNES

Geralmente tratadas com
↓
Terapia medicamentosa
↓
Que tem vários efeitos colaterais

Podem ser tratadas com
↓
Exercícios físicos
↓
Que tem pouco ou nenhum efeito colateral

Embora esses medicamentos sejam necessários em alguns casos, a depender da gravidade dos sintomas, a esmagadora maioria das pessoas consegue melhorar de forma significativa sua qualidade de vida mudando aspectos básicos do cotidiano, como:

- caminhar
- treinar com pesos, e
- só começar a se mexer, o que ajuda a aliviar a dor e a rigidez.

A ciência indica de forma clara: as doenças autoimunes são mais comuns entre pessoas que não se exercitam. Estudos também comprovam que músculos saudáveis e atividade física potencializam a eficácia dos tratamentos, uma vez que aumentam a quantidade de células T reguladoras e induzem uma reação anti-inflamatória que ajuda a equilibrar a saúde imunológica.[9] Tenha em mente que um dos gatilhos dessas doenças são as inflamações crônicas, que deixam as defesas do corpo em constante estado de alerta.

As pesquisas mostram claramente que os músculos esqueléticos desempenham um papel na regulação de um sistema imunológico saudável. Na minha experiência, praticamente 100% dos pacientes que lidam com essas doenças se sentem muitíssimo melhores ao se exercitar do que usando medicamentos. Caso esteja sentindo sintomas graves, não deixe de conversar com seu médico. Mas, em todo caso, ao começar uma rotina de exercícios, você logo perceberá os efeitos positivos em seu corpo.

De modo geral, os músculos atuam como uma espécie de relógio biológico: sofrem uma mudança patológica quando não estão saudáveis e propiciam soluções fisiológicas positivas quando bem cuidados. Em outras palavras, **o estado do seu tecido muscular pode reforçar o avanço de doenças ou consertar o metabolismo, assim como a doença por trás dele**. Não é melhor se fortalecer antes que a doença se instale?

CÂNCER

O câncer é um conjunto complexo de processos mórbidos que nem as melhores e mais brilhantes mentes conseguem compreender totalmente. Os riscos, tanto os conhecidos quanto os desconhecidos, nos deixam expostos à malignidade. Como todos nós sofremos algum grau de dano ao DNA, nossos corpos estão suscetíveis a diversos tipos de câncer. Para complicar o quadro, existem as falsas associações entre certos alimentos e os riscos de câncer, que turvam as águas com mitos perigosos. Discutiremos mais adiante esses fatores alimentares. Por ora, quero explicar os principais mecanismos da doença e fornecer uma compreensão básica que lhe permita analisar de forma crítica as informações que surgem por aí.

O câncer atinge dezenas de milhões de pessoas todos os anos.[10] Até 2040, seu impacto global chegará a 27,5 milhões de novos casos e 16,3 milhões de mortes, segundo previsão da Sociedade Americana do Câncer. A fase inicial da malignidade resulta de uma alteração genética provocada pela exposição ao cigarro, ao sol, ao álcool e a outros fatores com efeitos oncogênicos — isto é, que estimulam a produção de tumores. Sabemos que o câncer e a obesidade estão relacionados, e que a gordura corporal é um fator de risco modificável. O excesso de tecido adiposo provoca inflamações de baixa intensidade que, ao longo do tempo, causam danos ao DNA. Entre outros fatores, estão diversas anomalias metabólicas associadas a um alto percentual de tecido adiposo visceral. A dieta ocidental, em especial, está fortemente relacionada ao câncer hepático, pancreático e renal, para citar apenas alguns.

Sabe-se que indivíduos obesos e com sobrepeso têm mais probabilidade de desenvolver condições ou transtornos relacionados a inflamações crônicas localizadas do que aqueles com peso saudável.[11] Uma solução para esse fator de risco é desenvolver, manter e otimizar a saúde dos músculos. A obesidade tem forte relação com o aumento do risco de treze tipos diferentes de câncer. Cito alguns deles a seguir.

■ **Câncer de endométrio:** Mulheres com peso saudável têm uma probabilidade significativamente menor, em relação às obesas ou com sobrepeso, de desenvolver câncer de endométrio (o revestimento do útero). O risco de câncer endometrial aumenta com o ganho de peso na idade adulta.[12]

■ **Adenocarcinoma esofágico:** Pessoas com peso normal têm uma probabilidade duas vezes menor que pessoas obesas ou com sobrepeso de desenvolver um tipo de câncer do esôfago chamado adenocarcinoma esofágico, enquanto aquelas com obesidade extrema têm uma probabilidade mais de quatro vezes maior.[13]

■ **Câncer de cárdia gástrica:** Pessoas obesas ou com sobrepeso têm um risco aproximadamente duas vezes maior de desenvolver câncer de cárdia gástrica, se comparadas com aquelas de peso normal.[14]

■ **Câncer pancreático:** Pessoas com peso normal têm uma probabilidade aproximadamente 1,5 vez menor de desenvolver câncer pancreático, se comparadas àquelas com sobrepeso ou obesas.[15]

■ **Câncer colorretal:** Um índice de massa corporal (IMC) mais alto está associado a um aumento do risco de câncer do cólon e do reto, tanto em homens quanto em mulheres, com prevalência mais forte entre os homens.[16]

■ **Câncer de vesícula biliar:** Na comparação com pessoas de peso normal, aquelas com sobrepeso ou obesas têm um risco maior de desenvolver câncer de vesícula biliar, com um aumento de 5% do risco a cada cinco unidades de IMC.[17] Esse aumento do risco é ligeiramente maior nas mulheres do que nos homens.

■ **Câncer de mama:** Vários estudos mostraram que, em mulheres pós-menopausa, um IMC mais alto está associado a um ligeiro aumento do risco de câncer de mama. Por exemplo, um aumento de cinco unidades no IMC está associado a um aumento de 12% do risco.[18] Mulheres pós-menopausa de peso normal têm uma queda de 20% a 40% do risco de desenvolver câncer de mama positivo para receptor de estrogênio, se comparadas àquelas que são obesas.[19]

■ **Câncer ovariano:** Um IMC mais alto está associado a um ligeiro aumento do risco de câncer ovariano, especialmente entre mulheres que não fizeram terapia de reposição hormonal durante a menopausa.[20]

Pensando no que fazer com estatísticas tão alarmantes? Minha intenção não é deprimir, e sim inspirar você! Incluí esses números aqui apenas para demonstrar que a melhor forma de reduzir seu risco para esses tipos de câncer é manter uma boa forma física. O caminho mais eficaz para tal é adotar uma dieta que priorize as proteínas, permitindo controlar a fome e manter a massa muscular, assim como melhorar a composição corporal por meio de uma atividade física direcionada.

Como fazer do seu corpo uma armadura

Quando a questão é o câncer, nossa meta inicial é, evidentemente, a prevenção, que por sua vez é feita por meio da manutenção de uma composição corporal saudável. Mas, caso haja um diagnóstico, essa composição corporal ideal pode representar uma defesa poderosa. Um estudo de 2016 do Memorial Sloan Kettering, por exemplo, demonstrou que a prática de exercícios reduz o risco aumentado de doenças cardiovasculares presente em mulheres com câncer de mama em estágio inicial.[21] Quanto mais a mulher se exercita, maior o benefício, qualquer que seja a sua idade, peso ou o tipo de câncer tratado. Também sei de várias evidências empíricas que confirmam o poder de se manter em atividade quando o assunto é reduzir o risco de câncer. Ao longo dos anos, testemunhei pacientes que, passando por tratamentos oncológicos, colheram no prognóstico os benefícios de uma massa muscular saudável. Mais massa muscular não apenas ajuda as pessoas ao longo da quimioterapia e da radioterapia, como também aumenta a taxa de sobrevida.

Em geral, quimioterapia é a primeira coisa em que se pensa quando o assunto é câncer. Bem menos mencionada, porém, é a perda muscular provocada pela doença, que afeta metade dos pacientes oncológicos e desempenha um papel importante no prognóstico: a chamada caquexia oncológica (CO). A caquexia afeta cerca de 9 milhões de pessoas no mundo todo. Essa síndrome devastadora é causada, sobretudo, por inflamações de alta intensidade. Entre os pacientes de câncer hospitalizados ou em estado avançado, 80% desenvolvem CO,[22] que acaba sendo a principal causa de óbito em pelo menos 22% de todas as vítimas de câncer.[23]

Apesar das claras evidências em contrário, a Sociedade Americana de Oncologia Clínica publicou recentemente diretrizes sobre o assunto, concluindo que os exercícios são ineficazes após o surgimento da CO[24] e que, portanto, não são recomendados. Considero isto não apenas espantoso, mas perigoso, sobretudo considerando que o estudo não se baseou em experimentos. Mesmo em modelos de CO com animais, o treinamento de resistência (TR) aumenta a massa do corpo[25] e dos músculos.[26] Além disso, já existem experiências com TR em pacientes de câncer com formas particularmente agressivas de CO (por exemplo, câncer do pâncreas).[27] A TR, de forma notável, não apenas *preservou* a massa muscular em pacientes com CO pancreática e pulmonar,[28] como até aumentou a massa corporal[29] e muscular[30] nos pacientes com CO pancreática e aumentou a massa muscular em pacientes com câncer de cabeça e pescoço tratados com radioterapia e com forte perda de massa corporal (mais de 8,5%).[31] Esses resultados indicam que os pacientes com CO podem vivenciar um ganho clínico significativo de força e massa muscular, depois de um TR supervisionado.[32] Porém, são necessários mais estudos para determinar o tipo mais eficiente de TR e os parâmetros específicos de exercícios (isto é, intensidade, volume, tempo sob tensão) para aumentar a massa muscular e reduzir as inflamações simultaneamente. Em todo caso, já é hora de a medicina tradicional reconhecer o poder corretivo que os músculos saudáveis exercem no âmbito da oncologia e em outros tantos.

Aumentar a massa muscular *antes* do surgimento de doenças é nossa melhor defesa contra condições como a caquexia. Contudo, mesmo depois do diagnóstico, **uma nutrição direcionada e programas de exercícios** que fortalecem e preservam os músculos esqueléticos são intervenções imediatas que podem, sim, aumentar as chances de sobrevivência à caquexia, melhorando, inclusive, a recuperação. Alimentação adequada e prática de atividade física turbinam a prevenção e o tratamento, enquanto a sobrevivência e a remissão dependem da causa subjacente da caquexia. Alimentos e nutrientes podem ser aproveitados como medicamentos, oferecendo um tratamento poderoso, fácil e acessível. Ter total ciência do papel decisivo que a combinação de nutrientes-chave e exercícios físicos pode desempenhar para uma boa saúde e taxa de sobrevivência é um passo inicial indispensável.

Já existem intervenções farmacológicas para reduzir as inflamações, estimular o apetite e diminuir a perda muscular,[33] mas, com muita frequência, negligencia-se a atividade física necessária para amplificar os benefícios desses tratamentos. Mesmo que as vantagens do treinamento físico como apoio ao tratamento do câncer já estejam bastante consolidadas na literatura médica, ainda é preciso que a comunidade médica comece a inserir essas recomendações nos protocolos de tratamento.

O paciente tem direito a toda defesa possível contra a deterioração muscular — não apenas a medicamentosa. No caso da caquexia, é importante recorrer à capacidade do próprio corpo de gerar musculatura por meio de estímulos, além de usar a própria força física do paciente para incentivar os processos químicos em sentido favorável.[34] Os exercícios devem ser administrados com o mesmo cuidado e precisão com que os médicos fazem qualquer outra prescrição.

DEMÊNCIA E ALZHEIMER

Sabe-se há muito tempo que o sobrepeso e a obesidade afetam negativamente a memória. Inúmeros trabalhos demonstram a correlação entre o excesso de tecido adiposo e a perda de volume cerebral. Agora, estão surgindo evidências que revelam a verdadeira destruição das estruturas cerebrais. Em 2050, prevê-se que o número de pessoas com demência em todo o mundo atinja 106 milhões.[35] Será que o reconhecimento dos precursores dessa condição debilitante, antes dos sintomas, poderia ajudar a reduzir esse número? Descobertas recentes indicam que sim.

Testemunhei em primeira mão o elo entre o excesso de gordura e as doenças cerebrais durante meu período como pesquisadora residente em obesidade na Universidade de Washington, em Saint-Louis. Ressonâncias cerebrais de pessoas na casa dos 40 anos revelaram que um aumento da circunferência da cintura está associado a uma redução do volume cerebral. Estudos mais recentes confirmaram essas conclusões. Um estudo longitudinal, que mediu o diâmetro abdominal de 6.583 indivíduos ao longo de vários anos, concluiu que os participantes com maior diâmetro tinham uma probabilidade quase três vezes maior de desenvolver demência, em relação àqueles com menor diâmetro.[36] Isso significa que o simples fato de estar com sobrepeso aumenta exponencialmente seu risco de perda de memória.

A sociedade nos ensinou a acreditar que os problemas de memória relacionados à idade são inevitáveis. Eu defendo, porém, que os déficits de memória têm relação mais direta com a perda de músculo esquelético do que com a idade. Se pararmos de aceitar que o declínio da forma física na meia-idade é inevitável,[37] será que conseguiremos enxergar a verdadeira correlação com mais clareza?

Como o tamanho da minha cintura pode afetar meu cérebro?

Exatamente como o diabetes, as doenças cardiovasculares e a hipertensão, o Alzheimer é, em alguns casos, uma doença metabólica que pode ser prevenida. Embora seja multifatorial e de fato tenha um componente genético, quero focar aqui em seus aspectos metabólicos, inclusive na relação entre o peso e o controle da glicemia, que contribui para a degeneração cerebral. Um jeito de entender o Alzheimer é como um "diabetes tipo 3" do cérebro.

Uma meta-análise recente, com 1,3 milhão de pessoas, revelou que um IMC mais alto, devido ao excesso de gordura, está associado ao aumento do risco de demência, medido mais de vinte anos antes do diagnóstico.[38] Isso significa que os precursores aparecem nada menos do que duas décadas antes do surgimento dos sintomas de memória.[39] Essas conclusões têm consequências para uma enorme parcela da população. Em 2030, prevê-se que 1,35 bilhão de adultos tenham sobrepeso, sendo que 573 milhões podem ser considerados obesos. Curiosamente, demonstrou-se que a obesidade aumenta o risco de demência mesmo quando não se tem diabetes tipo 2.

A correlação entre o tamanho da cintura e as doenças cerebrais significa que grande parte da **demência pode ser prevenida**. Ninguém acorda de repente com esse problema. Pelo contrário, o declínio mental começa com uma escalada gradual de pequenos déficits — problemas para recuperar palavras, processar informações ou recordar-se de onde se deixou algum objeto ou a próxima coisa a fazer. À medida que essas mudanças se tornam mais óbvias, podem surgir sensações de incômodo e receio com o aumento da vulnerabilidade, o que pode deprimir o humor e reduzir a motivação. Vemos aí outra consequência negativa para a saúde, prevenível, que tem o déficit muscular como raiz. A perda de memória e a destruição do cérebro estão entre os poucos aspectos fisiológicos que ainda não temos como reverter. Por isso, a prevenção é a melhor estratégia.

■

Como acabamos de ver, em repetidos casos, um tecido muscular é uma armadura corporal contra uma constelação de doenças debilitantes — do câncer às doenças cardíacas, entre outras. São estados mórbidos que começam com prejuízos aos músculos esqueléticos, dando início a um ciclo perpétuo de desequilíbrio metabólico e problemas de saúde.

Sabemos que escolhas feitas na meia-idade aceleram nossa trajetória de envelhecimento. A perda de músculos esqueléticos significa a perda das mitocôndrias que produzem energia em nossas células. Não é de surpreender que a queda da produção de energia leve ao cansaço. Esse cansaço, aliado à redução das mitocôndrias, faz você usar menos energia — queimando uma quantidade menor das calorias que consome. Essas calorias, por sua vez, são armazenadas como gordura, o que leva ao sobrepeso. E assim o ciclo mórbido segue seu curso.

Preservar suas mitocôndrias protegendo os músculos esqueléticos ajudará você a manter sua armadura corporal contra os desequilíbrios metabólicos e o envelhecimento. Então, o que você está disposto a fazer para conceder ao seu corpo a graça da saúde e da longevidade?

REPROGRAME O MINDSET

DEFINA PADRÕES PARA TER A SAÚDE QUE VOCÊ MERECE

Eu não costumo falar em definir "metas" de bem-estar. Para mim, essa abordagem deixa muito espaço para o fracasso — mantém muita gente em um ciclo de doenças, e as pessoas merecem a liberdade de ter uma saúde ideal. Em vez de metas, vamos focar em definir os *padrões* necessários para que você chegue ao seu futuro eu, que é a força encarnada, por dentro e por fora.

A psicóloga social Emily Balcetis, autora do livro *Clearer, Closer, Better: How Successful People See the World* [Mais claro, mais perto, melhor: como as pessoas bem-sucedidas enxergam o mundo], recomenda uma fórmula de três etapas para realizar mudanças: (1) sonhar grande, (2) traçar planos concretos e (3) antever o fracasso.[40]

Analisemos cada uma.

Etapa 1: Sonhe grande

Identifique QUEM você quer ser. QUAIS qualidades essa pessoa possui? Ela está em forma? É disciplinada? É focada? Em seguida, identifique uma iniciativa que encarne esse futuro eu. Sonhe grande. Defina o que o sucesso representa para você. Visualize a AÇÃO ou o HÁBITO que fará você chegar lá.

Etapa 2: Trace planos concretos

Implemente um protocolo parecido com os deste livro. Decomponha a execução em pequenos passos:

1. Agende a ida ao supermercado.
2. Planeje a hora de cozinhar.
3. Embale suas refeições do dia.

Identifique todas as tarefas logísticas que você precisa realizar HOJE para incutir os hábitos que reduzem o abismo entre seu eu presente e seu eu futuro. Adote os mesmos passos de novo amanhã, no dia seguinte, e todos os dias depois disso. O progresso significativo vem do avanço em pequenos incrementos — não apenas em sua saúde, mas também na transformação da sua configuração mental.

Etapa 3: Anteveja o fracasso

Que sumidouros de energia vão tirar seu foco da execução? Quais são as armadilhas diárias para o seu foco e a sua energia que o impedem de atingir os padrões que definiu? Isso exige tomar consciência de seus pontos fracos. Alguns exemplos:

- Você desistiu de sair para correr porque não quer perder quarenta minutos de sono? Esses minutos poderiam ter ajudado você a ganhar energia e refrescar a cabeça para iniciar o dia sentindo-se renovado.

■ Você perdeu uma ida noturna à academia porque o trabalho foi exaustivo e você só pensa em desabar na frente de uma tela? Maratonar sua série enquanto faz elíptico pode ser a iniciativa de que você precisa para levar a cabo seu programa de treinamento.

■ Você trocou a academia por um drinque muito merecido no happy hour de sexta? Imagine como você se sentiria melhor na manhã de sábado se não tivesse acordado de ressaca por causa de um capricho, e sim com aquela dorzinha gostosa de um pós-treino.

Todos esses cenários "e se?" retratam armadilhas naturais da natureza humana e apresentam alternativas para evitá-las. Sucumbir a impulsos que nos impedem de agir é fatal para qualquer meta de saúde. Em vez disso, opte pela conscientização. Analise os obstáculos que encontrará e passe a esperar por eles. Em vez de sair, de forma previsível, dos trilhos, visualize uma nova estratégia ANTES de acabar em uma situação prejudicial.

Alçar-se a um padrão de exigência elevado demanda bastante esforço e planejamento. Lembre-se o tempo todo do alto custo de manter hábitos negativos. Ao mesmo tempo, cultive a positividade que o impele a agir. Nossa meta é fazer com que as iniciativas que beneficiam a saúde estejam tão treinadas e arraigadas que se tornem sua reação *default* — gerando um estilo de vida que favorece a visão que você criou para si.

E por falar em visão... Você sabia que ganhar massa muscular pode ajudar a atingir metas específicas para cada idade?

3
Blinde seu corpo em transformação para ter força em todas as idades

A cada dia, envelhecemos mais um pouco. Todos nós. Ninguém está imune a essa realidade. Porém, as escolhas que fazemos com base no conhecimento de que dispomos determinarão em grande medida a qualidade e a trajetória da nossa vida, agora e no futuro. O primeiro passo é estabelecer uma estrutura saudável para encarar o envelhecimento. Como geriatra, afirmo por experiência própria que o que importa é a qualidade de vida que você consegue manter ao longo dos anos. Mesmo que você não desenvolva uma doença grave, no que diz respeito às atividades da vida cotidiana, nada é mais determinante para a sua qualidade de vida do que a saúde muscular. A mobilidade é essencial para preservar a autonomia e a capacidade de fazer as coisas de que gosta. É a saúde metabólica que impulsiona a força e o vigor das funções do seu corpo no sistema como um todo.

À medida que envelhecemos, muitos aspectos ficam mais fortes e melhores: a resiliência mental, a capacidade de resolução de problemas, a profundidade dos nossos relacionamentos. Contudo, ao mesmo tempo, o nosso corpo constantemente perde vigor, por dentro e por fora. Ao nos prepararmos com um planejamento para as mudanças naturais e previsíveis que ocorrem no decorrer do tempo, podemos assumir um compromisso com estratégias nutricionais e de treinamento que servirão para combater todos os tipos de declínio. Você ainda tem alguma dúvida? Veja o caso dos atletas de longa data, homens e mulheres que, aos 70 anos, têm tecido muscular mais abundante e mais saudável do que muitas pessoas com metade da idade deles.

Reconhecer os processos fisiológicos inatos que afetam o nosso bem-estar nos permite influenciar os fatores que podemos gerenciar, assumindo de forma potente o controle da nossa própria longevidade. Assim, o primeiro passo é aprender a decifrar as mudanças do nosso corpo a fim de aumentar nossa compreensão acerca das *razões pelas quais* devemos implementar as estratégias que recomendo aqui. Muitas vezes, pensamos nos estados de doença em termos binários — ou você tem uma doença ou não tem. Em vez disso, podemos comparar uma evolução mais comum a um fogo de combustão lenta e de chama baixa, que, se não for devidamente controlado, se transformará num devastador incêndio florestal de grandes proporções. Quanto mais tempo você deixar as labaredas se avolumarem e se alastrarem, mais difícil será se recuperar dos estragos. Envelhecer não significa que o condicionamento físico tenha que se deteriorar. Pelo contrário: precisamos trabalhar de forma mais inteligente e com mais determinação e foco para nos mantermos sempre fortes.

COMECE AINDA JOVEM

Tenha em mente que o jogo da vida é a sobrevivência do mais forte. A aprendizagem nutricional e física — saber *o que* comer e *como* se movimentar — é fundamental, e nunca é cedo demais para começar. A obsessão da sociedade com a obesidade adulta transborda para as nossas preocupações com as crianças. Mas o foco na gordura em vez de nos músculos continua a nos iludir e a tirar o foco da real questão. Construir e manter tecido muscular saudável é crucial também para os jovens, e ter como meta o desenvolvimento muscular desde a tenra idade estabelece os alicerces para a longevidade.

De acordo com o Centro de Controle e Prevenção de Doenças (CDC, na sigla em inglês), as taxas de obesidade infantil triplicaram nas últimas três décadas, afetando 20% das crianças e adolescentes entre 2 e 19 anos, ou cerca de 14,7 milhões de indivíduos. Entre 2001 e 2017, o número de pessoas com menos de 20 anos afetadas pelo diabetes tipo 2 cresceu 95%, ainda segundo dados do CDC.[1] A Academia Americana de Pediatria (AAP, na sigla em inglês) afirma que uma dieta pobre em nutrientes aumenta os riscos de uma criança desenvolver diabetes — que, por sua vez, está associada a hipertensão, apneia do sono, esteatose hepática (gordura no fígado) e depressão —, explicando que é uma das doenças crônicas pediátricas mais comuns.[2] Enquanto isso, dados da Pesquisa Nacional de Saúde Infantil de 2021, nos Estados Unidos, constataram que, ao longo de um intervalo qualquer de sete dias corridos, 32% das crianças não comiam uma fruta por dia, 49% não comiam legumes e verduras diariamente, e 57% bebiam alguma bebida adoçada com açúcar* pelo menos uma vez. Levando-se em conta tudo o que sabemos sobre como uma dieta adequada é a base para o crescimento e a saúde ideais, **como foi que pudemos deixar a nutrição cair a níveis tão baixos?**

Tal como acontece com operações bancárias, o investimento precoce na saúde muscular funciona à base de colhermos os frutos daquilo que plantamos — e as recompensas vão aumentando ao longo do tempo. Os treinos de resistência e os alimentos ricos em nutrientes preparam os jovens para atingir todo o seu potencial físico e mental — sem falar que incrementam sua consciência corporal e ajudam a consolidar sua sensação de autoconfiança e empoderamento. Os exercícios físicos são, é óbvio, cruciais para a saúde cardiovascular dos jovens. Igualmente importantes, embora muitas vezes negligenciados quando se trata de crianças e adolescentes, são os benefícios da aptidão muscular,[3] caracterizada pela

---

* O termo vem do inglês "*sugar-sweetened beverages*" (SSB) e se refere a todas as bebidas não alcoólicas, não fermentadas, adoçadas de diferentes formas e de baixo valor nutricional, tais como refrigerantes, refrescos e néctares. (N. T.)

força, potência e resistência muscular local.* Cada um de nós nasce com certo número de fibras musculares,[4] mas a possibilidade de concretizarmos o potencial dos nossos músculos por meio do crescimento dessas fibras e da criação de outras fibras a partir de células-satélites (células-tronco miogênicas) depende da nossa dedicação ao condicionamento físico. Como nosso corpo tem memória muscular, é valioso acumular uma reserva de força física, um depósito de garantia que influencia positivamente os principais genes reguladores envolvidos nas adaptações musculares aos exercícios de resistência muscular (*endurance*).[5]

De acordo com a Academia Americana de Pediatria, os treinos de resistência muscular são seguros e eficazes para crianças e adolescentes e resultam em melhorias na saúde, no condicionamento físico, na redução de lesões e na reabilitação, bem como no letramento corporal.[6] Não se limitando ao levantamento de pesos, exercícios de resistência muscular podem incorporar uma ampla gama de movimentos de peso corporal, incluindo o emprego de atividades e brincadeiras divertidas, como saltos com agachamento estilo sapo, andar do urso, andar de caranguejo, saltos de canguru e pulos de uma perna só. Ao contrário do ultrapassado mito de que as crianças não conseguem levantar pesos, os treinos de resistência servem para todos, em qualquer idade. Os treinamentos bem-supervisionados e divertidos, enfatizando a técnica adequada, são uma maneira segura de despertar um interesse contínuo pelos exercícios. Os treinos de força concebidos para crianças aumentam a capacidade de recrutamento de neurônios motores, oferecendo benefícios que durarão a vida toda. O mais importante é construir a partir de uma base sólida, tomando providências para assegurar que a criança consiga executar com êxito os movimentos básicos necessários antes de adicionar

---

* Em geral, a resistência muscular local (ou *endurance*) é definida como a capacidade de um grupo muscular de realizar contrações repetidas contra uma carga ou de sustentar uma contração por um longo período de tempo. (N. T.)

carga. Os levantamentos de peso mais intensos, com halteres de 2 a 5 quilos, podem começar durante a puberdade.

Como os jovens estão numa fase de crescimento impulsionado por hormônios, nesse período inicial o tecido muscular é muito mais responsivo. O treinamento de força realizado com segurança em níveis adequados ao desenvolvimento estabelece bases que duram a vida inteira. Embora este livro não seja voltado para crianças em específico, é fundamental levar em consideração o modo como o Protocolo Lyon define princípios sólidos para alimentação e prática de exercícios que podem beneficiar toda a família. Quanto mais fisicamente ativa uma criança, mais as proteínas poderão ser benéficas para o seu crescimento.[7]

De todos os fatores que somos capazes de manejar, a alimentação na infância está entre os mais influentes. Oferecer aos nossos filhos alimentos nutritivos e integrais, equilibrados em macronutrientes, enquanto ainda são pequenos, pode prepará-los para um desenvolvimento saudável, uma composição corporal magra e hábitos que os nutram durante a adolescência e a idade adulta.[8] Nesses anos decisivos, manter regimes alimentares com baixo teor de proteínas pode obstruir o crescimento e causar exaustão durante a prática de esportes e de brincadeiras ativas. Por outro lado, uma dieta rica em proteínas na juventude fornece o combustível de que nossos filhos precisam para aprender, crescer, se desenvolver e se desafiar — além disso, ajuda a prevenir a ocorrência de desastres metabólicos em algum momento posterior da vida adulta. Sabemos que os efeitos dos músculos saudáveis são cumulativos. É por essa razão que precisamos estabelecer o treinamento de força muscular precoce como o protocolo padrão para todas as nossas crianças.

Você sabia que enquanto seu filho ou sua filha aprende a se pendurar no trepa-trepa ou subir em uma parede de escalada, ele ou ela está modificando a natureza e a capacidade de suas células musculares? Costumamos utilizar a expressão "memória muscular" no sentido figurado, mas descobertas recentes revelam que **o músculo de fato forma e retém a**

memória em nível celular, por meio de aumentos dos mionúcleos instigados pelos exercícios.[9]

Pesquisas mostram que músculos submetidos a treinamento anterior têm um número maior de mionúcleos. Sendo assim, estudos sugerem que iniciar precocemente o treinamento de resistência permite ao tecido muscular adquirir "memória celular" por conta desse aumento da quantidade de mionúcleos no interior das fibras musculares. As fibras musculares com o número maior de mionúcleos crescem mais rapidamente, sobretudo quando expostas a exercícios de resistência no futuro.[10]

COMECE AGORA!

Ao contrário do que muitos supõem, o envelhecimento do qual estamos falando — **as inevitáveis mudanças fisiológicas na musculatura e na composição corporal geral — começa na casa dos 30 anos de idade**. Começar a fortalecer os músculos enquanto você ainda é jovem lhe permite construir sua reserva biológica, cujos efeitos o acompanharão por toda a vida. Afinal, a capacidade das pessoas mais velhas de manter a força e a massa muscular é determinada não apenas pela *taxa de perda*, mas também pelo *ponto de partida* a partir do qual essa perda se inicia, ou seja, o pico de massa muscular que a pessoa alcança em algum momento anterior da vida.[11] Escolhas feitas precocemente dirigem o sistema, em última análise, determinando energia, vitalidade e poder de resiliência — a capacidade de persistir e resistir.

A despeito disso, **nunca é tarde demais para começar**. Pode ser que as mudanças positivas não ocorram da noite para o dia, mas prometo que você verá melhoras. Os passos que você dá agora — HOJE! — podem reescrever seu futuro.

Moral da história: quanto mais saudável for a sua massa muscular, maiores serão as suas chances de viver e vicejar.

AOS 20 E 30 ANOS

Quando você está na casa dos 20 ou 30 anos, pode até achar que consegue passar ileso por dietas da moda e sair incólume de "limpezas detox" à base de sucos — e você acaba tendo a impressão de que não há problemas em seguir à risca cada uma das mais recentes tendências nutricionais, capazes de persuadi-lo a estocar quilos de suplementos, a se empanturrar de "superalimentos", a tomar a decisão de tornar-se vegano ou a ir além e optar por uma alimentação totalmente baseada em plantas em detrimento das proteínas.[12] Porém, às vezes, informação em demasia não é uma coisa boa. Minha estratégia é me concentrar naquilo que a ciência recomenda para o longo prazo, em vez de deixar você se levar pelo entusiasmo da "febre do momento".

Spoiler: soluções rápidas nunca funcionam. Em vez disso, seguir todos os passos do meu Protocolo Lyon estabelecerá uma base sólida sobre a qual construiremos um futuro de força, boa saúde e longevidade. Os benefícios que um estilo de vida fisicamente ativo durante a adolescência e o início da idade adulta trazem para a sua saúde não são apenas físicos. Há também evidências cada vez mais robustas de que a prática de atividade física tem um impacto positivo no desenvolvimento cognitivo, na socialização, na redução do estresse e na sensação geral de bem-estar mental.

Durante o início da idade adulta, seus hormônios atingem seu ápice, e a testosterona, o hormônio do crescimento, e o fator de crescimento semelhante à insulina tipo 1 (IGF-1) estão prontos e em ponto de bala para fomentar o crescimento. Talvez, em um nível superficial, você consiga se safar com menos disciplina enquanto esses hormônios estiverem em alta; seu corpo fará o melhor possível com qualquer nutrição que você lhe der. Porém contar com a juventude como um salvo-conduto que sempre o livrará das enrascadas pode acabar levando-o à armadilha dos maus hábitos longevos. Contudo, se tiver diligência e foco, em vez de cair numa cilada, você conseguirá estabelecer padrões de comportamento que lhe serão úteis agora *e* no longo prazo.

Eis uma informação preocupante (e digna de reflexão), que deve ajudá-lo a seguir no caminho de uma vida saudável, apesar da natureza aparentemente indulgente de seu eu de 20 ou 30 e poucos anos. **É provável que você atinja o pico de massa óssea entre os 25 e os 30 anos de idade.** A saúde óssea é determinada em grande medida pela força muscular e pela comunicação entre esses sistemas orgânicos. Existe uma evidente correlação positiva entre a massa corporal magra e a densidade óssea.[13] Você sabe como funcionam os picos, certo? Depois de chegar ao auge, é tudo ladeira abaixo. Por que não se preparar para a melhor descida possível?

A HISTÓRIA DE CINDY

Uma de minhas pacientes, uma bióloga chamada Cindy, sempre gostou de exercícios físicos, mas tinha dificuldade para ganhar músculos. Ela era esguia, com pouca massa muscular, e alguns descreveriam seu corpo como o de uma "falsa magra". Quando fez a transição do trabalho de campo para uma posição administrativa em que ficava sentada o dia inteiro, ela se via tendo de lutar contra o cansaço e o estresse. Cindy manteve suas calorias sob controle, mas comia, na maior parte, porcarias ultraprocessadas contendo ingredientes geneticamente modificados, que forneciam baixa densidade de nutrientes. Sua saúde ficou ainda mais comprometida por conta de uma série de vulnerabilidades ambientais decorrentes da qualidade reduzida da água e do ar interno e externo. No caso de Cindy, além do contato regular com certos elementos nocivos presentes no cotidiano dos Estados Unidos, sua situação foi agravada pelo mofo tóxico existente em sua casa.

Cindy se alimentava, mas estava subnutrida, devido a uma dieta pobre em fibras e alimentos integrais. Por causa dos baixos níveis de ferro e zinco, os cabelos e as unhas se tornaram frágeis e quebradiços. Suas longas sessões de cardio estacionário na academia lhe tomavam muito tempo, mas tinham pouco impacto. Cindy caiu em uma armadilha das mais comuns. Como tantas outras mulheres com medo de "ganhar volume", ela nunca havia pensado duas vezes no treino de força muscular.

Para dar uma guinada na vida de Cindy, criei uma estrutura para sua dieta, estabelecendo horários de refeições distintos e consistentes. Aumentei sua ingestão de proteínas, mudei seu foco de comer apenas alimentos pré-embalados com baixas calorias para uma dieta em alimentos integrais e ricos em nutrientes, que davam sustento a seu corpo. **Sua transformação me fez lembrar uma flor ressequida e definhando que de repente recebeu água.** Ela ganhou músculos e começou a bater novos recordes pessoais de força. Sua energia saltou do nível dois para o dez. Sem depender mais da constante infusão de cafeína, ela conseguiu reduzir a ingestão matinal de café de quatro xícaras para apenas uma. Seus marcadores sanguíneos melhoraram, incluindo as reservas de ferro. Cabelo, pele e unhas reluziam. Ela também foi capaz de controlar as intensas compulsões alimentares ao, em vez disso, concentrar-se no próprio desejo de bem-estar geral. Ela deixou de se sentir morta de cansaço às três da tarde, e mal conseguia acreditar na energia que passou a percorrer seu corpo em seu novo estado normal.

Depois que lhe dei uma orientação precisa, Cindy se tornou uma paciente cinco estrelas — uma rainha da prática. Ela ganhou vigor graças a uma estratégia alimentar bem-definida, baseada em macronutrientes cuidadosamente equilibrados que corrigiram a

> densidade nutricional da sua dieta. Alterei também sua estratégia de treinos e lhe dei ferramentas para recolocar o sono de volta nos trilhos. A mudança foi profunda. Uma vez que seu tanque estava cheio dos macro e micronutrientes de que ela precisava, os níveis de energia de Cindy explodiram. Ela já não tinha acessos de mau humor durante a menstruação, tampouco se apavorava cada vez que comia carboidratos, como tantas moças que vejo hoje em dia. Ela nutria seu corpo, em vez de impor restrições a si mesma. Cindy ganhou músculos sem ficar parruda e perdeu gordura corporal apesar de ser "magra", tanto que se inscreveu em seu primeiro desfile de biquíni, agora munida de autoconfiança para subir de maiô num palco. Seu objetivo não era perder peso. Era apenas uma transformação completa — e isso aconteceu.

FERTILIDADE

Além da obesidade e do sobrepeso, a infertilidade está aumentando não somente nos países ocidentais, mas no mundo inteiro. Muitas vezes considerada apenas uma questão de hormônios, a fertilidade está, na verdade, intimamente vinculada à dieta e ao estilo de vida, tanto em homens quanto em mulheres. Por sua vez, a magreza corporal desempenha um papel singular e importante na otimização e na maximização de marcadores de saúde distintos que impulsionam a fertilidade.

Infertilidade feminina

Definida em geral como *a incapacidade de conceber após doze ou mais meses de tentativas de fertilização natural*, a infertilidade afeta entre 50 milhões e 80 milhões de mulheres, de acordo com estimativas da Organização Mundial de Saúde (OMS).[14] A causa mais comum de infertilidade em mulheres em idade fértil é a incapacidade de ovular, o que ocorre em 40% das pacientes com problemas de fertilidade.[15] Sabe-se que a obesidade interfere nisso, e até mesmo um ligeiro excesso de peso pode estar associado à diminuição das taxas de gravidez.[16]

Um problema enfrentado por até 5 milhões de mulheres nos Estados Unidos (cerca de 6% a 12% das mulheres em idade reprodutiva) é a síndrome dos ovários policísticos (SOP), distúrbio que está ligado à resistência à insulina, a diferenças no tecido muscular e, muitas vezes, à obesidade sarcopênica no processo de envelhecimento.[17] Essa doença afeta de maneira direta o tecido muscular, causando redução da captação de glicose mediada pela insulina e, vez por outra, defeitos na sinalização de insulina. Costuma-se associar a SOP à obesidade, mas os indivíduos afetados apresentam significativa resistência periférica à insulina, separada do índice de massa corporal (IMC). Até as mulheres magras com SOP apresentam níveis mais elevados de gordura intramuscular, o que pode ser a causa da redução da sensibilidade à insulina. Quer sofram ou não de obesidade, as pessoas com SOP apresentam diminuição da capacidade de eliminar glicose. O músculo esquelético é um ponto focal do tratamento. Isso realça o papel fundamental dos exercícios físicos de alta intensidade na reversão dos problemas de resistência à insulina.[18] A melhora das taxas de fertilidade depende não apenas da mitigação dos efeitos do excesso de gordura, mas também da resolução dos problemas da insulina em nível molecular. Exercício e nutrição podem ser utilizados para amplificar a sinalização celular que ajuda a ambos. Agora já está mais do que evidente que o músculo precisa ser reconhecido como o foco principal para a compreensão de uma das causas mais comuns de infertilidade nas mulheres.[19]

Gravidez

O músculo esquelético é um herói para uma gravidez saudável. Esse extraordinário sistema orgânico é capaz de se adaptar às mudanças que ocorrem quando uma mulher engravida, permitindo ao feto o acesso a nutrientes essenciais, ao mesmo tempo que amortece o impacto das alterações corporais na mãe. Uma gravidez saudável altera o metabolismo, os hormônios e a circulação sanguínea. Além disso, cria, de maneira proposital, uma forma de resistência à insulina. Estudos mostram que, durante a gravidez, o descarte de glicose mediado pela insulina em todo o corpo diminui em 50%.[20]

Já discutimos os perigos da resistência à insulina. Por que isso seria uma parte esperada do processo gestacional? Por um motivo muito bom: a gravidez aumenta os níveis de glicose e de ácidos graxos livres no sangue da mãe, de modo a disponibilizar esses nutrientes para o feto. Isso significa que, apenas por estar grávida, a mulher terá níveis mais elevados de glicose no sangue. O organismo daquelas com tolerância normal e saudável à glicose lida com a mudança aumentando a produção de insulina. Mas quando o corpo da mãe não consegue produzir e utilizar toda a insulina de que necessita, a glicose permanece na corrente sanguínea, o que resulta em elevados níveis glicêmicos e até em diabetes gestacional. Todos os anos, quase 10% dos casos de gravidez nos Estados Unidos são afetados pelo diabetes gestacional.[21] Embora tratável, essa condição metabólica aumenta o risco de hipertensão arterial na mãe e pode prejudicar o bebê. O diabetes gestacional intensifica as chances de um bebê nascer "grande" (com cerca de 4 quilos ou mais)* e o risco de complicações no parto; aumenta a probabilidade de um parto prematuro, o que pode acarretar problemas respiratórios, entre outros; influencia a propensão do bebê a nascer com hipoglicemia e a desenvolver diabetes tipo 2 em algum momento da vida.

A melhor defesa — para a mulher e seu bebê — é, ao engravidar, estar na melhor condição física possível. Se você iniciar sua jornada de gravidez em condição sedentária ou com músculos esqueléticos já resistentes à insulina, seu ponto de partida em termos de estado de saúde estará em desvantagem.[22] Em meio ao aumento das taxas de obesidade, mais mulheres estão engravidando com sobrepeso, saúde precária e sujeitas a maiores riscos, pois já estão metabolicamente prejudicadas.[23]

---

* O termo médico utilizado para descrever os bebês "gigantes" é macrossomia. (N.T.)

O papel do músculo esquelético saudável na proteção da mãe e da criança tem sido ignorado de maneira alarmante. A resistência à insulina durante a gravidez é normal, mas o diabetes gestacional não.[24] Um músculo esquelético saudável pode ajudar a proteger as mães contra o desenvolvimento de diabetes gestacional, e estudos evidenciam a importância tanto dos treinos de resistência muscular quanto dos aeróbicos na melhora dos níveis de glicose no sangue.[25] O importante é incorporar mais atividade muscular em qualquer programa de treinamento perinatal.

Infertilidade masculina

A gordura diminui a testosterona, convertendo-a em estrogênio no excesso de tecido adiposo e nos músculos marmorizados e prejudiciais à saúde. Também leva aos problemas glicêmicos que já destacamos, o que aumenta os níveis de cortisol responsáveis por diminuir a fertilidade nos homens.

A boa notícia é que **a contração muscular pode afetar positivamente a reprodução**. Ao incrementar a produção e a resposta hormonal, aprimorar a composição corporal e regular as respostas inflamatórias no corpo, a saúde muscular melhora a fertilidade. Evidências cada vez mais numerosas sugerem que diferentes tipos de intervenções de treinamento podem aperfeiçoar, com êxito, vários aspectos da função reprodutiva masculina, entre homens férteis e inférteis.[26] Na verdade, demonstrou-se que os exercícios melhoram a quantidade e a qualidade do esperma viável, bem como aumentam o volume do sêmen.[27] Se a gordura está prejudicando a fertilidade, o desenvolvimento de músculos mais saudáveis pode ajudar, o que melhorará seu metabolismo.

DO FINAL DOS 30 AO INÍCIO DOS 40 ANOS

"*Dra. Lyon, não sei o que aconteceu. Continuo comendo as mesmas coisas e fazendo exercícios como sempre, mas agora não paro de ganhar peso.*" Ouço isso quase todos os dias de meus pacientes nessa faixa etária.

É algo absolutamente previsível, comum e esperado. Pessoas de 30 a 40 e poucos anos atingiram o derradeiro ponto de inflexão metabólico, e agora começarão a aparecer sinais em seu corpo e talvez em seus exames de sangue. Uma coisa é incontestável: o fato de que estamos vendo mudanças do lado de fora do organismo significa que há uma grande probabilidade de ter músculos esqueléticos doentes do lado de dentro. Se você continuar a comer e treinar como o típico jovem de 20 e poucos anos, vai começar a engordar e a ultrapassar ainda mais o limite do declínio da saúde muscular. Felizmente, seguindo princípios baseados em evidências, é possível corrigir os comportamentos que exacerbam as alterações metabólicas causadas pela idade. **Se, quando era mais jovem, você dormiu no ponto e perdeu a oportunidade de fazer as devidas mudanças, agora é a hora. Aproveite esta década para se concentrar na construção da proteção corporal necessária.**

Você não precisa esperar o futuro chegar para sentir na pele os benefícios de se empenhar na sua saúde hoje. Sem sombra de dúvida, a correção da composição corporal lhe dará o estímulo de ver o reequilíbrio em seus exames de sangue. Mas você também *se sentirá melhor* a cada dia. **A saúde metabólica propicia um sono melhor e gera mais energia.** Num momento em que os seus hormônios estão no auge, **a saúde muscular fará de você uma pessoa mentalmente mais forte, turbinando a sua capacidade de brilhar no trabalho**, numa etapa da vida em que o estabelecimento de uma carreira é muitas vezes uma preocupação essencial. Uma vida centrada nos músculos pode, inclusive, **impulsionar sua vida amorosa, ajudando você a se tornar mais flexível e a se sentir melhor consigo mesmo quando estiver sem roupa**. Além disso, já ficou demonstrado que os exercícios físicos aumentam a libido.

Todas essas consequências podem afetar as pessoas ao seu redor, repercutindo como um efeito cascata. Você sabia que pesquisas científicas sugerem que a obesidade pode "se espalhar" nas redes sociais? Um estudo de 2007 mostrou que, se um amigo ou amiga se tornasse obeso ou obesa durante determinado período, as probabilidades do outro amigo ou amiga seguir o exemplo e também engordar aumentavam em 171%.[28] Isso também pode ser dito da "propagação" da saúde humana. A maneira como você leva isso a cabo aumenta o nível de bem-estar das pessoas no seu entorno.

Você consegue adivinhar qual é o elemento-chave para se proteger contra o declínio relacionado à idade? Lógico, é a proteína (e os treinamentos de resistência muscular)! À medida que você fez a transição do ensino médio para a faculdade ou para o mercado de trabalho, é provável que velhos hábitos tenham seguido no seu encalço, fungando no seu cangote. Terminado o período de crescimento físico, precisamos fazer mudanças inteligentes a fim de otimizar a composição corporal e manter uma boa saúde. Esse é o momento crucial para compreender e maximizar a capacidade vital do músculo como órgão sensor de nutrientes — um dos caminhos mais potentes rumo ao crescimento e à saúde muscular.

DOS 40 E POUCOS AOS QUASE 50 ANOS

Envelhecer é inevitável. Acontece com todos nós, o dia todo, todos os dias. Explicar os músculos como uma fonte de juventude não significa negar nem menosprezar a realidade do envelhecimento. Em vez disso, quero ajudá-lo a confrontar diretamente as inevitáveis e previsíveis transformações que acontecem no decorrer do tempo, para que seja possível tratá-las da melhor forma.

Você está cansado de ganhar e perder os mesmos 5 quilos de sempre? Desesperado por uma boa e genuína noite de sono ininterrupto? Gostaria de poder chegar às três da tarde sem ter que se arrastar pelo restante do dia? Lutando contra a confusão mental, a dificuldade de encontrar palavras ou sentindo-se desencorajado? Estou aqui para lhe dizer que o alívio está à vista! Bem aqui, agora mesmo, está a oportunidade de assumir o controle da sua saúde, em vez de permitir que o processo de envelhecimento tire de você a sua liberdade.

Sabemos que a capacidade dos músculos de detectar os nutrientes diminui com a idade. Quando o músculo se torna menos responsivo às proteínas — em especial, a doses baixas de aminoácidos —, o tecido se modifica. À medida que essas alterações ocorrem, as capacidades metabólicas do tecido muscular sofrem uma significativa redução, o que aumenta os riscos de doenças, fadiga e obesidade. Uma vez iniciada a destruição dos tecidos (que pode acontecer em qualquer idade, mas, em geral, é detectável por volta dos 40 anos), combater a inevitável perda de massa muscular e os problemas de saúde torna-se um desafio cada vez maior.

A obesidade prejudica a musculatura ao criar um ambiente metabólico tóxico no músculo. Os subprodutos tóxicos da gordura sobrecarregam a nossa mala de músculos esqueléticos, deixando-nos fracos, menos flexíveis e incapazes de processar com eficiência as calorias dos alimentos que ingerimos. O depósito de lipídios no músculo esquelético deteriora a capacidade de contração dele, ao mesmo tempo que interfere na síntese de aminoácidos em tecido muscular novo e saudável. O acúmulo de gordura não se dá apenas nas células adiposas, mas também se espalha pelos músculos. Isso dificulta a recuperação após sessões de exercícios ou após lesões, além de diminuir a capacidade de desenvolver mais músculos.

Como o músculo danificado responde menos às proteínas, os adultos com mais de 40 anos necessitam de um plano nutricional que priorize a ativação da *síntese proteica muscular* (MPS, na sigla em inglês) —, *o processamento de aminoácidos no músculo esquelético*. Não se preocupe. Aprofundarei todo esse processo no Capítulo 5. Por enquanto, você pode ficar sossegado que as inevitáveis realidades metabólicas do envelhecimento estão inclusas no meu plano para ajudá-lo no longo prazo.

O Protocolo Lyon também considera as alterações na resistência muscular à insulina. Embora a capacidade regenerativa reduzida seja apenas uma realidade, isso não significa que não existam outras mudanças sob seu controle direto que afetarão sua vitalidade. Esta é a década do tudo ou nada. A compilação de melhores momentos do filme da sua vida nesse período mostra uma sequência de cenas de gordura corporal, porque é isso que está visível na superfície. Oculto da vista, porém, há um efeito mais sutil: a lenta e silenciosa destruição dos músculos.

Sem uma dieta adequada e sem treinos de resistência, a deterioração da massa musculoesquelética (sarcopenia) e o declínio da força e da potência muscular (dinapenia) que começam aos 30 anos de idade em geral se tornam bastante perceptíveis aos 50 anos. Essas reduções ocorrem, respectivamente, a uma taxa de cerca de 0,8% a 1% e por volta de 2% a 3% ao ano. A trajetória de perda muscular combinada com ganho de gordura corporal resulta em sarcopenia *e* obesidade, uma condição conhecida como obesidade sarcopênica. Tanto a sarcopenia quanto a obesidade refletem problemas de saúde metabólica. Portanto, a obesidade sarcopênica — acúmulo de massa gorda e redução de massa magra — pode resultar em um risco ainda maior de distúrbios metabólicos e doenças cardiovasculares fatais.[29]

É por essa razão que praticar exercícios físicos não é apenas uma questão de vaidade. Quando você para de se mexer, seus músculos começam a encolher. Um estudo demonstrou uma redução de cerca de 3% no tecido muscular das pernas de adultos mais velhos depois de apenas sete dias de repouso na cama.[30] (Caramba!) Embora você possa fazer pouco caso desse fato, alegando que ficar acamado é algo que afeta apenas os doentes ou as pessoas idosas, **qualquer pessoa que fique doente, inativa *ou que simplesmente pare de treinar,* corre o risco de sofrer um declínio significativo do tecido muscular.** O repouso prolongado na cama não é um tratamento benigno isento de efeitos colaterais. Na verdade, pode causar mais danos do que benefícios. Recomendado para quase todos os pacientes que dão entrada no hospital, apesar dos resultados de uma revisão sistemática de 1999 não ter encontrado benefícios para nenhuma das 17 doenças estudadas,[31] o período de repouso na cama é uma prática bastante obsoleta. Aqui vemos mais uma consequência do poder metabólico total do músculo que em larga medida não é reconhecido na medicina convencional. Imobilizar pessoas na cama quando a maioria já começa com uma quantidade insuficiente de massa muscular magra é um "tratamento" potencialmente danoso e que necessita de um exame mais pormenorizado.

A menos que ao longo da vida inteira você tenha sido um atleta que sempre priorizou as proteínas e a construção muscular, o mais provável é que seu organismo recebesse de bom grado uma maior quantidade de massa muscular saudável. Estimativas recentes indicam que 8% a 36% dos indivíduos com menos de 60 anos e entre 10% a 27% daqueles com 60 anos ou mais são considerados sarcopênicos. Entre os acima de 60 anos, a sarcopenia grave variou entre 2% e 9%.[32] Na quinta década de vida, a melhora do metabolismo torna-se significativamente mais difícil. Contudo, a janela de oportunidade de bem-estar nunca se fecha por completo. Aqueles dessa faixa etária que comerem a quantidade e a qualidade de proteínas distribuídas de maneira adequada e que treinarem de forma agressiva (veja os Capítulos 5 e 9) para curar e construir seus músculos serão capazes de reverter a disfunção metabólica. Além disso, dependendo de seus indicadores atuais, seria possível recuperar quilos de músculo em questão de meses. Então é hora de mãos à obra e suar a camisa!

Nunca é tarde demais para você ficar sempre forte.

> "Lembre-se: a idade é o grande equalizador.
> Seus hábitos determinam a forma como você supera
> os obstáculos da maturidade."

AOS 50 ANOS

Envelhecer traz maturidade, capacidade de enxergar e avaliar as coisas com mais precisão e lucidez e às vezes até sabedoria! Além disso, estudos científicos realizados ao longo de duas décadas mostraram que muitos de nós sentimos menos estresse à medida que envelhecemos.[33]

Ainda assim, o Pai Tempo nos desafia com a perda de massa musculoesquelética. Depois dos 50 anos, a massa muscular diminui a uma taxa anual de 1% a 2%.[34] Muitas vezes, o músculo perdido é substituído por gordura corporal, reduzindo a força muscular e a mobilidade, ao mesmo tempo que desestrutura o metabolismo.

O declínio da força muscular é ainda maior. Uma desastrosa combinação de diminuição da atividade física, nutrição abaixo da média, reduções hormonais, lesões e inflamações geralmente desempenha um papel relevante para acarretar uma tempestade de contratempos. Mas, ao contrário do que acontece com a meteorologia, temos condições de alterar as forças que criam esses declínios. Podemos atenuar a perda de massa e força muscular fazendo escolhas inteligentes quanto a dieta proteica e treinos de resistência. Como já mencionei, as pessoas idosas precisam incluir mais proteínas na dieta para manter a boa saúde, estimular a recuperação de doenças e manter a funcionalidade.

> **BENEFÍCIOS PARA AS PESSOAS IDOSAS DE UMA MAIOR INGESTÃO DE PROTEÍNAS**
>
> → Maior densidade óssea
> → Taxa de perda óssea mais lenta
> → Taxa de perda muscular mais lenta
> → Maior resiliência

Combinar a ingestão ideal de proteínas com os treinos de resistência muscular mantém a saúde muscular e ajuda a tratar comportamentos alimentares disfuncionais, esteatose hepática (acúmulo de gordura no fígado), obesidade, hipertensão, hiperglicemia e colesterol alto, além de prevenir muitas outras doenças. Ao ensinar as pessoas sobre o poder das proteínas, sou capaz de formular as soluções nutricionais que no fim das contas fazem a diferença. Repetidas vezes, ajudei meus pacientes a adotar comportamentos capazes de mudar vidas.

Os profissionais de saúde podem argumentar quanto quiserem sobre comer menos proteínas e mais alimentos de origem vegetal enquanto as pessoas são jovens ou estão na meia-idade, mas a discussão se esgota aí. Nenhum geriatra respeitado dirá que seguir uma dieta pobre em proteínas ou sacrificar a massa muscular são medidas seguras para a população adulta madura. A lenta diminuição da massa musculoesquelética causada pela sarcopenia, que contribui para o risco de doenças crônicas, é um fator de previsão de incapacidade. Nosso objetivo deve ser ganhar e manter o máximo possível de massa muscular a fim de nos prepararmos para esse inevitável declínio. Felizmente, até o envelhecimento muscular permanece elástico, o que significa que sempre dá para melhorar.

Menopausa

Quase todas as mulheres na menopausa ou próximas dela podem atestar as mudanças na distribuição da gordura corporal que ocorrem durante esse período. À medida que a produção de estrogênio e progesterona diminui, seu relativo desequilíbrio em comparação com o cortisol agrava ainda mais a resistência à insulina. Essas alterações hormonais, combinadas com uma redução no gasto energético, podem causar ganho de peso. Mas *podem* não quer dizer que *vão*. **O excesso de gordura e a diminuição da saúde muscular não são inevitáveis!**

Quando a progesterona e o estrogênio começarem a diminuir, você poderá combater os efeitos desses declínios hormonais com os poderosos estímulos proporcionados pela intervenção dietética e por meio do foco em treinos de cardio e de resistência. As ferramentas para mitigar as alterações acarretadas pela menopausa estão em suas mãos, sob seu controle direto e voluntário. Isso não é muito legal?

A dificuldade mais comum enfrentada pelas mulheres durante essa transição é um considerável e quase imediato acúmulo de gordura corporal e uma diminuição na massa muscular. Isso afeta a autoconfiança, o bem-estar emocional e a qualidade de vida geral. Inúmeras vezes ouvi mulheres desistirem, dizendo: "É que eu já estou velha. De agora em diante, meu corpo ficará assim, não adianta nem tentar." Isso está a anos-luz de distância da verdade.

Depois de compreender as mudanças que acontecem à medida que as alterações hormonais ocorrem, você pode criar um plano que lhe permitirá triunfar em qualquer situação hormonal. A perimenopausa (ou pré-menopausa) é o momento para realmente ajustar sua estrutura mental, aprimorar seu treinamento intervalado de alta intensidade (HIIT, na sigla em inglês) (veja mais na página 260) e otimizar a ingestão de proteínas, ao mesmo tempo que você modera o consumo de carboidratos — sobretudo após os treinos e perto da hora de dormir. Seguir essas etapas propiciará uma forte e saudável base metabólica de massa muscular magra que a ajudará a enfrentar as mudanças que estão por vir.

A menopausa provoca um rápido declínio dos níveis de estrogênio, o que leva a um maior predomínio da testosterona. Na pós-menopausa, os ovários se tornam órgãos secretores de androgênio, produzindo cerca de 25% da testosterona do corpo. Não é que nessa fase se produza mais testosterona, e sim que a diminuição do estrogênio fornece menos força contra os efeitos do androgênio. Enquanto o estrogênio distribui o peso para os quadris e o bumbum das mulheres, a testosterona estimula o acúmulo de gordura na região abdominal, em torno da cintura. Essa transição se expressa com uma repentina redução da massa muscular e da densidade óssea, bem como com um aumento no risco de obesidade troncular.

As pesquisas sugerem que o estrogênio nas mulheres tem impacto tanto na função quanto na hipertrofia (construção de massa muscular aumentada) do músculo esquelético.[35] À medida que os níveis de estrogênio caem, o sistema musculoesquelético, que antes era sustentado pelos níveis de estrogênio da juventude, começa a se enfraquecer. Como o estrogênio fornece a base imprescindível para tendões e ligamentos, o declínio devido à menopausa intensifica o risco de lesões e dores nas articulações. Esse mesmo efeito pode ser observado em mulheres que tomam pílulas anticoncepcionais, que bloqueiam a produção natural de hormônios.

A vulnerabilidade desse período é exacerbada pela ingestão errática de alimentos. Vejo muitas mulheres pelejando contra os efeitos causados por um almoço que consiste em uma fatia de melão e um jantar à base de uma minissalada de peito de frango e café espresso com espuminha de leite, combinados com seu treinamento padrão de caminhada, aulas de zumba ou pilates. Esse não é o medicamento de que precisamos para fortalecer as mulheres na menopausa em preparação para o seu futuro.

Em vez disso, um estilo de vida centrado na musculatura, envolvendo uma dieta rica em proteínas concebida em torno de macronutrientes equilibrados e um rígido orçamento calórico, em combinação com um rigoroso treino de força que transformará essas proteínas em músculos, poderá mantê-la forte, saudável e energizada durante a menopausa.

A HISTÓRIA DE KIM

Aos 63 anos, Kim era uma mulher incrivelmente ativa. Ela vinha seguindo uma dieta cetogênica* havia anos e levantava pesos com frequência. Depois de atingir a menopausa, uma década antes, Kim começou a fazer terapia de reposição hormonal. Ela normalmente fazia jejum até o meio-dia. Depois seguia uma rígida dieta *low-carb* (ou seja, com baixa ingestão de carboidratos) cetogênica. Mesmo assim, acumulou gordura na barriga, percebeu queda de cabelo e estava com dificuldade para ganhar

* Consiste em uma das dietas *low-carb* mais restritivas e prevê uma redução drástica da quantidade de carboidratos na alimentação, dando preferência ao consumo de proteínas e gorduras boas. (N. T.)

músculos, apesar de levantar peso três vezes por semana. Kim me procurou para ajudá-la a ajustar seu plano. "Ouvi todas as suas entrevistas", dissera ela, apresentando-me sua própria análise de macronutrientes que elaborou seguindo o Protocolo Lyon. "Explique-me todos os detalhes para eu ter certeza de que estou fazendo tudo certo, porque eu quero poder envelhecer de forma sensacional." Embora, quando ela me procurou, Kim estivesse com uma excelente saúde muscular em geral, seu equilíbrio entre exercícios e dieta proteica precisava de ajustes finos.

Primeiro, lidamos com a alimentação de Kim, cuja nutrição de base cetogênica estava riquíssima em gordura e pobre demais em proteínas para acompanhar as mudanças metabólicas do envelhecimento. Isso a tornava incapaz de desencadear a resposta de crescimento muscular — até que eu reestruturei seu programa alimentar. Interrompi seu jejum e a convenci a mudar de um restritivo comportamento nutricional cetogênico para uma dieta rica em proteínas. A fim de compensar a perda muscular, aumentamos sua ingestão de proteínas para 80 gramas por dia (cerca de 1,6 grama por quilo). Adicionamos creatina e aminoácidos de cadeia ramificada (BCAAS, na sigla em inglês), bem como um shake de *whey protein* que ela deveria tomar em horários específicos, cronometrados com rigor. O objetivo da suplementação era manter as calorias baixas e ao mesmo tempo promover saúde cerebral e muscular com a creatina, bem como alimentar a síntese muscular com os BCAAS. Além disso, uma vez que Kim já não treinava mais tanto quanto aos 40 anos, adicionamos uma bebida de aminoácidos essenciais para turbinar ainda mais sua ingestão de proteínas, sem lhe dar quaisquer calorias extras que ela teria que queimar na academia. Seguindo à risca seu programa, ela ganhou 3 quilos de músculos no primeiro mês.

> Aumentar o volume e o foco do treinamento de Kim também ajudou. Encurtei as atividades aeróbicas e a instruí a usar esse tempo em exercícios que a levassem à falha muscular* e à exaustão. Kim aprendeu a se esforçar ao máximo durante dois dias de treino de força muscular de corpo inteiro, mais um dia para a parte superior do corpo e outro para a inferior. Ela aprendeu também como era gratificante trabalhar com afinco. Conseguimos interromper o padrão de perda muscular, ajudando-a a ganhar 230 gramas de músculo a cada dois meses ou mais. Interrompendo o jejum, reduzindo a gordura, adicionando suplementos apropriados, focando nas proteínas e mudando o treinamento, ela melhorou de maneira fenomenal.

ANDROPAUSA

As mulheres não são as únicas que sofrem alterações hormonais relacionadas à idade. A diminuição da testosterona — uma parte natural e esperada do processo de envelhecimento dos homens — causa uma redução nos músculos e um aumento na gordura, o que pode levar a um desequilíbrio na composição corporal e a um aumento nas doenças decorrentes do enfraquecimento da saúde muscular.

A testosterona melhora a síntese de proteínas musculares, o que ajuda a prevenir a degradação do tecido muscular e protege contra doenças cardiovasculares. Essas funções tornam-se cada vez mais importantes com a idade ou quando temos que enfrentar problemas de saúde. Como parte do aumento da força e da massa muscular, a testosterona aumenta o

---

* Na musculação, o conceito de "falha" diz respeito à exaustão do músculo, quando a pessoa treina até não ter mais força para mover determinado peso durante o exercício — ao realizar a quantidade máxima de repetições da série, a musculatura trabalhada chega ao seu limite e a pessoa tem a sensação de "travar" e não consegue de forma alguma executar o movimento. (N.T.)

número de células-satélites disponíveis para fomentar o crescimento, a reparação e a regeneração normais. Sem o estímulo do treino de resistência muscular, essas células podem entrar em um estado de "pausa" ou dormência e, quanto mais tempo permanecerem inativas, mais difícil será sua reativação. Seu estímulo por meio de exercícios pode proteger contra essa dormência e mitigar o declínio muscular.[36]

Em outras palavras, um homem que dá prioridade aos treinos de resistência muscular à medida que envelhece consegue evitar a "pausa" das células satélites e, por sua vez, ter músculos mais bem preparados e capazes de se recuperarem e crescerem em tamanho e força. Por outro lado, os músculos de um homem sedentário durante o processo de envelhecimento não terão essas capacidades regenerativas e de crescimento. Como resultado, ele acabará com músculos mais fracos e mais resistentes à insulina.

Isso cria um ponto de partida que pode levar a uma avalanche de problemas adicionais. Ao contrário da menopausa, que tem um ponto de encerramento bem distinto, a andropausa (baixa testosterona) ocorre ao longo de décadas. Além de exames laboratoriais, de que maneira você pode saber se está sofrendo de níveis baixos de testosterona? Esteja atento a sinais como diminuição da libido, dificuldade em ganhar músculos ou aumento da quantidade de gordura abdominal, que podem ser sintomas da andropausa. Lembre-se: embora envelhecer seja inevitável, os declínios na saúde causados pela redução da massa muscular NÃO são! **Um estilo de vida centrado nos músculos, que incorpore mudanças nutricionais e de movimento, pode reescrever a história de sua vida.**

60 ANOS OU MAIS

Depois dos 60 anos, você colherá os frutos dos hábitos que cultivou em prol da força e do empenho físico. Seus músculos têm memória celular, portanto um sistema nervoso bem-treinado para o movimento está preparado para proteger você. Se até agora os seus hábitos de bem-estar não têm sido dos melhores, a impressionante perda de massa muscular e outras mudanças na composição corporal podem ser exatamente o sinal de alerta de que você precisa para efetuar uma mudança concreta — a partir de hoje! Como você está em um momento no qual o desuso crônico dos músculos e as lesões podem surgir de repente e limitar a mobilidade, tomar medidas bem-fundamentadas para se fortalecer, por dentro e por fora, é uma parte essencial da construção de uma base de práticas saudáveis que serão úteis pelo resto da vida.

Para pessoas com mais de 60 anos, a qualidade de vida torna-se o principal aspecto a ser levado em consideração em qualquer dieta e plano de exercícios. Vou repetir: **a melhor forma de salvaguardar sua independência é proteger sua massa musculoesquelética**. De acordo com o CDC, anualmente 3 milhões de pessoas idosas buscam tratamento em serviços de emergência devido a quedas. Todos os anos, um em cada três adultos com mais de 65 anos cai. Das pessoas que sofrem uma fratura no quadril, 25% morrem no ano seguinte, e a causa mais comum de morte acidental em pessoas com mais de 65 anos são ferimentos relacionados a quedas.[37] Você não precisa fazer parte dessas estatísticas!

As pesquisas científicas constatam que um bem-elaborado programa de treinamento de resistência de dois a quatro dias por semana consegue aumentar a força máxima, a massa muscular, a potência muscular e a capacidade funcional entre indivíduos com mais de 65 anos. Outros estudos destacam os benefícios cognitivos do treinamento cardiovascular e de resistência para pessoas nessa faixa etária, citando os benefícios de estimulação cerebral e de consciência corporal dos hormônios do bem-estar liberados pela combinação desses tipos de exercícios.[38] Ainda que as melhoras não aconteçam de forma tão rápida em comparação com quem começa mais jovem, um programa bem-planejado e aplicado da maneira correta pode trazer esses benefícios mesmo que você comece a se exercitar mais tarde na vida.

Uma vez que são poucas as pessoas que perdem a vida por despencarem de penhascos, o número de óbitos por queda parece menor quando se trata de uma causa oficial de óbitos. Na realidade, porém, os problemas de saúde muscular e mobilidade estão relacionados a pelo menos nove das dez principais "causas" de óbitos. Vendo as coisas de forma objetiva, a obesidade também não consta nessa lista, de acordo com o CDC. No entanto, é uma condição que está relacionada a doenças cardíacas, câncer, diabetes, síndrome do desconforto respiratório agudo, doença de Alzheimer e muito mais. A obesidade, a saúde muscular e a mobilidade são fatores muito relevantes para a mortalidade, mas o CDC não tem como quantificar a conexão. Apenas registra o que o médico coloca na certidão de óbito.

Após uma queda, a manutenção das atividades da vida diária (AVD) pode se tornar um grande problema de saúde que afeta todos os aspectos, desde o bem-estar cognitivo e emocional até a saúde metabólica. Nos Estados Unidos, mais de 300 mil adultos com mais de 65 anos são hospitalizados todos os anos por conta de fraturas de quadril. Isso prepara o terreno para que uma crise catabólica ocorra nos anos seguintes. As mortes por "doenças cardíacas" nos Estados Unidos somam cerca de 380 mil por ano. Outras 320 mil pessoas morrem porque seu coração para de bater (motivo desconhecido). Se analisarmos as quedas pela perspectiva da crise catabólica, elas se tornam uma das principais causas de ferimentos e morte de pessoas com 65 anos ou mais, e a segunda principal causa de morte não intencional em todo o mundo.[39] O músculo esquelético é a sua armadura na batalha da vida!

Eu jamais camuflarei a verdade quanto aos processos científicos reais que tornam mais difícil a reparação de músculos danificados. Mas insistirei com você, em termos inequívocos, que **NUNCA É TARDE DEMAIS PARA MELHORAR SUA SAÚDE MUSCULAR**!

Mesmo que alguma doença, lesão ou apenas a vida tenham deixado você menos ativo do que deveria, você tem plenas condições de ficar mais forte e em melhor forma física e desfrutar de uma explosão de energia recém-descoberta. Mesmo se você estiver tratando de uma lesão, existem inúmeras soluções para aumentar seu nível de atividade física de forma segura e controlada. Eliminar da equação toda e qualquer negociação emocional ajuda bastante. Apenas diga a si mesmo que hoje é o dia em que você começará a treinar (pela primeira vez na vida ou de novo). É óbvio que pode ser que você não comece com o mesmo vigor e agilidade que gostaria de ter ou com a mesma força que você já teve, mas não permita que uma atitude derrotista o atrapalhe. Em vez disso, escolha algo factível que lhe deixe com uma boa sensação. O objetivo é evitar se culpar por qualquer declínio e encontrar inspiração para seguir adiante.

REPROGRAME O MINDSET

SUPERAR O VIÉS DO PRESENTE

Ficamos de olho em como gastamos nosso tempo e nosso dinheiro e ganhamos ou perdemos calorias, mas raramente monitoramos e organizamos nossa mente complexa. Sua natureza inerente tem afetado sua saúde o tempo todo. Estou aqui para lhe apresentar um modelo funcional destinado a criar a organização mental e o controle para construir o corpo que você merece. Com esse andaime instalado no devido lugar, agora será possível antever os obstáculos que você provavelmente encontrará no notório campo de batalha. Um dos mais difíceis de derrotar é o viés do presente.

A tendência humana ao viés do presente **prioriza nossos desejos e vontades atuais em detrimento dos nossos objetivos**

pessoais de longo prazo. Em suma, fazemos escolhas que favorecem nosso eu presente em prejuízo do nosso eu futuro. O viés do presente incorpora a luta da procrastinação — adiar para amanhã as ações que precisam ser realizadas hoje. No meu trabalho cotidiano na clínica, com enorme frequência vejo exemplos de viés do presente. Apesar da desesperada vontade de perder gordura e ganhar massa muscular magra e saudável, alguns dos meus pacientes têm uma enorme dificuldade de seguir uma dieta consistente que, eles bem sabem, lhes será benéfica no futuro. Em vez de se concentrarem na forma como as suas ações afetarão os objetivos para sua saúde a longo prazo, acabam cedendo aos desejos imediatos por biscoitos, vinho ou um pacote de batatas fritas.

O viés do presente é uma tendência intrínseca que leva os humanos a ceder aos desejos de curto prazo em detrimento dos resultados de longo prazo. Esse fenômeno envolve dois participantes distintos, o eu atual e o eu futuro, e o abismo entre eles pode ser imenso. Tanto o eu atual quanto o eu futuro são partes de você. Aquele a quem você nutrir mais e melhor vai dominar o outro.

Vejamos um exemplo. Minha paciente Maria, mãe de três meninas, julgava que seu corpo jamais se recuperaria de todos os partos. Durante três anos, ela batalhou para perder 10 quilos. "Quero muito emagrecer, e durante o dia me mantenho na linha, totalmente estruturada. Aí, à noite, quando as minhas filhas comem biscoitos, também como", admite ela. "Digo a mim mesma: 'Amanhã me esforçarei mais.'"

Por pelo menos três anos, esse amanhã nunca chegou para Maria. É um excelente exemplo de como deixar seu eu atual sobrepujar seu eu futuro. Vamos analisar em detalhes de que maneira isso acontece. Fazer escolhas autodestrutivas como a de

Maria envolve optar por uma recompensa menor e imediata (desfrutar de guloseimas *aqui e agora*) em vez da recompensa maior de estar em ótima forma física no futuro. Ao sucumbir à tentação dos biscoitos, Maria tenta aliviar o desconforto e a pressão de fazer o que ela não quer fazer.

Do ponto de vista psicológico, poderia haver muitas razões para isso. Talvez a temperatura de autoestima de Maria estivesse baixa. (Consulte a página 245 para avaliar seu próprio nível de autoestima.) Talvez ela não julgasse que merecia perder peso. Talvez ela tivesse o hábito de recorrer à comida em busca de conforto emocional. Fosse consciente ou inconsciente, o roteiro do eu presente que ela vinha seguindo minava seus sonhos futuros e sabotava sua vida. Em um nível muito primitivo, a culpa não era de Maria. Todos nós temos um eu presente contra o qual devemos lutar para conseguir atingir nossos objetivos.

Maria e eu tivemos uma conversa muito franca sobre como seu eu atual estava sabotando seu eu futuro e, por fim, caiu a ficha e deu tudo certo. Primeiro, eu a apresentei ao seu eu futuro — aquela parte de Maria que é disciplinada e em boa forma e que entende que, para manter esse eu futuro, cabe a ela diminuir a distância entre o agora e o depois. Ela deve permitir que seu eu futuro seja mais forte do que seu eu atual. É aqui que entra em cena o verdadeiro treinamento — não com pesos, mas na mente.

Juntas, delineamos muito bem quem ela queria ser e traçamos o passo a passo das ações que a levariam até lá. Em seguida, definimos consequências como forma de estabelecer barreiras de proteção. O que funcionou para Maria foi o seguinte: toda vez que deixava seu eu atual comer os biscoitos, ela pegava vinte notas de 1 dólar e jogava pela janela do carro. Aquilo era doloroso. Ela odiava o desperdício de dinheiro, então essa era uma consequência perfeita por abandonar a integridade em relação ao seu eu futuro. Adivinhe quantas vezes ela teve que lidar com essa consequência? Uma. Bastou uma única vez para ela mudar o hábito para sempre. Por meio do estabelecimento de barreiras de proteção adequadas, em combinação com o estímulo a uma ligação estreita com o seu eu futuro, fomos capazes de desmoronar os dois eus de Maria para que ela pudesse enfim alcançar seus objetivos.

PROJEÇÃO FUTURA

Muitas vezes, as pessoas sugerem que você visualize aquilo que deseja e imagine qual será a sua sensação quando enfim alcançá-lo. Pois eu descobri algo que funciona melhor ainda: faça uma projeção futura do que lhe *custará* se você continuar aferrado aos maus hábitos que tem hoje. Você verá que é um método incrivelmente eficaz, porque coloca em evidência as coisas das quais você terá que abrir mão caso insista em fazer escolhas negativas.

Sente-se em um lugar tranquilo e imagine...

Se você continuar com suas práticas negativas, o que isso vai lhe custar em dois anos? Ou quatro? Ou vinte?

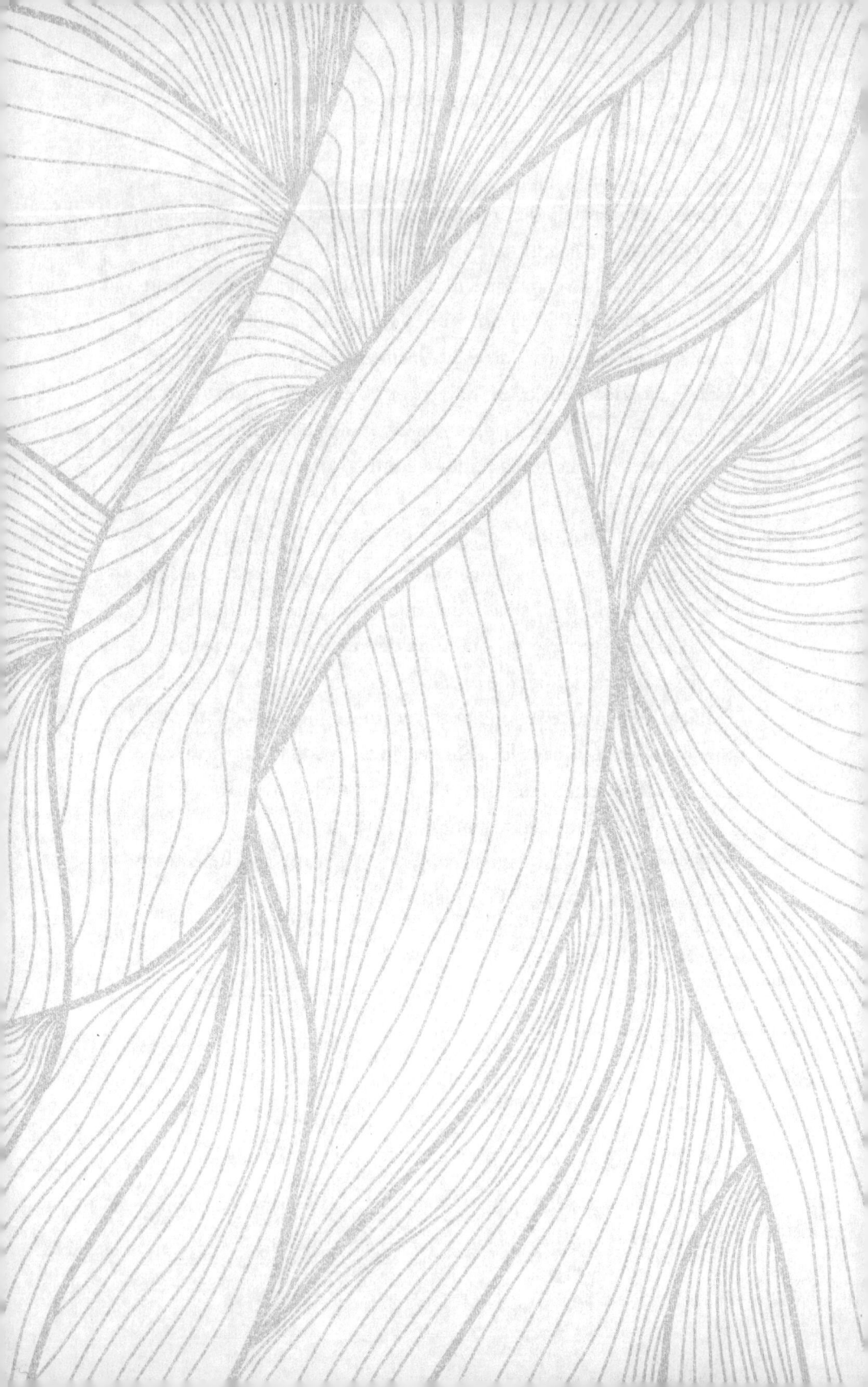

Parte Dois

DESENHE SEU MAPA PARA O SUCESSO

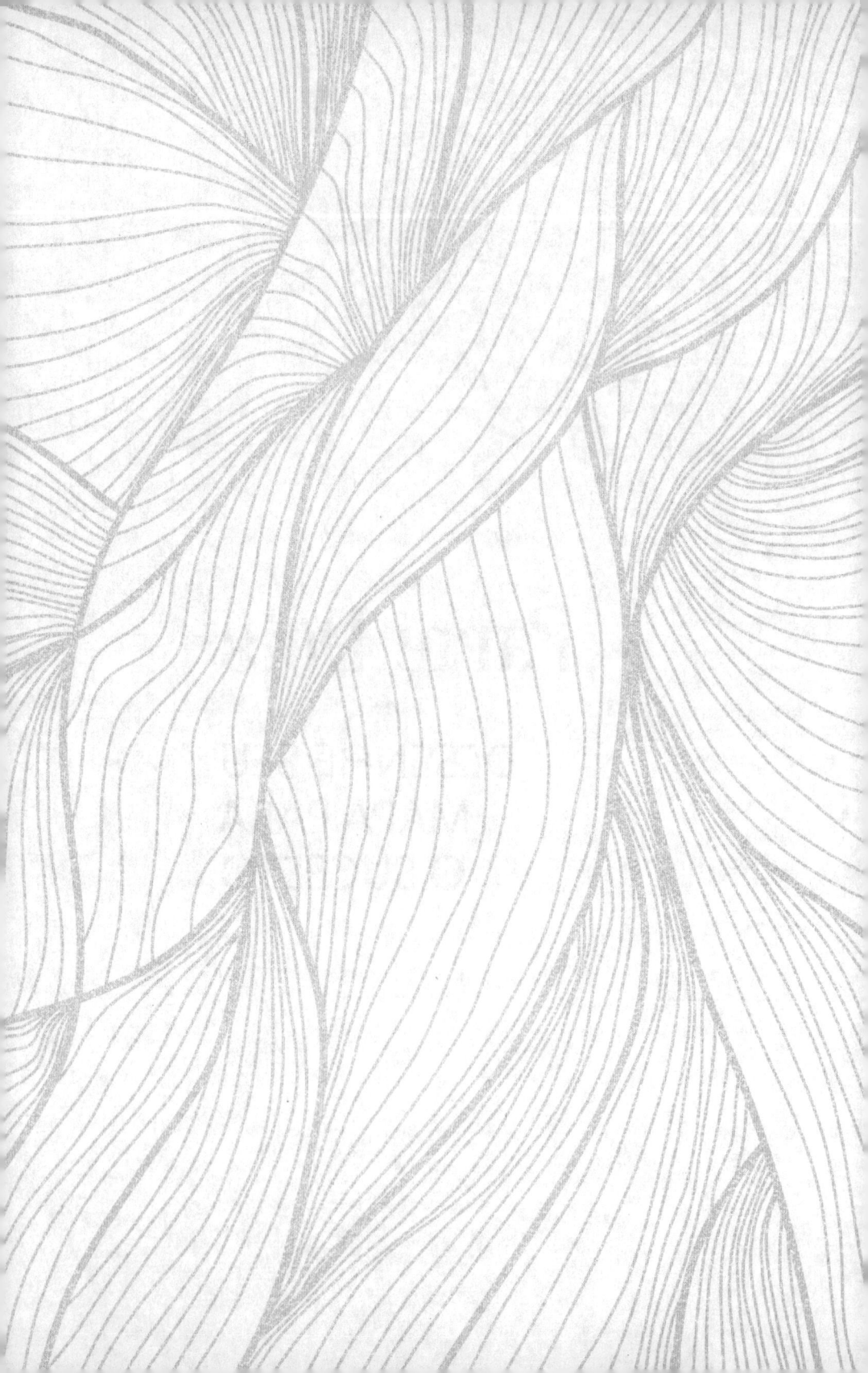

4
Abrace de vez o sucesso com a Ciência Nutricional

Antes de mergulharmos nos meus planos de ação para o sucesso, gostaria de abordar um dos maiores obstáculos que muitos de nós enfrentamos quando tentamos ser mais saudáveis: como saber quais orientações nutricionais seguir quando existe tanta (des)informação conflitante? Analisar dados clinicamente comprovados e à disposição do público pode nos ajudar a evitar confusões e a encontrar um caminho prático para uma vida mais saudável.

As estratégias nutricionais do Protocolo Lyon são um componente crítico do seu mapa para o sucesso. **Reunir informações precisas que o ajudarão a manter o foco nos seus objetivos é parte fundamental do desenvolvimento de um plano infalível.** Para nos mantermos motivados, é crucial compreendermos as verdadeiras consequências, tanto positivas quanto negativas, das nossas escolhas. Isso significa encarar quaisquer preconceitos que possamos ter absorvido em matéria de saúde.

Uma vez que grande parte da "sabedoria" a respeito da nutrição amplamente divulgada se baseia em um conjunto de premissas falsas, é provável que a maior parte da "ciência" a que você foi exposto precise de uma profunda atualização. Saber *o que fazer* é apenas parte desse programa. Outro componente fundamental é aprender *como pensar* sobre nutrição, para que você possa ter um olhar criterioso em relação às suas escolhas diárias e examinar qualquer nova informação de saúde que surgir em seu caminho. A oportunidade de ajudar você a corrigir quaisquer equívocos é meu maior privilégio. É também um trabalho pesado, que requer analisar um pouco de ciência e um pouco de história. Mas não se preocupe. Vou desmembrar as informações em pequenas porções.

A ciência dietética moderna é uma disciplina relativamente jovem. No início do século XX, o estudo da nutrição humana consistia basicamente em químicos examinando a composição de proteínas, gorduras e carboidratos dos alimentos. Só em 1926 os cientistas isolaram e identificaram a primeira vitamina. Isso deu início a cinco décadas de pesquisas focadas na prevenção de doenças por deficiência de nutrientes. Mais recentemente, o foco mudou para a influência da nutrição nos distúrbios crônicos, como doenças cardiovasculares, diabetes, obesidade e câncer, principalmente a partir do ano 2000.[1] Vivemos até hoje com o legado de prioridades e descobertas do passado — inclusive algumas já refutadas por pesquisas mais recentes.

Muitas vezes me pergunto como deve ter sido a vida dos primeiros cientistas nutricionais ansiosos por compartilhar suas descobertas com o público. Imagino que o processo tenha decorrido de forma semelhante ao que acontece hoje, com inúmeras pessoas manifestando suas opiniões, incluindo "influenciadores" cujas vozes amplificadas são capazes de levar mais longe suas mensagens. Parte do meu objetivo neste capítulo, em meio a essa versão um tanto truncada da história, é ressaltar como a ciência reflete as perspectivas de cada momento histórico. Como parte da minha meta de ajudar você a navegar pela enxurrada de informações sobre ciência alimentar, quero destacar como os conselhos nutricionais e os movimentos culturais andam de mãos dadas. Também quero ensiná-lo a ler as entrelinhas das manchetes e avaliar a precisão das notícias mais recentes sobre nutrição, fornecendo uma cartilha sobre a qualidade das evidências.

O NASCIMENTO DA CIÊNCIA DA NUTRIÇÃO E DAS DIRETRIZES DIETÉTICAS

ALERTA DE SPOILER: As diretrizes dietéticas norte-americanas não foram elaboradas pensando na população.

Em vez de priorizar a saúde ideal para os indivíduos, as recomendações nutricionais desde o princípio foram influenciadas por razões e manobras políticas.[2] Esmiuçar a história por detrás dessas diretrizes revela a origem das águas turvas de desinformação que deixaram tantos de nós excessivamente gordos, carentes de músculos e completamente confusos. A política, as agendas sociais, a moralidade e a religião sempre desempenharam um papel nas escolhas alimentares, mas você sabe dizer até que ponto esses fatores externos afetaram significativamente a ciência da nutrição?

Como uma médica focada em fatos e resultados, acho fascinante examinar o tremendo impacto que forças políticas e sociais externas tiveram, ao longo do tempo, sobre aquilo que nós comemos. Um exemplo fascinante das complexas relações entre dieta e moralidade foi a profunda influência, em meados do século XIX, de um ministro presbiteriano chamado Sylvester Graham (que deu nome aos *graham crackers*), tido como o "pai do vegetarianismo". Preocupado com o fato de tanto a carne quanto o álcool estimularem a gula, fazendo mal aos indivíduos, às famílias e à sociedade, Graham defendeu uma "dieta mais simples, austera e natural" que excluísse carnes, farinha branca, condimentos e bebidas destiladas e que privilegiasse um consumo maior de frutas, legumes e verduras frescos. Ao afirmar que alimentos saudáveis geravam pessoas saudáveis,[3] Graham ajudou a lançar um dos primeiros movimentos veganos dos Estados Unidos. A dieta que ele prescrevia era apresentada como um antídoto contra a corrupção social, espiritual e física. Este movimento de afastamento da proteína animal em direção a um consumo maior de carboidratos foi promovido com mais força por um seguidor de Graham chamado John Harvey Kellogg. Sim, o *mesmo*

Kellogg da marca de cereais matinais, que criou a "granola" em 1878. Acho fascinante analisar a influência incrivelmente poderosa que esses dois homens continuam a ter na Dieta Americana Padrão (SAD, na sigla em inglês) atual.

CÁLCULOS EM TEMPOS DE GUERRA

A religião não é a única força social a ter influenciado os hábitos alimentares norte-americanos. A guerra também teve seu papel. Pragmatismos a respeito da melhor forma de alimentar batalhões pautaram a ciência e financiaram pesquisas orientadas de forma significativa e persistente. Em 1917, o presidente Woodrow Wilson criou a US Food Administration para garantir rações adequadas às tropas da Primeira Guerra Mundial lutando no exterior. Comandada por Herbert Hoover, que propagava o slogan "Food will win the war" ("A comida vencerá a guerra"), a agência trabalhou para controlar o fornecimento, a distribuição e a conservação de alimentos, em parte estabelecendo uma agenda no front doméstico que designava certos dias da semana para o não consumo de carne bovina, carne suína, doces e trigo.

Antes da Segunda Guerra Mundial, os cientistas ainda estavam trabalhando para identificar as vitaminas e os minerais nos alimentos. Então, de repente, sob a pressão da iminente entrada dos Estados Unidos no conflito, a composição de uma dieta saudável passou a ter ramificações geopolíticas. Durante a Grande Depressão, as dificuldades financeiras deram origem a dietas pobres em proteína, causando desnutrição em uma fatia significativa da população norte-americana. Quando as Forças Armadas tiveram problemas em recrutar um número suficiente de soldados saudáveis para servir na guerra, o governo recorreu aos principais cientistas nutricionais e financiou centros que serviriam de espinha dorsal para a nutrição como disciplina de saúde.

Quando os Estados Unidos entraram na guerra, o consumo de alimentos ficou marcado pelo racionamento, uma vez que a maior parte de ingredientes e proteínas ricos em nutrientes era exportada.[4] Hoover emitiu um alerta em janeiro de 1943 em relação ao estado do abastecimento de carne no mercado norte-americano. Ele declarou que "as carnes e as gorduras são tão munições nesta guerra quanto os tanques e os aviões",[5] enfatizando quão patriótico era abster-se em casa para beneficiar os soldados.

Nas três décadas seguintes, a expansão das pesquisas em nutrição aumentou significativamente a compreensão dos alimentos, da fisiologia e do processamento, mas a partir de um ponto de vista particular e com o objetivo de atender a um fim específico: fortalecer nutricionalmente os soldados. Os estudos realizados naquela época ainda sobrevivem, e suas descobertas continuam a fundamentar as orientações dietéticas que afetam os norte-americanos, embora as pesquisas tenham sido conduzidas principalmente em homens jovens e não em mulheres, crianças ou adultos mais velhos. **Orientados para a correção de deficiências e centrados explicitamente no aumento do desempenho a curto prazo, em vez de na otimização da saúde a longo prazo, os estudos financiados pelo governo norte-americano levaram ao desenvolvimento de diretrizes dietéticas que influenciam a população até hoje.**

Observar as tendências nutricionais no decorrer do tempo nos fornece novos insights sobre as diferentes forças atuando sobre o tema. Basta pensar que, quatro décadas depois de o racionamento em prática durante a guerra ter limitado o acesso às tão procuradas carnes e outros produtos de origem animal, as pessoas começaram a se *autoimpor* restrições proteicas durante a moda do baixo teor de gordura e do baixo colesterol. Nos anos 1980, a mudança não se baseou em restrições nem em patriotismo, mas na pressão pública e em informações equivocadas. Como é que as proteínas de alta qualidade, outrora tão valiosas, a que o front doméstico deveria renunciar em nome dos soldados, passaram a ser demonizadas? E como é que isto nos levou a imitar a "carne" com base em proteínas vegetais?

Vamos investigar...

É fundamental perceber que o objetivo das diretrizes nutricionais financiadas pelo governo nunca foi ajudar os indivíduos a alcançar uma saúde excepcional, e sim estabelecer os valores *mínimos* de ingestão tendo em vista apenas a prevenção de deficiências. Como vimos, os primeiros estudos centraram-se nos micronutrientes — as vitaminas e os minerais de que precisamos para sobreviver —, e com razão! As deficiências de micronutrientes são fatais no curto prazo (tomemos como exemplo o escorbuto, o raquitismo e o beribéri). Cada um deles resulta da falta de um nutriente específico. O escorbuto, causado pela deficiência de vitamina C, matou dois milhões de marinheiros entre os séculos XVI e XVIII, antes de a Marinha Real Britânica e a Marinha dos Estados Unidos começarem a adicionar vitamina C às suas rações.[6]

Ao longo da história, as respostas à pergunta "O que precisamos oferecer para esses soldados?" continuaram a estabelecer os parâmetros para os níveis de nutrição que no futuro seriam aplicados a toda a população. Curiosamente, as principais recomendações dietéticas atuais, como consumir menos proteínas e mais cereais, em alguns aspectos imitam as dietas da Grande Depressão que outrora deixaram tantas pessoas desnutridas. A diferença é que hoje essa abordagem vem embalada em outra narrativa. Ao longo de toda a história a carne foi apreciada pelos humanos; nas últimas décadas, porém, caiu em desgraça em detrimento de "carnes" à base de vegetais "processados sem culpa". Só que, infelizmente, isso não resulta de novas evidências e maior rigor científicos, mas da indústria, de interesses políticos e do discurso acadêmico.

Simplificação excessiva, foco na gordura como fonte dos problemas de saúde e incapacidade de adaptação a novas informações científicas são

O nascimento de uma epidemia: CALORIAS VAZIAS

Açúcar   Farinha   Óleo

Ingestão de macronutrientes nos EUA, 1960–2000

Carboidratos

Gorduras

Proteínas

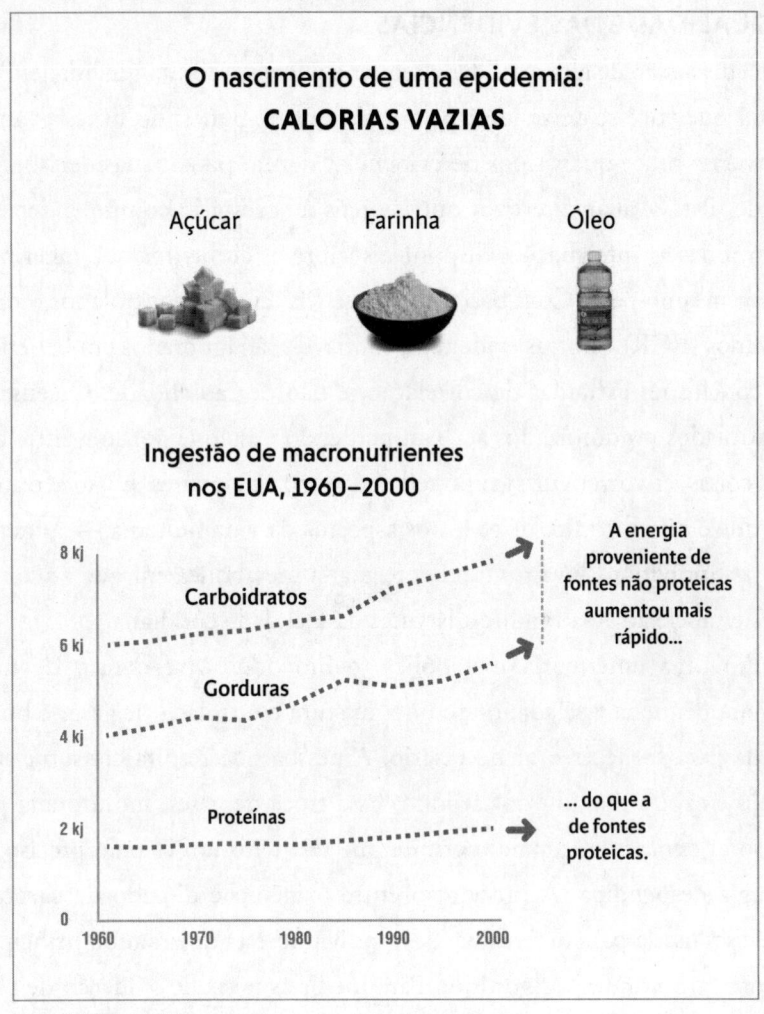

A energia proveniente de fontes não proteicas aumentou mais rápido...

... do que a de fontes proteicas.

Fonte: Ted Naiman, M.D.

algumas das questões que implicam a ciência da nutrição de forma problemática. Negligenciar o papel fundamental das proteínas na saúde e na longevidade trouxe consigo consequências importantes. Antes de me aprofundar na dissecção da política e da propaganda em torno da ciência nutricional, quero equipá-lo com ferramentas que permitam avaliar todos os conselhos de saúde que inundam os meios de comunicação.

A QUALIDADE DAS EVIDÊNCIAS

Uma discussão de alta qualidade requer evidências de alta qualidade. Para evitar que você se deixe levar pelo mais recente frenesi do fitness, vamos conversar sobre quais tipos de evidências devem pautar suas decisões de saúde. Para avaliar diretrizes nutricionais é necessário compreender que nem todas as informações disponíveis sobre os alimentos que ingerimos têm o mesmo peso. Com bastante frequência, ensaios controlados randomizados (ECR) e outras evidências confiáveis são ignorados em benefício de conclusões extraídas de correlação, e não de causalidade. Os ensaios controlados randomizados acabam perdendo destaque porque, entre outras coisas, envolvem um grupo reduzido de participantes. E isso acontece porque é difícil controlar todos os aspectos da vida humana — a menos que os indivíduos vivam numa enfermaria metabólica em que as condições estabelecidas são muito distantes da realidade cotidiana.

Em uma enfermaria metabólica, o indivíduo vive dentro de uma câmara pequena e selada, onde uma mistura controlada de gases é bombeada para fornecer o ar necessário. A pessoa que respira consome oxigênio e expira dióxido de carbono. Essa troca de gases, monitorada por sensores dentro da câmara, permite que seja feito um cálculo preciso da energia despendida. A proporção entre oxigênio e dióxido de carbono pode ser usada para determinar se o indivíduo está queimando principalmente carboidratos ou gordura. Para medir as taxas de oxidação de proteínas, os pesquisadores analisam a urina coletada. Não é propriamente algo banal, certo?

Desafios à pesquisa levam à proliferação de "estudos" baseados em evidências de baixa qualidade e a reações e opiniões emocionais que, confundidas com fatos, são divulgadas ao público porque rendem ótimas manchetes. Não admira que seja tão difícil para consumidores e leigos ter acesso a informações de qualidade. É por causa desse fenômeno que quero dedicar algum tempo para orientar você sobre como avaliar as informações que chegam. O primeiro passo é compreender a hierarquia da qualidade da evidência.

Eis os detalhes. A evidência de baixíssima qualidade consiste em informações básicas ou opiniões de especialistas que carecem de corroboração. Por exemplo, se eu lhe disser que a proteína é ideal para perda de peso porque eu "vi" isso funcionar, não acredite em mim — ao menos não até que eu lhe apresente comprovações e explique os mecanismos por meio dos quais o processo ocorre. Sem dados científicos sólidos que corroborem uma afirmação, um especialista não pode fornecer nada além do que a sua opinião. (Felizmente, tenho um sólido compromisso com fundamentar todas as minhas recomendações em estudos de alta qualidade que podem ser postos à prova, e se eu compartilhar alguma opinião baseada apenas na minha experiência clínica, deixarei isso claro!)

Em seguida, na escala da qualidade da evidência, vem o "degrau" dos estudos observacionais. Esse tipo de evidência inclui estudos de caso e relatórios, estudos de corte e estudos de caso-controle, todos os quais observam pessoas ao longo do tempo, ou retroativamente, sem qualquer intervenção. Consideradas evidências *fracas*, por não serem capazes de comprovar a causalidade, essas descobertas podem oferecer insights sobre conceitos dignos de uma pesquisa mais aprofundada. Seu principal valor é produzir *hipóteses a serem testadas* usando estudos de alta qualidade, como ECRs.

Embora os estudos observacionais desempenhem um papel no desenvolvimento da boa ciência, não constituem boa ciência por si só. Como se baseiam em correlação sem causalidade, eles não devem ser utilizados para tecer afirmações sobre a saúde. Apesar disso, o panorama atual da saúde e da nutrição em muitos países se apoia fortemente em dados de correlação porque são os mais facilmente disponíveis. Sem necessidade de intervenção real, os pesquisadores têm muito menos variáveis para controlar. Enquanto isso, os relatos de casos constituem evidências fracas simplesmente porque se baseiam em apenas um caso.

Tenha em mente que muitos fatores com forte correlação podem não ter nenhuma conexão real. Vejamos um exemplo absurdo. Por um período de dez anos, o consumo per capita de margarina nos Estados Unidos e a taxa de divórcio no estado do Maine correlacionaram-se a um nível de 0,99 (sendo 1,00 a correlação mais alta possível).[7] E, no entanto, como era de esperar, um não provocou o outro. Percebe o problema com esse tipo de raciocínio?

O padrão-ouro das evidências fortes vem do ECR. Cientistas usam hipóteses geradas a partir de dados observacionais e criam um ambiente experimental onde podem controlar as variáveis externas (capazes de gerar confusão). Enquanto os estudos observacionais não oferecem este tipo de benefício, os ECRs permitem isolar a hipótese para ligar as causas aos efeitos.

Outros critérios a serem levados em conta ao avaliar estudos incluem o tamanho das amostras, os critérios de exclusão e o risco relativo. Os melhores dados sobre saúde e nutrição que temos provêm de estudos ECRs bem concebidos e replicáveis, extraídos de um grande corpo de informação. As constatações de vários estudos ECRs sobre um determinado tema também podem ser revisadas e analisadas no que é chamado de revisão sistemática. Embora não sejam infalíveis, uma vez que a qualidade dos resultados globais depende da qualidade de cada ECR de modo isolado, essas revisões podem fornecer informações muito valiosas. O exame estatístico resulta em uma meta-análise, que é um método válido, objetivo e cientificamente sólido de analisar e combinar diferentes resultados.

A esta altura, você deve estar se perguntando: "O que exatamente devo fazer com todas essas informações sobre evidências?" **Você acaba de receber a fórmula para fazer a distinção entre dados científicos sólidos e modinhas. Equipei você com as ferramentas necessárias para avaliar os dados, em vez de simplesmente aceitar as narrativas nutricionais mais comuns.**

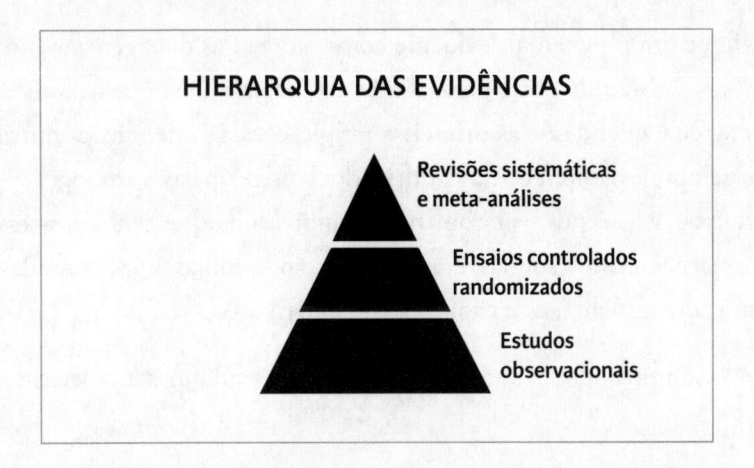

HIERARQUIA DAS EVIDÊNCIAS

- Revisões sistemáticas e meta-análises
- Ensaios controlados randomizados
- Estudos observacionais

Da próxima vez que alguma manchete aparecer em seu feed de notícias, vá um pouco mais fundo. Primeiro, pergunte-se: essa notícia se baseia em um estudo ou em uma opinião? Se a informação tiver como fonte um artigo científico publicado e revisado por pares, questione se a pesquisa foi feita em animais ou em humanos. A seguir, observe a hierarquia da pirâmide de evidências para ver onde o estudo se encaixa. Se as descobertas resultarem de pesquisas na base desta pirâmide, então você saberá que precisa ter um olhar crítico ao examinar as informações, em vez de apenas aceitá-las.

Em pouco tempo você perceberá que quase todas as informações mais alarmantes na área de saúde e bem-estar provêm de evidências de baixa qualidade embaladas com algum drama. Estar munido desse conhecimento é o primeiro passo para dissecar você mesmo as informações, em vez de depender de "especialistas" dispostos a deixar de lado dados que não corroborem seus interesses.

■

Agora que você entende dos diferentes tipos de dados interpretados e aplicados às recomendações e às políticas de saúde nutricional, pode ser que fique um pouco mais evidente como surgem as divergências entre as partes — sobretudo entre pessoas que defendem seus próprios interesses. A verdade é que, desde as primeiras publicações de orientações nutricionais, sempre existiram outras prioridades e preocupações em jogo.

A meu ver, é possível confiar que indivíduos que tenham acesso a informações claras, sólidas e testáveis farão escolhas boas e saudáveis. Com isso em mente, este capítulo vai ajudar você a:

1 Compreender os fatos que mudam os paradigmas estabelecidos.

2 Ter conversas transparentes necessárias para uma saúde e um bem--estar verdadeiros e duradouros.

OS ATORES

Quem dá os conselhos nutricionais?

Por que os conselhos dietéticos são tão confusos e, muitas vezes, contraditórios? A resposta rápida: porque a lista de entidades autorizadas a fornecer informações nutricionais parece uma sopa de letrinhas. Nos Estados Unidos, são siglas como USDA, NIH, OMS, NASFNB. Para piorar, em suas recomendações de políticas públicas, todas essas agências não consideram apenas a ciência da nutrição baseada em evidências, mas também as prioridades da indústria alimentar. Tenha sempre em mente o poder que essas diretrizes possuem, sendo muito mais do que apenas sugestões. As Diretrizes Dietéticas fornecidas pelo USDA (Departamento de Agricultura dos Estados Unidos) e pelos Institutos Nacionais de Saúde (NIH) estabelecem políticas públicas do governo norte-americano que impactam qualquer instituição que receba financiamento público. Escolas, asilos, hospitais, presídios, creches etc., todos precisam elaborar refeições com base nessas diretrizes. Em paralelo, o NAS-FNB (Conselho de Alimentação e Nutrição da Academia Nacional de Ciências), que não tem autoridade de implementação, estabelece referências de ingestão diária (RID) baseadas estritamente em dados científicos.

USDA ou FTC? A verdade sobre as determinações (e restrições) de saúde

Além de darem origem a recomendações dietéticas fundamentais, os dólares gastos com pesquisas militares norte-americanas sobre ciência nutricional também estimularam profundas mudanças no processamento de alimentos. Isso deu às empresas desse setor mais influência sobre a forma como a informação nutricional chega até os consumidores. Considerando que os alimentos processados e as *commodities* são regulamentados por diferentes agências, os dólares gastos em marketing para promover alimentos processados superam em muito os dos produtores agrícolas. Em 2021, a PepsiCo investiu 1,96 bilhão de dólares em publicidade nos Estados Unidos.[8] Essa cifra assustadora representa apenas uma empresa em um país. Inúmeros gigantes exercem força financeira em um mercado em que o conjunto de todos os produtores agrícolas luta para aumentar seu orçamento de 750 milhões de dólares. A influência deste enorme desequilíbrio financeiro está clara.

O que são *commodities*?

Existem slogans muito populares nos Estados Unidos. *"Beef. It's what's for dinner"* (Carne bovina é o que tem para jantar); *"Pork. The other white meat"* (Carne de porco. A nova carne branca); *"Got milk?"* (Tem leite?). Repare que em nenhuma dessas famosas campanhas um fornecedor ou uma marca específicos estão anunciados. Em vez disso, elas fazem referência a um produto coletivo. Mensagens como essas são esforços, ditados pelo governo e financiados pelos produtores, para aumentar a procura por determinados *commodities* agrícolas.[9] O termo *"commodity"* se refere a produtos agrícolas básicos, como soja, milho, trigo, café, açúcar, óleo de palma, ovos, leite, frutas, vegetais, carne, algodão e borracha.

Uma *commodity* não é uma "marca". Uma marca tem uma empresa, um orçamento e uma equipe profissional dedicada a um planejamento criativo de marketing e de comunicação com o intuito de diferenciá-la dos concorrentes. Agora pense na carne bovina. Embora existam várias marcas disponíveis, seus produtos ainda são vendidos em grande parte como carne bovina, que pode vir de um produtor ou de outro (bem como de vários outros fornecedores ao longo da cadeia de produção). Estes produtores não têm meios para comercializar sua carne em detrimento de outra carne. Assim, para competir no mercado, agricultores e pecuaristas juntam seus recursos para promover e comercializar categorias inteiras de produtos entre os consumidores. Um "checkoff" é um programa de colaboração por meio do qual os produtores agregam seus recursos a fim de aumentar coletivamente a atenção e a procura por produtos como ovos, leite e carne. O Departamento de Agricultura (USDA) dos Estados Unidos faz a supervisão para garantir que os programas de checkoff sejam justos para todos os produtores. A agência também restringe e regulamenta quais alegações relacionadas à saúde podem ser feitas ao público sobre esses produtos.

Os produtores de *commodities* podem argumentar que seus produtos fazem parte de uma dieta saudável, mas não podem afirmar, por exemplo, que "a carne bovina é uma fonte superior de zinco, ferro e proteína biodisponíveis". Essa diferença ilustra uma nuance pouco compreendida entre as capacidades de marketing e promoção de alimentos processados e *commodities*. O Nutrition Labeling and Education Act (NLEA) exige que os alimentos processados tenham rótulos com informações nutricionais padronizadas. Mas o USDA regula as comunicações sobre mercadorias de forma ainda mais rigorosa, para além das regras de rotulagem. As *commodities* não podem ser comparadas com outros alimentos — citando a diferença de qualidade proteica entre a carne bovina e o feijão, por exemplo —, porque isso poderia ser interpretado como uma depreciação do feijão. Embora os produtores estejam autorizados a apresentar fatos — por exemplo, "A carne bovina contém nove aminoácidos essenciais" ou "O leite de vaca é bom para os ossos" —, eles não podem dizer que o cálcio no leite de vaca é mais biodisponível do que no leite de amêndoas. Isso porque as *commodities*, por serem comercializadas de forma coletiva, não podem competir por meio de alegações umas contra as outras. Vê a diferença?

Os produtores não podem incluir afirmações subjetivas nem qualitativas à divulgação, como "A carne bovina é a melhor escolha para ajudar a desenvolver e manter seus músculos porque contém todos os aminoácidos essenciais", mesmo que essa afirmação seja verdadeira.[10] Ao contrário das afirmações feitas por fabricantes de alimentos processados, todo o marketing — em especial o relacionado à saúde e à nutrição — feito por uma *commodity* deve passar por uma revisão científica rigorosa como parte do programa de checkoff. Uma vantagem dessa regulamentação rigorosa para os consumidores, pelo menos, é que se pode ter mais confiança nas alegações feitas sobre as *commodities*.

As regras para os alimentos processados são muito menos precisas, dando aos seus fabricantes maior margem de manobra para exageros. Nos Estados Unidos, esses fabricantes não são regulamentados pelo USDA, e sim sujeitos às diretrizes da Comissão Federal de Comércio (FTC, na sigla em inglês). Eles não podem afirmar que um produto cura doenças, mas podem fazer uma vasta gama de alegações relacionadas à saúde — incluindo alegações *contra commodities*, como "Ovos fazem mal à saúde", enquanto o cereal de aveia deles é "benéfico para o coração". Entretanto, os produtores de ovos não têm nenhum mecanismo para contestar alegações falsas nem recursos financeiros para defender uma consciência pública sustentável e baseada em evidências. Embora os fabricantes e os comerciantes de alimentos processados estejam sujeitos a sanções e processos por parte da FTC se fizerem afirmações enganosas, é impossível para a comissão controlar todas as loucuras que se vê por aí. Uma nova força poderosa na competição entre alimentos processados e não processados são as empresas de "carne" à base de vegetais. Os fabricantes de alimentos desse ramo empregam táticas de marketing sofisticadas que podem passar dos limites e acabar disseminando informações falsas. Portanto, do ponto de vista do marketing, os alimentos processados e as *commodities* não competem propriamente em condições equilibradas.

Como você pode ver, as *commodities* precisam fazer um esforço enorme para ser ouvidas em meio ao barulho feito pelo pequeno grupo de fabricantes de alimentos processados (que detém e controla a maior parte da comunicação). Basta dizer que influências ocultas, do mercado às Forças Armadas, desempenharam papéis fundamentais no desenvolvimento das narrativas mais populares sobre nutrição. Em consequência, tanto profissionais de saúde quanto leigos se valem, sem saber, de informações equivocadas e que podem levar a decisões fatais. A formação nutricional mínima que os médicos recebem na faculdade é um subproduto da medicina baseada em interesses — e não em evidências. Isso deixa médicos e pacientes de mãos atadas quando se trata de promover o bem-estar.

OS BENEFÍCIOS INQUESTIONÁVEIS DAS PROTEÍNAS

Energia, dinheiro e atenção são, obviamente, recursos finitos. O foco em uma área da ciência (gordura e doenças cardiovasculares, por exemplo) em detrimento de outra (como as proteínas, que foram largamente ignoradas pela ciência da nutrição por bastante tempo) pode distorcer informações. É curioso que, apesar de sub-representados e sub-reconhecidos, os benefícios das proteínas, ao contrário dos benefícios das gorduras e dos carboidratos, há muito tempo sejam inquestionáveis. As recomendações sobre os carboidratos mudaram ao longo dos anos. Diferentes tipos de gordura foram demonizados e depois redimidos. Enquanto isso, as proteínas não foram questionadas de modo algum; apenas as deixaram de fora da conversa.

Talvez o foco dos pesquisadores nas gorduras tenha feito da proteína o macronutriente ao mesmo tempo mais importante e mais subestimado.

Hoje, os nutricionistas são treinados para que, depois de determinadas as necessidades energéticas gerais de um cliente ou paciente, **o primeiro e mais importante nutriente a ser incluído em sua dieta seja a proteína. Somente após a ingestão de proteínas ter sido estabelecida é que eles preenchem as calorias restantes com carboidratos e gorduras.**

Será que isso sugere que as diretrizes governamentais estão finalmente chegando perto de reconhecer o papel central das proteínas? Considerando que a política norte-americana estipula uma revisão a cada cinco anos para as recomendações nutricionais, os padrões atuais devem acompanhar o progresso científico, certo? Imagino que você tenha entendido, mas não, não é bem assim que funciona. Apesar do papel essencial das proteínas para a saúde e a longevidade, esse macronutriente foi praticamente ignorado nas diretrizes de saúde pública entre 1980 e 2010. Nas últimas três décadas, as recomendações proteicas permaneceram intactas — e abaixo do ideal. Este é um ponto-chave e um exemplo nítido de como os consumidores podem ficar no escuro em relação a informações críticas e capazes de ter um impacto significativo na saúde deles. O fato é que, **apesar da formação básica que todos os nutricionistas recebem, no que tange aos percentuais de energia de cada macronutriente, as atuais diretrizes governamentais nos Estados Unidos abordam os *carboidratos e as gorduras* antes de estabelecer as recomendações de proteínas**. Isto é um equívoco considerável, com consequências reais. Eis o porquê.

Quanto menos calorias uma pessoa consume, mais essas calorias devem vir na forma de proteína. No entanto, como existe uma necessidade absoluta de proteínas, pode ser equivocado observá-las meramente como um percentual das calorias totais — porque, dependendo do seu consumo de calorias, você pode acabar comendo muito pouco delas. Vejamos como isso funciona na prática. Se seguirmos as diretrizes recomendadas, as proteínas representam 15% da ingestão calórica, portanto um adulto de 70 quilos que consome 2.500 calorias por dia consumiria 93 gramas de proteína. No entanto, esse mesmo indivíduo com uma dieta hipocalórica de

1.400 calorias por dia consumiria apenas 52 gramas de proteína, o que é muito pouco para manter uma musculatura saudável.

No Capítulo 5, vamos nos aprofundar na quantidade, na qualidade e no momento certo do consumo de proteínas, mas, primeiro, uma rápida prévia é relevante para nosso debate aqui. Os produtos de origem animal são fontes de proteína de alta qualidade, ricos em nutrientes, algo especialmente importante quando levamos em conta que não comemos em busca de proteínas por si só, e sim em busca de aminoácidos. (Fique ligado para saber mais sobre os prós e os contras do consumo de aminoácidos.) Você *pode*, sim, obter proteína suficiente de fontes vegetais, mas esta pode não ser uma estratégia ideal devido à sua carga de calorias e carboidratos, bem como à densidade de nutrientes.

A ingestão diária recomendada (IDR) de proteína, que, como já discutimos, representa a quantidade *mínima* para prevenir deficiências, não mudou durante trinta anos. Todos os dados científicos confiáveis existentes deixam claro que os valores atuais de ingestão diária — de proteínas, em particular — estão longe de serem ideais. A IDR atual recomenda 0,8 grama de proteína por quilo de peso corporal. Eu, por outro lado, recomendo uma linha de base de 1,6 grama por quilo, visando às necessidades e ao bem-estar do indivíduo. (Essa recomendação está fundamentada em pesquisas inovadoras sobre o limiar de leucina necessário para desencadear a síntese de proteína muscular, assunto do qual tratarei em detalhes na página 140.) Minha prescrição é que **todo adulto consuma pelo menos 1 grama de proteína por quilo de peso corporal ideal, todos os dias. Em particular, a primeira e a última refeição do dia devem conter, cada uma, no mínimo 30 gramas de proteína de alta qualidade**. Outra fonte de pressão sobre a política alimentar é a OMS, que estabelece requisitos que os países subdesenvolvidos possam cumprir. Tal como outras orientações nutricionais, as recomendações da OMS se pautam não na saúde ideal para os indivíduos, mas em questões econômicas e na obtenção de padrões mínimos de saúde para os menos favorecidos.

Os esforços para tornar as políticas acessíveis a diferentes países em todo o mundo refletem uma tentativa de padronização. As decisões que pautam a recomendação de uma ingestão menor de proteínas não têm a ver com saúde. Para deixar mais claro, a adoção de políticas globais de saúde exigiria a redução dos padrões de ingestão nos Estados Unidos unicamente por uma questão de inclusão.

Meu conselho é: se você tem recursos para obter uma saúde ideal, não negligencie seu bem-estar. Podemos viver em um ambiente alimentar globalizado, mas renunciar à carne bovina não vai fazer com que ela chegue à mesa de outra pessoa em outro canto do mundo. Não é assim que as coisas funcionam. Em vez disso, reflita sobre as consequências indesejadas da redução da qualidade da sua dieta. Um grande aumento nos problemas de saúde e nos custos associados a eles, talvez? Se reduzirmos a qualidade dos alimentos que consumimos em prol de algum denominador comum, algum preço será pago. Qual é a vantagem? Mesmo que fosse possível compensar os custos (tanto para o corpo quanto para o meio ambiente) da prioridade dada às proteínas, é fundamental levar em consideração também o preço a ser pago em termos físicos e ambientais.

Ao contrário da mensagem que muitos de nós recebemos hoje, um bife saudável é melhor para a sua dieta do que alimentos de origem vegetal ultraprocessados, como bolinhos, cereais ou hambúrgueres veganos. Mais de 12 milhões de norte-americanos eliminaram por completo a carne das suas dietas, de acordo com uma pesquisa recente da Gallup.[11] E outras dezenas de milhões reduziram o consumo de bifes e hambúrgueres.[12] Com base em dados do USDA, o consumo *per capita* de carne bovina (quilos por pessoa por ano) nos Estados Unidos caiu uma média anual de 34% de 1970 a 2020, sem benefícios para a saúde ou para o meio ambiente. No entanto, ainda culpamos a carne vermelha por quase todos os problemas. Como médica, isso me deixa apavorada.

A proteína animal de alta qualidade é um superalimento original e que desempenha um papel fundamental na saúde. Um estudo publicado no *Journal of Nutrition* constatou que os adultos precisam obter de 45% a 60% das suas proteínas totais de fontes animais para garantirem níveis suficientes de outros nutrientes.[13] Se as pessoas continuarem a substituir a carne vermelha por alimentos vegetais de baixa qualidade, incluindo cereais matinais, pães, doces e pizzas, as taxas de doenças crônicas vão continuar disparando. Está bem estabelecido que as fontes de proteína de origem animal contêm outros nutrientes vitais, como ferro, zinco, cálcio e vitamina B12. À medida que reduzem a ingestão de proteínas de origem animal, as pessoas prejudicam o equilíbrio geral de outros nutrientes das suas dietas. Quando elas consomem menos carne vermelha, normalmente se valem de alimentos mais práticos altamente processados. A atual dieta norte-americana consiste em mais de 60% de alimentos ultraprocessados. Evitar alimentos de origem animal já foi associado ao aumento no consumo desses alimentos, principalmente na forma de pães industrializados (refinados e integrais), cereais matinais prontos para consumo, bolos, doces, pizzas, batatas fritas, bebidas açucaradas (refrigerantes e sucos de frutas) e sorvetes.[14] Esses estudos refletem uma tendência que tenho observado ao longo dos meus anos de prática: quando as pessoas reduzem o consumo de alimentos de origem animal, elas não compensam com um prato cheio de espinafre, e sim com *junk food*. Outro ponto fundamental é o seguinte: os dois vegetais mais consumidos nos Estados Unidos são a batata e o tomate. Quase 70% dessas batatas são processadas ou congeladas e consumidas na forma de batata frita ou purê. Dos tomates consumidos, 60% são enlatados, muitas vezes na forma de ketchup e molho pronto.[15] Fica evidente que nem todas as dietas vegetarianas ou veganas trazem benefícios para a saúde. O conselho geral de comer mais vegetais com um toque "antiproteína animal" merece grande parte da culpa pelo aumento nas taxas de doenças crônicas.

A HISTÓRIA DE SHIREEN

Testemunhei os danos das propagandas de alimentos à base de vegetais no sofrimento da minha paciente Shireen, de 25 anos. Quando deu início à sua carreira de produtora de eventos em Nova York, Shireen tinha uma rotina muito acelerada e, na tentativa de "comer melhor", ela seguia uma dieta vegana, composta majoritariamente de frutas na forma de sucos e vitaminas. Ela praticava exercícios com regularidade, mas tinha uma dificuldade incrível em dispor da energia necessária para realizar os treinos. Era magra, com pouca massa muscular, e se debatia com episódios regulares de baixo nível glicêmico. Tinha períodos menstruais irregulares e queda de cabelo.

Ajudei Shireen a fazer a transição gradual para o Protocolo Lyon, já que ela não comia produtos de origem animal havia quase uma década. Reduzimos sua ingestão de frutose e a substituímos por shakes de proteína, a princípio de base vegetariana até passarmos pouco a pouco para o *whey protein*. Acrescentar carne vermelha à dieta dela apenas uma vez por semana provocou transformações surpreendentes. Em três meses Shireen era outra pessoa. Seu cabelo parou de cair e sua menstruação se tornou regular. Até a cor dos olhos mudou e ficou mais clara. Em apenas doze semanas, Shireen ganhou 1 quilo de músculos e perdeu 4 quilos de peso corporal, ou 3,2% de gordura. Devido à idade, ela foi capaz de consumir uma quantidade de proteína um pouco menor do que eu costumo recomendar, mas ainda testemunhamos resultados drásticos. Minha paciente estava agindo com boas intenções e péssimas informações. Orientações claras e intervenções baseadas em evidências fizeram toda a diferença.

OS MITOS DA CARNE

Tidos como prejudiciais à saúde, não sustentáveis e antiéticos, os produtos de origem animal foram demonizados nas últimas décadas, em especial nas áreas urbanas de países ocidentais. É notável como essa mensagem se tornou bem difundida, apesar dos benefícios significativos que traz o consumo dessas fontes tão ricas em nutrientes. Você sabia que comer menos proteína animal tem sido associado ao aumento do tamanho da cintura entre mulheres?[16] Com bastante frequência, as pessoas que reduzem seu consumo as substituem por carboidratos. Carboidratos oriundos de vegetais verdes, como couve ou brócolis, podem ser ótimos para a saúde, mas as pessoas tendem a gravitar em torno de alimentos como pão branco, macarrão e batatas fritas, de pouco valor nutricional. Mais de 40% das calorias diárias dos norte-americanos vêm de carboidratos de baixa qualidade, de acordo com um estudo da Universidade Tufts com quase 44 mil adultos, feito de 1999 a 2016.[17]

Priorizar alimentos à base de vegetais vem sendo uma tendência há décadas. Na década de 1990, os nutricionistas disseram que a gordura era a origem de todos os problemas de saúde. Quando a SnackWell's lançou seus biscoitos como alternativas saudáveis, "sem gordura", os norte-americanos consumiram tanto que a marca ultrapassou o Oreo em vendas. Mas, apesar da mensagem "saudável", as pessoas estavam consumindo quase o mesmo número de calorias dos biscoitos tradicionais — porque a gordura tinha sido substituída por açúcar.

Hoje a história se repete, desta vez em um frenesi por causa das imitações vegetais da "carne". As redes de fast-food estão lançando alternativas à base de vegetais, como o Impossible Whopper, do Burger King, uma simulação de hambúrguer de carne bovina com 120 gramas, mas que contém menos proteína, cinco vezes mais sódio, mais gordura saturada, quase o mesmo número de calorias e uma longa lista de aditivos.[18] Em planeta nenhum esses produtos ultraprocessados que imitam carne são mais saudáveis ou melhores para o meio ambiente do que a carne de verdade e os norte-americanos deveriam pensar duas vezes antes de substituir a carne por alimentos à base de vegetais. Uma vantagem significativa do consumo de alimentos de origem animal é a alta biodisponibilidade de nutrientes que são muito mais difíceis de obter apenas de fontes vegetais. Os produtos de origem animal são excelentes fontes de compostos nutricionais únicos que, por sua vez, desempenham papéis críticos no desenvolvimento, na atividade e na sobrevivência do ser humano em todas as fases da vida.

Um mero bife de 120 gramas fornece 28 gramas de proteína — cerca de metade da quantidade mínima para prevenir deficiências. (A IDR atual nos Estados Unidos é de 56 gramas de proteína por dia para homens e 46 gramas para mulheres.) E o nosso corpo processa a carne vermelha de forma mais eficiente do que as proteínas da soja ou do trigo. Vários ácidos graxos de cadeia longa (ácido eicosapentaenoico e ácido decosahexaenoico), minerais (zinco e ferro) e vitaminas (D e B12) estão (praticamente) ausentes ou menos biodisponíveis nos vegetais, e fatores antinutricionais podem dificultar sua absorção ou uso pelo organismo.[19] Inclusive, a carne vermelha é ainda mais rica em nutrientes do que o frango ou o peixe. A combinação de proteínas, vitaminas e minerais faz dela um alimento particularmente biodisponível que favorece a saúde muscular. Embora todas as proteínas de origem animal sejam altamente biodisponíveis, a carne vermelha é uma das melhores fontes dietéticas de ferro e vitaminas do complexo B. Muitos miúdos possuem ainda mais vitaminas e minerais, mas a dieta norte-americana, em geral, não inclui fígado, coração ou rim. Como sempre, é fundamental olharmos para cada alimento como um todo, em vez de focarmos apenas em um aspecto do seu valor nutricional. Uma rápida olhada na Pirâmide Alimentar revela que os Estados Unidos vêm, em essência, adotando dietas baseadas em vegetais há décadas — e elas estão nos matando.

Nesse ponto, podemos ver como os legados nutricionais podem levar a decisões baseadas em desinformação. Quem dera pudéssemos voltar no tempo... Se tivéssemos passado as últimas décadas operando sob o paradigma correto, teríamos visto algum progresso. Poderíamos ter resolvido a questão. Dissipar os mitos, a desinformação e as mensagens equivocadas que regem tantas crenças dominantes sobre saúde e nutrição é essencial para cultivarmos um plano de vida centrado nos músculos.

O VIÉS CONTRA A CARNE

A "ressaca" do foco na gordura — um aspecto que afeta as principais recomendações de saúde — é apenas uma das razões para o atual preconceito contra os alimentos de origem animal na comunidade da ciência nutricional. Outros complicadores são as preocupações morais e éticas sobre o consumo de carne e/ou laticínios. Este tema incrivelmente complexo envolve múltiplas considerações. A divisão animais/vegetais existe há muito tempo. A partir da metade do século XX, sociedades vegetarianas foram fundadas em meio a um período de mudanças infraestruturais na cadeia alimentar. Essas mudanças levaram à perda de pequenas propriedades agrícolas familiares e à industrialização da pecuária, movimentos que começaram a alienar as pessoas dos processos de criação e abate de animais com fins de alimentação.

Como vimos, o aspecto moral das escolhas alimentares não é novidade. Por milênios, todas as principais religiões do mundo incluíram leis dietéticas. Mais recentemente, em 1971, o livro *Diet for a Small Planet* (Dieta para um planeta pequeno) teve um enorme impacto na sociedade, mudando o conceito de "boa" dieta, de modo a incluir considerações nutricionais e ambientais.[20] Isso deu origem a novas dicotomias, como artificial *versus* natural e animal *versus* vegetal.[21]

Cada vez mais, o consumo de produtos alimentares de origem animal tem sido apresentado como antiético e prejudicial tanto para a nossa saúde quanto para a do planeta. Hoje, alguns grupos defendem uma dieta completamente isenta ou com quantidades muito baixas destes produtos. Alguns defendem até mesmo o fim da pecuária em favor de fabricantes de alimentos processados que produzam "carnes" e "laticínios" à base de vegetais. (A empresa de leite vegetal Oatly cita como "objetivo central" a meta de "promover a nutrição baseada em vegetais em detrimento da nutrição baseada em animais de todas as formas possíveis".)[22] A produção de alimentos tem uma ligação global com o meio ambiente, e as alterações climáticas são um fato importante. Mas a verdade é que **não vamos conseguir escapar das alterações climáticas por meio da alimentação**.

Com base no discurso vigente, seria possível pensar que o caminho para salvar o planeta é parar de comer carne. Mas todo o ruído em torno do acirrado debate sobre o aquecimento global pode distorcer medidas viáveis. Recentemente, a criação de gado se tornou um bode expiatório universal. Cientistas da Agência de Proteção Ambiental (EPA, na sigla em inglês) quantificaram os impactos nos Estados Unidos da criação de gado, que é responsável por cerca de 4,2% de todas as emissões de gases do efeito estufa (GEE): 2,2% para o gado de corte e 1,37% para o gado leiteiro.[23] Em uma perspectiva mais ampla, estes percentuais são irrisórios. Não podemos culpar a criação de gado pelos crimes dos combustíveis fósseis.

IMPACTO AMBIENTAL EM NÚMEROS

Modelos amplamente divulgados, concebidos para salientar o efeito da eliminação de todos os animais do nosso processo de produção alimentar, sugerem que isso reduziria as emissões de gases do efeito estufa em 28% em nível mundial.[24] No entanto, os números verdadeiros são muito menores. Os GEE de *todas* as práticas agrícolas nos Estados Unidos respondem por apenas cerca de 10%, com a produção vegetal sendo responsável pela maior parte deles.[25] A eliminação da pecuária representaria uma redução de apenas 3% no total de GEE nos Estados Unidos, ou 0,5% em nível global.

Esses modelos também demonstram que cortar produtos de origem animal da dieta norte-americana levaria ao aumento das deficiências de nutrientes essenciais (mais precisamente, aminoácidos e ácidos graxos) e ao aumento do consumo global de calorias, à medida que as pessoas tentassem satisfazer às necessidades mínimas de proteínas.²⁶ Como visto, essas mudanças apenas agravariam as epidemias de obesidade e síndrome metabólica.

Outro aspecto em geral ofuscado no atual debate sobre animais e vegetais é como a pecuária favorece iniciativas de sustentabilidade. Animais ruminantes, como vacas e ovelhas, reciclam resíduos indigestos da produção vegetal, convertendo-os em carne rica em aminoácidos essenciais e micronutrientes, incluindo carnitina, creatina, zinco, ferro heme e vitaminas do complexo B.²⁷

Esses animais também desempenham um papel indispensável na manutenção e na restauração da camada superficial do solo e no ciclo do carbono.²⁸ Estima-se que a erosão da camada superficial do solo resultante de práticas agrícolas industriais modernas nos Estados Unidos contribua com cerca de 1 gigatonelada de carbono para os GEE,²⁹ o que representa cerca de 20% do total anual. A incorporação consciente de animais ruminantes na gestão da terra também tem o potencial de reduzir o uso de fertilizantes sintéticos à base de nitrogênio, principais responsáveis pelas emissões de óxido nitroso, um GEE.³⁰

Ignorar as contribuições positivas dos ruminantes para a preservação e a restauração do solo seria um enorme desperdício para a redução significativa do total de GEE neste século. Priorizar estes objetivos não só reduziria os GEE, como também teria um imenso impacto na qualidade da água e do ar,³¹ duas outras grandes matérias de preocupação ambiental.

Não só a eliminação da pecuária nos Estados Unidos teria um impacto residual nos gases do efeito estufa em termos globais, como a eliminação dos produtos de origem animal da dieta norte-americana contribuiria para o agravamento da saúde metabólica numa sociedade onde mais de 40% dos adultos são classificados como obesos.³²

No decorrer dos anos, tenho visto pacientes lutando para fazer escolhas alinhadas com o que é certo para seu corpo, a sociedade e o planeta. Essas pessoas muitas vezes entram num ciclo perpétuo de frustração, atoladas na confusão causada por informações conflitantes. Este é um dos riscos de uma única facção de cientistas ter uma posição mais forte, com mais visibilidade e mais influência no discurso nutricional — principalmente quando políticas públicas abrangentes ganham impulso graças a essa influência. Hoje já se veem fissuras nessa fortaleza, com uma valorização cada vez maior da proteína animal.

"A qualidade da proteína é o único fator que a narrativa da alimentação baseada em vegetais não consegue defender muito bem", explicou meu mentor, o Dr. Don Layman. "É pura matemática, biologicamente comprovada." Defender a superioridade de uma dieta centrada em vegetais com base em epidemiologia ou em estatísticas distorcidas sobre o aquecimento global é subjetivo e falacioso. Essas abordagens produzem muitas manchetes chamativas, mas ninguém é capaz de contestar o fato de que os produtos de origem animal fornecem proteínas de melhor qualidade. É hora de pararmos de pensar na nutrição como vegetal ou animal e incluirmos as duas coisas em nossa dieta. A carne vermelha é o nutriente mais tradicional que existe: a maior fonte de proteínas e aminoácidos biodisponíveis. É o poderoso chefão dos superalimentos.

REPROGRAME O MINDSET

ESTABELEÇA PADRÕES, NÃO METAS

Soldados de elite respeitam um conjunto de princípios com os quais todos podemos aprender na hora de fazer melhorias reais e duradouras na nossa saúde. Tomemos como exemplo o meu paciente Brian, cuja resposta a um acidente que mudou sua vida é o epítome da resiliência e da adaptabilidade. Um garoto do interior do Texas, com uma constituição física semelhante a uma árvore — um metro e oitenta de altura e 120 quilos de músculos —, Brian passou quinze anos na ativa como SEAL da Marinha. Ele era o cara responsável por arrombar portas. Apesar da participação em conflitos em alguns dos lugares mais perigosos do planeta, Brian nunca ficou ferido. Não até voltar para casa.

Enquanto andava de moto a 8 quilômetros por hora, ele foi atingido por um adolescente que mexia no celular enquanto dirigia. A moto ficou destruída e Brian perdeu a perna do joelho para baixo. Nos meses seguintes, a fadiga e a dor devastadoras o levaram a procurar a ajuda de vários médicos. Nessa busca, ele chegou até mim. Minha abordagem médica do tipo maternal tende a funcionar bem com militares (eles muitas vezes aturam minhas perguntas mais irritantes sem reagir!). Assim que assumi os cuidados dele, fui direto ao ponto.

"Brian, eu sei que isso deve ser muito difícil para você. Aqui está você, esse cara alfa grande e forte com várias missões no currículo. Um cara que viveu experiências reais de vida ou morte e, ainda assim, perdeu a perna por causa de um acidente bobo com um adolescente irresponsável. Como você se sente?" Se ele estivesse ali para chorar as mágoas, o caminho já estava aberto.

A resposta dele foi: "Bem, doutora, exatamente como mencionei antes. Estou muito cansado e com algumas dores no membro fantasma."

"Quero dizer, como você está lidando com tudo ISSO?"

Ele me encarou, perplexo, e disse: "Como assim, doutora? Ah, você está falando da minha perna? Isso foi há seis meses."

Entendeu o contexto? Brian havia perdido a perna apenas seis meses antes, mas já tinha superado isso e passara para a questão seguinte. Você teria superado algo assim em seis meses? A maioria de nós provavelmente não. Mas, como disse Viktor Frankl, a dor é inevitável, mas o sofrimento é opcional.[33]

O discurso que domina a maioria de nós havia sido em grande parte dominado por Brian. Ele não deixava seus pensamentos simplesmente "acontecerem"; em vez disso, usava sua mente como ferramenta. Brian me mostrou que se livrar da desordem mental e seus prejuízos é algo que pode ser cultivado. Sua abordagem proativa o ajudou a se adaptar ao plano nutricional que criei para protegê-lo da perda de musculatura esquelética devido à lesão.

Brian se concentrou em proteínas para a recuperação, consumindo alimentos integrais e ricos em nutrientes. Isso o ajudou a limitar qualquer perda de massa muscular enquanto reformulávamos seu programa de exercícios a fim de atender às novas realidades do seu corpo. Exemplo do tipo de pessoa que aproveita ao máximo uma estrutura mental excepcional, Brian nunca deu desculpas nem disse que não conseguiria. Ao perceber que adotar uma mentalidade vitimista apenas o afastaria de seus objetivos, ele foi em frente com o plano, orientado para o desenvolvimento muscular e a proteção, sem se deixar afetar por uma narrativa que o atrapalhasse.

Cada um de nós processa informações de maneira diferente, com base em nossas experiências de vida e em como nosso cérebro foi programado. Não existem dois seres humanos iguais. Este fato simples, mas profundo, dá origem a trajetórias de vida extremamente singulares.

ASSUMA O CONTROLE DO DIÁLOGO INTERNO

Em vez de deixar seu diálogo interno comandar o show, use-o em seu proveito, convencendo sua mente a encorajá-lo em vez de menosprezá-lo. Isso pode ajudar a aumentar sua autoestima. No início, aquele disco arranhado de comentários internos pode estar tocando bem alto e não ser nada benigno. Depois que você aprender a reenquadrar a conversa e transformá-la a seu favor, essa voz poderá começar a contribuir para o seu progresso, em vez de prejudicá-lo.

O que você diz a si mesmo nessas conversas acabará se manifestando tanto na forma como você se sente a respeito de si mesmo quanto na forma como trata a si mesmo. A autoestima se torna o diretor das suas ações. Pense nela como o interior luxuoso da casa dos seus sonhos. Todos os dias, você vê as cortinas que escolheu olhando para você. Isso também se aplica ao reflexo direto de você mesmo que o saúda a cada manhã.

Você se sente bem por ter uma bela casa? Você merece ter a casa que deseja? Você se sente confortável nesse novo corpo, com uma saúde excepcional? Que recursos, tempo e dinheiro você está disposto a investir para ter a casa dos seus sonhos? A autoestima determina até onde você está disposto a ir nesse departamento. A forma como você se sente em relação a si mesmo determina sua capacidade de controlar suas atitudes.

Os resultados surgem quando você prioriza seu plano em detrimento de qualquer voz interior negativa. Isso o ajuda a adquirir o hábito de observar seus padrões de pensamento. Faça uma lista. Anote cada um dos *loops*. Aí então você poderá começar a lidar com cada um deles. Eis alguns dos meus preferidos:

- **Pessimista.** Você tem pensamentos catastróficos o tempo todo e imagina o pior cenário em todos os casos. Se estiver a caminho do aeroporto, tem certeza de que haverá um acidente. Na fila do raio X, sua cabeça dispara com imagens do avião caindo.

Está perto do seu check-up anual? Você tem certeza de que vai ser agora que os médicos vão anunciar um diagnóstico fatal.

- **Paralisado de medo.** "Tudo é tão opressor; vou simplesmente não fazer nada." Você amplifica o estresse e se esconde atrás da desculpa de estar sobrecarregado. Sua escala de estresse permanece em nove ou dez. Você não pode tomar seus suplementos porque ter que os encomendar e organizar para a semana seria muito cansativo. Ir à academia? Você não pode porque todo aquele equipamento é muito confuso e você não sabe o que fazer. Em suma, tudo é impossível, o que proporciona uma desculpa pronta para o fracasso antes mesmo de começar.

- **Pobre coitado.** "Nunca vou entrar em forma. É tão mais fácil para todo mundo." "Já nasci com sobrepeso e meus pais não são saudáveis." "Minha infância traumática me faz recorrer à comida para ter apoio emocional." Existem um milhão de versões dessas comparações constantes com os outros. Pensamentos como esses acontecem em *loop* porque o cérebro é bom em repetir aquilo que tem prática.

As três principais consequências dos padrões de pensamento negativos são depressão, ansiedade e questões com o físico. Provavelmente, um dos seus ciclos inclui pensamentos que podem levar a qualquer um desses resultados. Em vez de deixar aquele disco arranhado girando sem parar, reaja. Depois de fazer a lista dos seus principais *loops*, você saberá como identificá-los à medida que surgirem. Toda vez que esse disco começa a tocar, lide imediatamente com ele. Transformar o monólogo em diálogo ajuda você a tomar as rédeas da conversa.

Veja o *loop* Pobre coitado, por exemplo. Como responder a uma voz que insiste em dizer "Estou tão acima do peso que nunca vou entrar em forma. Todo mundo tem muito mais facilidade nisso"? A resposta deve incluir: "Ok, já entendi. Vou me concentrar no esforço e na execução adequados." O objetivo é responder assim *toda vez* que o *loop* do Pobre coitado aparecer. A maneira mais fácil de promover a mudança é lembrar que seu monólogo interior não o define, não é exclusivo seu e não é pessoal. Você sempre terá algum tipo de conversa interna, e é provável que algumas delas sejam irritantes, negativas ou totalmente ofensivas. Suas reações é que vão determinar quem está no controle: você ou a sua mente. Cabe a você determinar as etapas para alcançar o resultado desejado e pô-las em prática. E estou aqui para ajudar.

5
Proteínas: mais do que simples macronutrientes

Cerca de 60% do seu corpo é formado por água; metade dos 40% restantes é proteína. Seus ossos, ligamentos, tendões, fígado, cérebro, pele e unhas são todos constituídos por proteínas. Mas esse macronutriente vital é responsável por muito mais do que simples estruturas físicas. As proteínas são os reguladores-mestre de tudo que acontece em nosso corpo, controlando o funcionamento de todos os tecidos e órgãos, inclusive os músculos. Um tipo de proteína são as enzimas, que catalisam todas as reações químicas do organismo. As proteínas também auxiliam a produção de energia e a comunicação entre as células.

Além disso, facilitam funções celulares cruciais, como o equilíbrio hormonal, e atuam como mediadoras vitais do sistema imunológico. Conforme vimos no Capítulo 2, os anticorpos que desativam patógenos como parte da resposta imune são um tipo de proteína, assim como diversos hormônios, entre eles a insulina. Os hormônios da tireoide — que ajudam a regular a glicemia e a taxa metabólica, podendo impactar a liberação do hormônio do crescimento e a saúde dos ossos — são compostos por aminoácidos, fornecidos pelas proteínas. O cérebro utiliza alimentos ricos em proteínas para produzir neurotransmissores como a epinefrina (adrenalina), a norepinefrina (noradrenalina), a dopamina e a serotonina, essenciais para a comunicação entre o cérebro e as células.

Essas substâncias químicas estão diretamente relacionadas ao desenvolvimento neurológico, ao sono e à regulagem do sono.

> **BENEFÍCIOS DE UMA DIETA RICA EM PROTEÍNAS**
>
> → Glicemia equilibrada
> → Mais energia
> → Clareza mental
> → Menos gordura corporal
> → Melhor estrutura física
> → Menos compulsões alimentares

A essa altura, espero que estejam claros para você os papéis vitais que as proteínas desempenham, muito além do simples ganho de massa muscular. Não há como negar sua relevância em todos os sistemas do organismo. **Isso torna as proteínas elementos cruciais para a longevidade, as funções metabólicas e a qualidade de vida.** A compreensão científica de sua importância alimentar evoluiu muito, mas o público de modo geral continua desinformado. Além disso, como já vimos, notícias velhas, mesmo desmascaradas por pesquisas, continuam tão arraigadas que até alguns médicos ainda fazem recomendações ultrapassadas.

Agora é sua chance de finalmente obter mais clareza em relação ao consumo de proteínas adequado e necessário para o funcionamento de todos esses sistemas, com base nas pesquisas mais recentes. Elaborar sua dieta de acordo com a **quantidade**, a **qualidade** e a **distribuição** de proteínas que atenda à sua necessidade de otimização muscular vai proporcionar um suprimento abundante de aminoácidos para todas essas funções essenciais, como a comunicação entre o cérebro e as células, o controle do apetite e a produção de hormônios. Com uma abordagem rica em proteínas, todas as demais prioridades nutricionais se encaixarão.

QUANTIDADE

Primeiro, vamos falar de quantidade. A atual recomendação alimentar do governo norte-americano (RDA, de *recommended dietary allowance,* na sigla em inglês) para proteínas é de 0,8 grama por quilo de massa corporal. Um indivíduo que pesa 68 quilos deve consumir cerca de 54 gramas de proteína por dia (mais precisamente, a tabela RDA indica 46 gramas para mulheres e 56 gramas para homens). Esses números, baseados em antigos cálculos de equilíbrio de nitrogênio criados para a pecuária, subestimam, e muito, as reais necessidades do corpo humano.[1]

Em minha prática no consultório, constato que a maioria das pessoas não ingere proteínas suficientes, e muitas não têm ideia de quanto estão ingerindo até tentarem quantificar, monitorando o próprio consumo. É por isso que seu primeiro passo, no sentido de uma correção proteica, deve ser criar um diário alimentar e usar uma balança de cozinha para saber exatamente quanto você está ingerindo (mais a respeito no Capítulo 7). Mesmo que você não esteja atualmente com déficit de proteínas, o mais provável é que você ainda não esteja com o insumo de proteína *ideal*, a menos que você já esteja dando uma atenção especial à quantidade, à qualidade e à distribuição de proteínas que você consome.

CAÇANDO MITOS

Talvez você já tenha ouvido falar que dietas ricas em proteínas causam problemas renais. Pois bem, os dados comprovam o contrário.

Uma meta-análise realizada por Stu Philips, renomado pesquisador de proteínas, avaliou dietas ricas em proteínas (pelo menos 1,5 grama por quilo de massa corporal ou pelo menos 20% da ingestão de energia, ou pelo menos 100 gramas diários) e seus efeitos sobre a função renal. Um indicador chamado taxa de filtração glomerular (TFG) reflete qualquer mudança na eficiência da função renal. Na comparação com dietas normais ou pobres em proteínas (5% ou menos de ingestão de energia diária a partir de proteínas), intervenções para criar uma dieta rica em proteínas não aumentaram de forma significativa a TFG. Ou seja, concluiu-se que uma alimentação rica em proteínas não afeta negativamente a função renal em adultos saudáveis.[2]

Uma revisão sistemática de experiências randomizadas controladas e estudos epidemiológicos, realizada por Van Elswyk *et al.* concluiu que uma alimentação rica em proteínas (20% a 35% de ingestão de energia, ou pelo menos 10% a mais que uma ingestão comparada) teve pouco ou nenhum efeito nos marcadores sanguíneos da função renal (por exemplo, a pressão sanguínea), na comparação com grupos que seguiam as recomendações do governo norte-americano (0,8 grama por quilo, ou 10% a 15% da energia).[3]

POR QUE NÃO SE DEVE IGNORAR AS PROTEÍNAS...

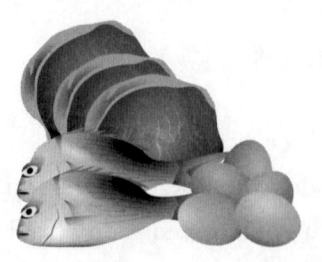

- São essenciais para o funcionamento das células
- Influenciam o metabolismo
- São necessárias para o desenvolvimento das estruturas físicas
- Impactam o sono e o humor
- São necessárias para cérebro, ossos, ligamentos, tendões, fígado, pele e unhas

COMO PREVENIR O DESGASTE DE MÚSCULOS E TECIDOS

Todos os tecidos do seu corpo são proteínas. No intervalo de um ano, quase todas são substituídas. É fundamental garantir que você disponha de nutrientes suficientes e adequados para atender e ultrapassar essa exigência. O corpo alimentado por uma dieta pobre em proteínas dará prioridade à sobrevivência de fígado, coração, rins e trato gastrointestinal. Em virtude dos ciclos constantes de reconstrução e reparação do corpo, esses órgãos têm uma demanda elevada de aminoácidos, por isso eles são prioridade. Ingerir proteínas em quantidade suficiente apenas para alimentar essas funções essenciais fará com que seu corpo careça de aminoácidos para auxiliar o crescimento e a reparação dos músculos esqueléticos. Por outro lado, alimentando-se em prol da saúde muscular, você atenderá simultaneamente todas as suas necessidades biológicas e otimizará a composição corporal.

Seu corpo conta com você para lhe fornecer os ingredientes necessários para sua capacidade de reconstrução e reparação. Quais são esses ingredientes, *exatamente*? Acontece que aquilo que classificamos como "proteínas alimentares" inclui todo um arsenal de aminoácidos específicos.

A QUALIDADE DAS PROTEÍNAS: AMINOÁCIDOS

Falamos em "proteínas" como se fossem um único macronutriente, mas na verdade elas são um sistema de entrega de vinte aminoácidos diferentes, que desempenham um duplo papel: síntese de proteínas e criação de novas biomoléculas e/ou sinais metabólicos. Isso significa que todos os aminoácidos (AAs) têm dois objetivos principais:

- Fortalecer a estrutura física do corpo.

- Auxiliar funções fisiológicas, como a neurotransmissão, a produção de antioxidantes e a síntese de proteínas.

É importante ter em mente que não são as proteínas propriamente ditas que buscamos ingerir, e sim os AAs. Caracterizar as proteínas como uma entidade única é um obstáculo comum à obtenção de uma dose balanceada de AAs. Isto significa que **uma alimentação proteica de boa qualidade exige um consumo apropriado dos AAs específicos que nosso corpo não é capaz de produzir por conta própria**. Dê uma olhada no rótulo de algum alimento que você come regularmente. Percebeu que macronutrientes como os carboidratos são subdivididos em açúcar, fibras e total de carboidratos? Note como as gorduras também têm subtipos: saturadas, trans e colesterol. Agora, procure as proteínas. De maneira enganosa, elas são apresentadas apenas como... proteínas.

Mas nem todas as proteínas nascem iguais. Diferentes fontes de proteínas não possuem a mesma composição em AA, e diferentes combinações dos vinte AAs têm propriedades e papéis bastante específicos em nosso organismo. Essa informação é inteiramente desprezada nas exigências para os rótulos de alimentos. Nem mesmo as recomendações do governo dos Estados Unidos levam em conta as diferentes demandas de AAs na hora da refeição. Não causa espanto que tanta gente deixe de ingerir as proteínas de qualidade de que o corpo necessita.

Existem vinte AAs, dos quais nove são considerados "essenciais", ou seja, precisam ser obtidos por meio de dieta ou suplementação, porque o corpo não consegue produzi-los por conta própria. É preciso ingeri-los em quantidades específicas para estimular a síntese proteica. Quando se trata de calcular nossa ingestão de proteínas, o verdadeiro problema é garantir um equilíbrio ideal de AAs absorvidos a partir de diferentes fontes alimentares. Isso garante que teremos "tijolinhos" suficientes para suprir todas as funções do organismo que citei anteriormente, otimizando ao mesmo tempo a manutenção e o desenvolvimento dos tecidos musculares.

Precisamos de três tipos diferentes de AAs para manter a saúde como um todo:

- **Aminoácidos não essenciais.** Seu corpo os produz por conta própria, *se* você consumir um total adequado de proteínas.

- **Aminoácidos condicionalmente essenciais.** Em situações de doença ou lesão, seu corpo não consegue produzi-los em quantidade suficiente, dependendo de fontes alimentares.

- **Aminoácidos essenciais.** Estes vêm diretamente da sua dieta. Embora sejam chamados de "essenciais", nem mesmo os aminoácidos desta categoria são todos essenciais *do mesmo jeito*. Isto ocorre porque é difícil atingir quantidades adequadas de certos AAs — tais como leucina, metionina e lisina — sem o consumo de alimentos de origem animal.

Vamos nos debruçar mais profundamente sobre os aminoácidos em breve. Antes, porém, eis uma lista dos 11 "não essenciais":

- Alanina
- Arginina
- Asparagina
- Ácido aspártico
- Cisteína
- Ácido glutâmico
- Glutamina
- Glicina
- Prolina
- Serina
- Tirosina

Caso você tenha achado que isso seria simples, é hora de explicar que alguns desses não essenciais às vezes se tornam essenciais. Isso lhes confere a honra de ocupar um posto na categoria provisória de AAs *condicionalmente* essenciais. Em condições normais, o corpo consegue produzi-los. Porém, problemas de saúde e o aumento da demanda metabólica podem deixar o corpo impossibilitado de atender às exigências fisiológicas de produção. Infecções, cirurgias, câncer, problemas gastrointestinais, estresse e atividade física intensa e prolongada podem deixar você, em alguns casos, carente de:

- Arginina
- Cisteína
- Glutamina
- Glicina
- Prolina
- Serina
- Tirosina

Sempre que seu corpo é incapaz de manter a produção desses AAs condicionalmente essenciais, é necessário incluí-los na dieta.

Vamos analisar, por exemplo, a glutamina. Mais abundante de todos os AAs, a glutamina é um membro incrivelmente versátil da família dos condicionalmente essenciais e desempenha um papel vital na manutenção do funcionamento de vários sistemas do organismo, entre eles trato gastrointestinal, rins, fígado e coração, além dos neurônios e do combustível para a divisão celular rápida. Entre essas células de alta rotatividade estão os linfócitos, do sistema imunológico, e os enterócitos, do revestimento intestinal. Assim, a glutamina é crucial tanto para a saúde imunológica quanto para o funcionamento da parede intestinal. Mais de 70% da glutamina em circulação é derivada dos músculos esqueléticos. Como os aminoácidos de cadeia ramificada (BCAA, de *branched-chain amino acids*, na sigla em inglês) são os únicos AAs metabolizados nos músculos esqueléticos, a melhor forma de aumentar a produção de glutamina no organismo é pela ingestão de BCAAs em abundância. Eles podem ser encontrados em proteínas de alta qualidade (isto é, de origem animal) e atuam como precursores da glutamina.

AMINOÁCIDOS ESSENCIAIS

Agora, analisemos as informações científicas sobre os AAs essenciais. Não se preocupe. Não vou submeter você a uma aula de bioquímica sobre as características específicas de cada um desses nove aminoácidos, mas quero repassar algumas das características distintivas desses AAs que nosso organismo foi criado para encontrar na natureza, em vez de produzi-los por conta própria. Comemos para obter esses aminoácidos.

AMINOÁCIDOS ESSENCIAIS

Caso você *faça* questão de decorar os nomes dos nove únicos aminoácidos essenciais, aqui estão:

- Valina
- Leucina
- Fenilalanina
- Lisina
- Isoleucina
- Treonina
- Metionina
- Triptofano
- Histidina

Parando para pensar, é bastante impressionante que todas as nossas proteínas sejam compostas por apenas vinte AAs, alguns dos quais produzidos pelo organismo e outros que precisam ser obtidos pela alimentação. Para uma saúde ideal, alguns AAs essenciais precisam ser ingeridos em doses específicas (por exemplo, a leucina).

Embora cada AA essencial desempenhe um papel importante nas funções do organismo, três têm uma importância específica na definição de uma alimentação de qualidade: leucina, lisina e metionina. Eles funcionam melhor quando são consumidos juntos; dos três, a leucina é o mais importante para a saúde dos músculos. Anteriormente, descrevi a síntese proteica muscular (SPM) e como um consumo de proteínas adequado é necessário para estimular essa reação crucial. Agora, vamos dar um passeio pela ciência do mecanismo da proteína-alvo de rapamicina em mamíferos (mTOR, de *mammalian target of rapamycin*, na sigla em inglês), descoberto nos anos 1990 pelo Dr. Layman, meu mentor. O cerne dessa descoberta é a natureza binária do efeito da mTOR sobre a SPM. Simplificando: ao fazer uma refeição, ou a dose de proteína que você ingere é suficiente ou não para desencadear o processo. Qualquer dieta que não atinja esse limiar carece de um componente-chave para a otimização da saúde muscular e metabólica.

O mecanismo da mTOR se baseia na leucina, um BCAA que, se ingerido uma dose específica nas refeições, aciona a engrenagem da síntese de proteínas nos tecidos musculares. A leucina, especificamente, ativa um componente do complexo de sinais da mTOR, que desempenha um papel crucial no início e na manutenção da síntese proteica dentro das células. Pense na leucina como a chave que você gira (ou o botão que aperta) em seu carro para ligar o motor. A mTOR é o motor, e todos os AAs que seu corpo têm disponíveis são o combustível. Esse sistema, como um todo, fornece energia para a síntese de proteínas. Embora o mecanismo da mTOR seja binário — ou ele desencadeia a SPM ou não desencadeia —, esse sistema tem mais nuances.

Um fator determinante do limiar da mTOR é a idade. Quando você é jovem e está em fase de crescimento, a mTOR é regulada pelos hormônios (insulina, hormônio de crescimento, IGF-1). Porém, à medida que envelhece, os músculos esqueléticos vão se tornando "anabolicamente resistentes". Isto quer dizer que nosso organismo fica menos reativo aos hormônios e mais sensível à qualidade da dieta e ao AA leucina.

AS NECESSIDADES PROTEICAS AO LONGO DO TEMPO

As proteínas são os únicos macronutrientes que exigem mudanças relacionadas à idade, na quantidade e na qualidade, com o passar dos anos. Enquanto nenhum carboidrato é considerado essencial, a necessidade de AAs essenciais em nosso organismo varia ao longo da vida. Prescrever doses específicas de proteínas para melhorar a saúde dos músculos em um corpo em transformação é o ápice da abordagem "alimentação como medicamento". A leucina é o motor-chave de mudanças fisiológicas positivas no longo prazo.

Sendo mais jovens, as crianças conseguem atingir o limiar da mTOR com apenas 5 gramas a 10 gramas de proteína. Há dados indicando que pessoas saudáveis e ativas na casa dos 20 anos, talvez até dos 30, são capazes de obter uma reação robusta da SPM com o consumo de apenas 1,7 grama de leucina em uma refeição (embora provavelmente uma quantidade maior seja melhor).[4] Vários estudos com adultos mais velhos demonstram que eles podem vivenciar um efeito "restaurador" da SPM consumindo pelo menos 2,5 gramas de leucina por refeição. **Esse efeito restaurador exige um mínimo de 30 gramas de proteínas de alta qualidade a cada refeição.** Para atingir o limiar de leucina ingerindo apenas alimentos de origem vegetal, porém, você precisaria comer 35% a 45% de proteínas vegetais a mais (dependendo da origem), o que, é claro, representa um consumo significativamente maior de calorias.

O potencial restaurador da SPM é significativo, aqui, sobretudo do ponto de vista da intervenção precoce. Como é sabido, o envelhecimento começa entre os 30 e os 40 anos, mesmo que passe praticamente despercebido. As evidências da restauração pela SPM indicam que medidas tomadas precocemente podem não apenas *proteger* o tecido muscular, como até *restaurá-lo*. Essa descoberta demonstra a urgência de saber mais a respeito e implementar dosagens apropriadas de proteínas o mais cedo possível. Além disso, dê uma olhada neste bônus: estudos mostram que o acréscimo de proteínas ricas em leucinas às refeições não apenas desencadeia a SPM, como também ajuda a estabilizar sua glicemia.

Hoje, a maioria da população norte-americana consome níveis de leucina muito inferiores aos ideais. Apenas 25% das mulheres e 10% dos homens entre 51 e 70 anos consomem o recomendado pelo governo, segundo dados da Pesquisa Nacional de Exames de Saúde e Nutricionais (NHANES, na sigla em inglês). Dos 70 anos em diante, apenas 50% das mulheres e cerca de 30% dos homens atingem os níveis de proteínas recomendados, segundo Berner *et al.*[5] Esses percentuais baixos indicam quão poucas pessoas acima dos 50 anos estão consumindo uma quantidade de proteínas próxima do necessário para atender às exigências mínimas da sua musculatura. Embora a ciência mostre que **qualquer pessoa mais velha ou sob estresse deva consumir aproximadamente o dobro da quantidade de proteínas atualmente recomendada pelo governo norte-americano**, muitas sequer atingem a ingestão diária *mínima*, que dirá duplicá-la. É absolutamente possível, e necessário, corrigir isso.

Lembre-se: as diretrizes RDA baseiam-se em um modelo de déficit, ou seja, apontam *o mínimo exigido para sua sobrevivência*. Isso quer dizer que indicam o nível mais baixo requerido para ensejar a reparação básica dos tecidos, e não muito além disso. Os números do RDA tampouco levam em conta se o estilo de vida é ativo ou o objetivo de proteger os músculos e a longevidade à medida que envelhecemos. Para um melhor padrão de medida, sugiro seguir o **RDA Lyon**. Com base em trinta anos de literatura científica e na descoberta do limiar de leucina pelo Dr. Layman, **minha recomendação é que adultos consumam de 30 a 50 gramas de proteínas de alta qualidade** *em cada refeição principal*. Parece muito? Não se preocupe. Vou mostrar exatamente como fazer acontecer. Lembre-se: nosso objetivo aqui não é a sobrevivência de curto prazo (representada pelo RDA), e sim uma saúde próspera no longo prazo (possibilitada pelo RDA Lyon). Conhecimento é poder. Informação e conhecimento vão empoderar você para tomar as melhores decisões e viver uma vida longa, robusta e saudável.

A QUALIDADE AFETA A QUANTIDADE

A essa altura, já deve estar claro por que a saúde ideal exige prestar atenção nas composições de aminoácidos dos diferentes alimentos que consumimos. As proteínas no feijão ou na quinoa, por exemplo, contêm perfis de AAs significativamente diferentes daquelas encontradas na carne de boi ou de frango. Caso você opte por fontes de proteína de menor qualidade, terá que consumir quantidades maiores ou encontrar opções de suplementação. Em esmagadora maioria, as proteínas animais (que contêm quantidades maiores de AAs essenciais) atenderão você melhor no que diz respeito ao suprimento dos aminoácidos cruciais para sustentar os sistemas do organismo que dependem das proteínas — inclusive os músculos. Não é impossível obtê-los pela ingestão de uma dieta ovolactovegetariana, rica em ovos e laticínios. Nem é impossível obtê-los com uma dieta vegana. Porém suas opções serão limitadas, e talvez você precise tomar suplementos para prevenir deficiências.

Alimento (porção de 25g)	Metionina (g)	Leucina (g)	Lisina (g)
Carne moída de peru	0,140	0,385	0,455
Carne de boi (chã, lagarto)	0,260	0,793	0,843
Peito de frango (sem pele)	0,179	0,485	0,549
Atum albacora	0,194	0,532	0,601
Costeleta de porco (magra)	0,189	0,584	0,635
Tofu extrafirme	0,350	0,210	0,182
Ricota (baixo teor de gordura)	0,800	0,346	0,379
Castanha-do-pará	0,282	0,323	0,138
Feijão-branco	0,980	0,522	0,449
Feijão-branco tipo *navy*	0,270	0,179	0,148
Ovos grandes	0,106	0,305	0,256
Tempeh	0,490	0,400	0,254

Para outros alimentos, consulte o site da USDA e busque "leucina".

Todo esse papo sobre AAs essenciais é ótimo, mas... ONDE você consegue encontrá-los? O gráfico da página 144 mostra que os AAs se sobrepõem em diversos alimentos. Na interseção, estão relacionados os alimentos ricos em todos os três AAs cruciais, chamados "AAs limitantes". Você vai perceber que as fontes animais são as mais ricas nesses AAs específicos.

Vamos dar outra olhada no rótulo dos nossos alimentos. Como você pode ver, pela complexidade dos perfis de aminoácidos das diversas proteínas, a quantidade de gramas listada para um alimento não é equivalente à de outro. Em outras palavras, 6 gramas de proteína de cânhamo não equivalem a 6 gramas de proteína em um ovo. Infelizmente, os rótulos atuais não subdividem os alimentos com base na qualidade proteica ou na capacidade do seu organismo de assimilar as proteínas que consome.

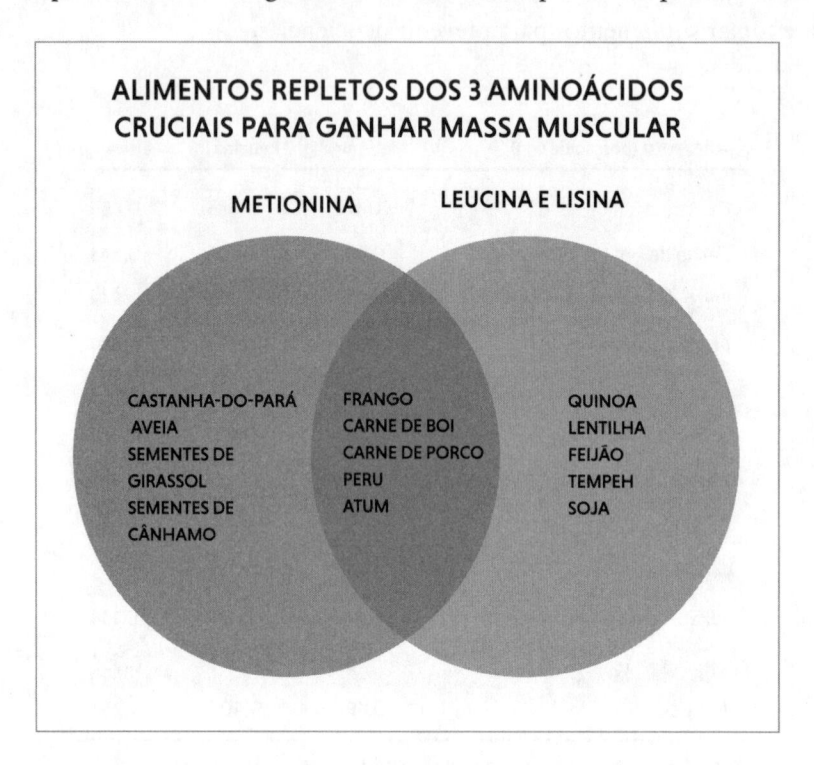

ALIMENTOS REPLETOS DOS 3 AMINOÁCIDOS CRUCIAIS PARA GANHAR MASSA MUSCULAR

METIONINA | LEUCINA E LISINA

METIONINA	Interseção	LEUCINA E LISINA
CASTANHA-DO-PARÁ	FRANGO	QUINOA
AVEIA	CARNE DE BOI	LENTILHA
SEMENTES DE GIRASSOL	CARNE DE PORCO	FEIJÃO
SEMENTES DE CÂNHAMO	PERU	TEMPEH
	ATUM	SOJA

Mas não tenha medo! Vou ensinar como decifrar os rótulos, como agrupar os AAs para uma ingestão ideal de proteínas e como elaborar estratégias nutricionais para garantir um consumo de proteínas de alta qualidade, em doses adequadas ao longo do dia.

PROTEÍNAS COMPLETAS *VERSUS* PROTEÍNAS COMPLEMENTARES

Talvez você já tenha ouvido o termo "proteína incompleta", usado para descrever alimentos que carecem ou contêm quantidades limitadas de um ou mais dos AAs essenciais na dose necessária para a saúde humana.

Os legumes são o maior exemplo. Embora contenham lisina, treonina e triptofano, falta-lhes metionina. Os grãos, por sua vez, contêm metionina, mas fornecem uma quantidade limitada de lisina e, muitas vezes, de treonina ou triptofano. Juntos, legumes e grãos fornecem um mix de AAs melhor do que separadamente. De combinações como essa, diz-se que fornecem **proteínas complementares**, cuja soma proporciona um perfil de aminoácidos completo. Mesmo assim, essas misturas não são de qualidade tão boa quanto a das proteínas da carne, do leite, dos ovos ou do peixe, considerando que a quantidade de aminoácidos contida nelas pode não ser suficiente para a otimização das proteínas. Além disso, combinações como grãos e legumes significam um aumento da ingestão de carboidratos, o que pode resultar em um excesso de calorias para o adulto sedentário médio.

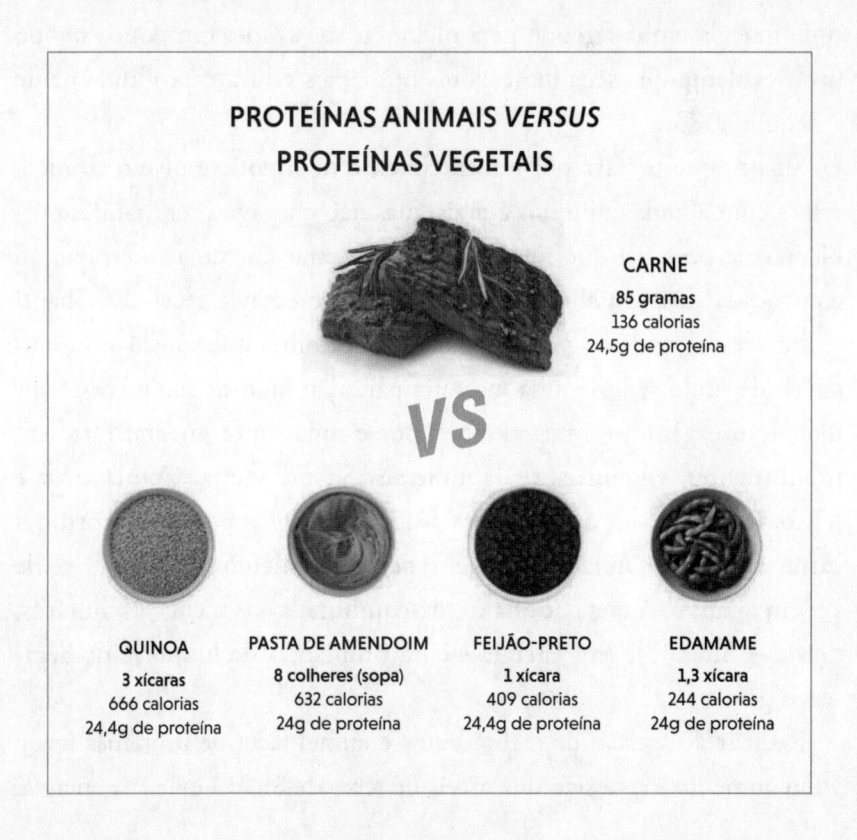

PROTEÍNAS ANIMAIS *VERSUS* PROTEÍNAS VEGETAIS

CARNE
85 gramas
136 calorias
24,5g de proteína

VS

QUINOA
3 xícaras
666 calorias
24,4g de proteína

PASTA DE AMENDOIM
8 colheres (sopa)
632 calorias
24g de proteína

FEIJÃO-PRETO
1 xícara
409 calorias
24,4g de proteína

EDAMAME
1,3 xícara
244 calorias
24g de proteína

Os protocolos proteicos são alvo de uma confusão enorme, com sérias consequências para a saúde em geral. Mesmo as pessoas que dão o melhor de si para ingerir alimentos saudáveis podem cair na armadilha de uma dieta pobre em proteínas, prejudicial à capacidade de viver da melhor maneira possível. Tomemos o exemplo de Shanti, uma mulher de quase 40 anos inteligente e bem-informada sobre saúde. Ela me procurou com olheiras profundas, visivelmente exausta. Estava usando roupas folgadas e sentou-se com os ombros curvados. Sua linguagem corporal dizia tudo. Raramente sinto receio de não ser capaz de ajudar um paciente. Shanti era uma exceção. Ela se sentia triste e desanimada, esmagada pelo peso de informações contraditórias e caóticas sobre saúde e bem-estar. Fiquei preocupada com seu estado de saúde e seu estado mental derrotista. Será que ela teria força suficiente para se recuperar? Discutimos tudo que ela vinha fazendo para melhorar sua saúde. Em pouco tempo ficou evidente que seus indicadores principais estavam profundamente desequilibrados.

Shanti, que passava por um tratamento de hipotireoidismo crônico, estava com alguns quilinhos a mais, mas não chegava a ter grandes problemas de peso. O que impedia seu bem-estar era uma interpretação equivocada dos conselhos nutricionais que ela havia recebido. Shanti vinha se esforçando ao máximo para fazer escolhas que considerava saudáveis, levando sempre uma marmita para não fugir de sua meta de alimentação orgânica e integral. Se existisse uma fonte integral forte em fitonutrientes, vitaminas e sais minerais, Shanti aderia. Comia arroz e feijão, legumes com quinoa, batata-doce, *smoothies* e shakes. Cortou a carne vermelha, comia pouquíssimo peixe ou laticínios, e só um ovo de vez em quando. A dieta de Shanti, desequilibrada e rica em carboidratos, deixou-a anêmica, sem energia e com problemas de humor e de bem-estar geral.

Reduzir a ingestão de carboidratos e aumentar a de proteínas levou a um aumento expressivo dos níveis de ferro de Shanti e de sua energia.

Mas a transformação mais impressionante foi em seu jeito de ser. Revolucionar a dieta lhe conferiu um senso de libertação que ela nunca tivera. Sentir-se melhor fisicamente ajudou a melhorar seu humor. Ela usou essa energia recém-descoberta para assumir o controle da própria saúde, fortalecendo-se por dentro e por fora. Deixou de sentir-se derrotada.

> **DIETAS VEGETARIANAS**
>
> Na média, os vegetarianos consomem aproximadamente 65 gramas de proteínas de origem vegetal por dia. Trata-se de uma quantidade pequena demais, sobretudo se levarmos em conta a qualidade dos aminoácidos. Embora as evidências disponíveis hoje não confirmem a recomendação de uma exigência proteica específica para quem consome apenas proteínas vegetais, espero que essa negligência seja corrigida nos próximos anos — principalmente se quisermos focar em alimentos integrais, e não apenas no aumento do status proteico com proteína em pó.

As proteínas acabam sendo o macronutriente mais polêmico, por conta da questão animal. Porém, se nossa meta é ter uma saúde ideal e perder gordura, é preciso deixar de lado o viés contra essa fonte de alimento. Inúmeras pesquisas demonstram que as proteínas de boa qualidade vêm de fontes animais, entre elas as carnes — em geral, de animais terrestres, como frango, peru, boi, búfalo e cordeiro. Ovos, laticínios e peixes também são boas fontes. Além de terem perfis de aminoácidos com equilíbrio ideal, os produtos de origem animal são superiores em densidade de nutrientes, caloria por caloria. Além disso, seus principais nutrientes têm maior "biodisponibilidade", comparados aos alimentos vegetais.

BOAS PRÁTICAS PROTEICAS

- Comece comendo as proteínas. Isso garante a ingestão de AAs, que provocam a SPM, o que vai ajudá-lo a se sentir saciado mais rapidamente.

- Antes de ir a um evento em que a comida não é saudável, tome um shake de proteínas de 20 gramas.

- Troque os salgadinhos por chips de proteína.

- Equilibre as refeições pobres em proteínas colocando um sachê de aminoácidos na água. Isto pode ajudar a ativar seu metabolismo muscular, reduzindo os picos de glicemia.[6]

A CARNE DE BOI FORNECE AO SEU CORPO...

... uma quantidade maior dos nutrientes de que você necessita. Uma porção de 85 gramas de carne magra proporciona os seguintes nutrientes, em cerca de 150 calorias

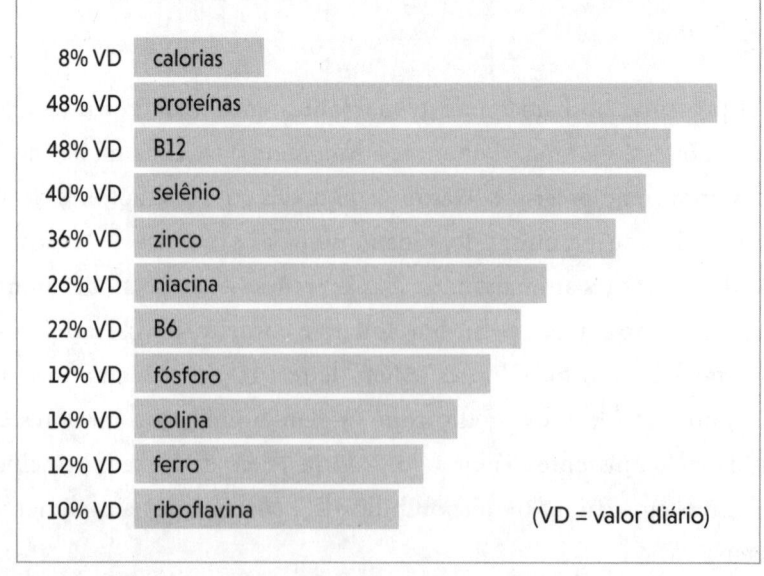

8% VD	calorias
48% VD	proteínas
48% VD	B12
40% VD	selênio
36% VD	zinco
26% VD	niacina
22% VD	B6
19% VD	fósforo
16% VD	colina
12% VD	ferro
10% VD	riboflavina

(VD = valor diário)

BENEFÍCIOS DA CARNE

- A carne é uma poderosa usina de energia nutricional em pequenos pacotes. Uma única porção de 85 gramas de carne cozida proporciona 10 nutrientes essenciais.
- As proteínas ajudam a preservar e aumentar a massa muscular.
- As vitaminas B6 e B12 ajudam a manter as funções cerebrais.
- O selênio ajuda a proteger contra dano celular.
- O zinco ajuda a manter o sistema imunológico saudável.
- A niacina auxilia o metabolismo e os níveis de energia.
- O fósforo ajuda a fortalecer ossos e dentes.
- O ferro auxilia o uso de oxigênio pelo organismo.
- A taurina, a carnosina, a anserina e a creatina, inexistentes nos vegetais, são particularmente abundantes na carne bovina.

OUTROS BENEFÍCIOS NUTRICIONAIS DA CARNE DE BOI

- A taurina, um aminoácido não proteinogênico essencial para as crianças (principalmente as nascidas prematuras) e condicionalmente essencial para os adultos, auxilia na formação de sais biliares, que ajudam a eliminar o colesterol e a absorver lipídios alimentares e vitaminas. Também atua como importante antioxidante e tem efeitos anti-inflamatórios.
- A carnosina reduz a formação de espécies reativas de lipídios e aumenta a restauração dos níveis de glutationa no sangue.
- A creatina é essencial para o metabolismo do cérebro e dos músculos esqueléticos. Também tem sido usada para melhorar as funções cognitivas e reduzir os efeitos crônicos de lesões traumáticas no cérebro.

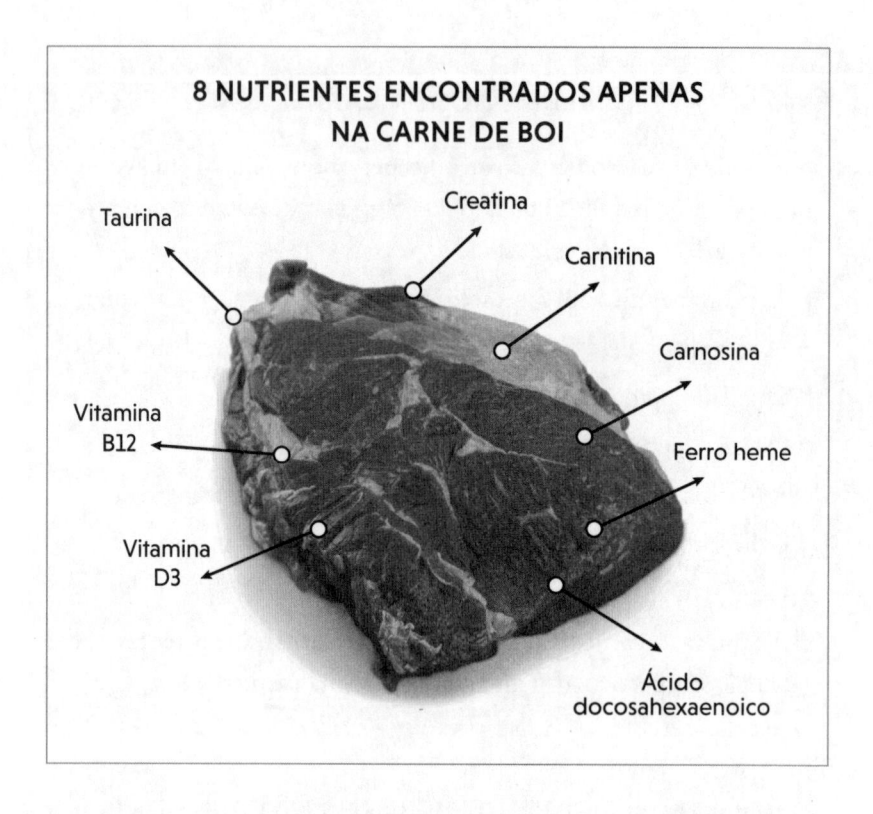

8 NUTRIENTES ENCONTRADOS APENAS NA CARNE DE BOI

- Taurina
- Creatina
- Carnitina
- Carnosina
- Vitamina B12
- Ferro heme
- Vitamina D3
- Ácido docosahexaenoico

A DIVISÃO DE PROTEÍNAS QUE MAXIMIZA A SPM

Já discutimos a relação íntima entre os impactos da qualidade e da quantidade de proteínas. Mas fato é que a distribuição e o momento do consumo de proteínas ao longo do dia também fazem uma grande diferença. Evidências apontam que o padrão alimentar do norte-americano médio o predispõe a uma massa muscular e a uma saúde medíocres ao longo da vida. Por exemplo, engolir uma tigela de cereais ou beliscar uma rosquinha no caminho do trabalho não representa o tipo de café da manhã repleto de proteínas que seriam necessárias para nosso metabolismo trabalhar. Mesmo aqueles que comem um ovo com torrada ou um pequeno iogurte com uma fruta não estão ingerindo aminoácidos suficientes para desencadear a SPM. Digamos, além disso, que seu almoço consista em um pequeno sanduíche de peru ou uma salada e que o dia termine com um bifão com batatas no jantar, um peixe acompanhado de alguns legumes ou talvez um prato de massa. Como se pode ver no gráfico da página 152, é um padrão que vai levar a um desequilíbrio na distribuição de proteínas, e isso trará consequências.

O preço desse desequilíbrio, em uma vida inteira, acaba tornando-se significativo. Refeições individuais pobres em proteínas não apenas deixam de estimular corretamente a capacidade do organismo de sintetizar proteínas (conforme explicado antes), como esses padrões alimentares também podem findar consolidando hábitos que não nos ajudam muito. Com o passar do tempo, ganhamos gordura e perdemos músculos, ao passo que nos sentimos mais fracos e mais cansados. Esses danos se acumulam ainda mais com a mudança do nosso meio hormonal ao longo dos anos — quando não alteramos nossas escolhas alimentares, os níveis de hormônios caem e entramos em déficit anabólico.

Eis a boa notícia: quando você passa a entender como usar a comida como medicamento, as decisões que você toma podem provocar uma virada rumo a um padrão ideal, tanto física quanto mentalmente. Embora uns digam que o mais importante é o total diário de proteínas, a literatura científica sugere que a distribuição de proteínas ao longo do dia é a estratégia ideal para aumentar e manter a massa muscular. Em minha prática clínica, concluí que uma distribuição adequada de proteínas, ao longo de cada dia, também aumenta a obediência à dieta no longo prazo.

Como expliquei, minha recomendação genérica para a otimização da síntese proteica muscular na maioria dos adultos é ingerir pelo menos 30 gramas de proteínas de alta qualidade em cada uma das três refeições diárias. Mas as minhas recomendações específicas para *você* dependem das *suas* metas específicas. Você está tentando ganhar massa muscular? Neste caso, dependendo da sua meta diária total, dá para aumentar a ingestão de proteínas para quatro, cinco ou até seis vezes por dia (é mais eficiente aumentar o número total de refeições do que ingerir mais proteínas em uma única refeição). Por exemplo, caso sua meta proteica seja de 200 gramas diários, e você já planejou três refeições com pelo menos 40 gramas de proteína nelas, é preciso adicionar uma refeição extra.

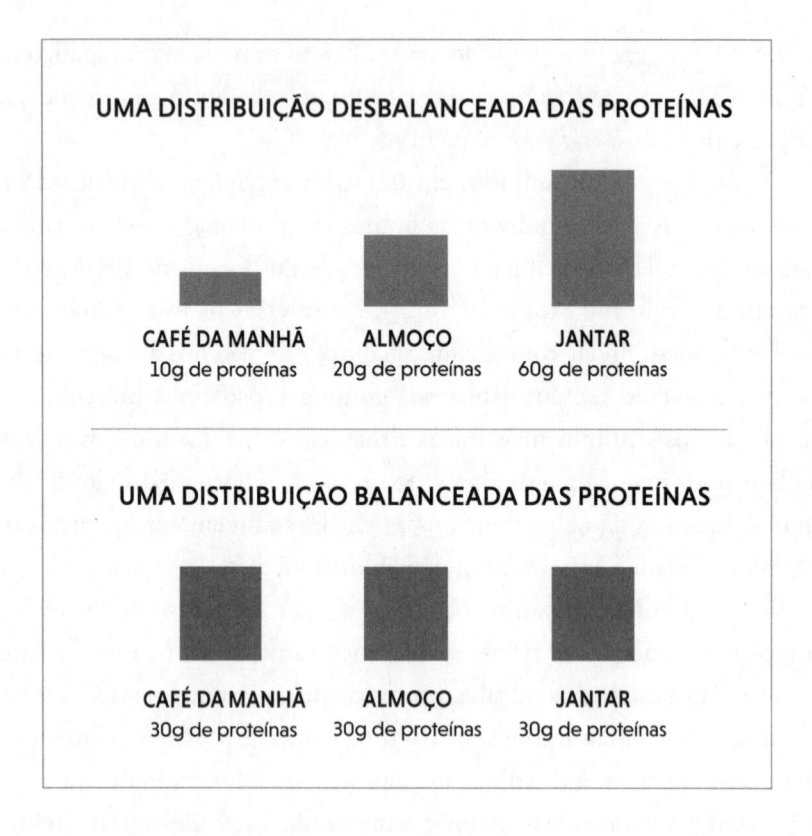

UMA DISTRIBUIÇÃO DESBALANCEADA DAS PROTEÍNAS

CAFÉ DA MANHÃ	ALMOÇO	JANTAR
10g de proteínas	20g de proteínas	60g de proteínas

UMA DISTRIBUIÇÃO BALANCEADA DAS PROTEÍNAS

CAFÉ DA MANHÃ	ALMOÇO	JANTAR
30g de proteínas	30g de proteínas	30g de proteínas

A HORA CERTA DAS REFEIÇÕES: CAFÉ DA MANHÃ E JANTAR DE CAMPEÃO

Quando se trata de ganhar músculos, o café da manhã é, de longe, a refeição mais importante. Quando falo em "café da manhã", refiro-me à primeira refeição do dia, qualquer que seja o horário. Uma dose robusta de proteínas, antes de qualquer outra coisa, vai predispor você à otimização metabólica, deixando seu organismo pronto, estimulando o crescimento muscular, reduzindo a fome e abastecendo-o com uma dose de AAs para uso em outros processos biológicos.

A segunda refeição mais importante é a última antes do jejum noturno. Escolher alimentos que abasteçam seu corpo com aminoácidos suficientes para gerar glicose pode ajudar a estabilizar a glicemia ao longo da noite, deixando-o pronto para começar o dia seguinte. A Sociedade

Internacional de Nutrição Esportiva recomenda uma ingestão de 30 a 40 gramas da proteína caseína antes de dormir, a fim de alimentar uma SPM maior durante a noite e aumentar a taxa metabólica sem influenciar negativamente as taxas de queima de gordura durante o sono.[7]

Um terceiro momento de ingestão de proteínas é particularmente benéfico para pessoas idosas, obesas ou que tenham algum problema metabólico que esteja prejudicando a saúde do tecido muscular. **Uma dose de proteína depois de uma série de exercícios, sobretudo treinos de resistência, auxilia a SPM.** As contrações dos músculos esqueléticos causam aumento do fluxo sanguíneo, o que deixa o tecido muscular a postos para absorver nutrientes (se você está começando a se exercitar, tentando perder peso ou se recuperando de uma enfermidade, ingerir proteínas depois de malhar auxilia na reatividade dos músculos. Recomendo um shake com 20 gramas de *whey protein*). Basicamente, priorizar as proteínas durante esse período reduz a resistência anabólica do tecido muscular, permitindo que você se beneficie com menos proteínas alimentares quando combinadas com exercícios.

OS SUPERPODERES DAS PROTEÍNAS: TERMOGÊNESE E SACIEDADE

Eis uma vantagem extra da ingestão de mais proteínas: a saciedade, isto é, uma sensação de satisfação mais prolongada. Ensaios clínicos comparando dietas energeticamente balanceadas indicam que as dietas ricas em proteínas saciam mais.[8] Ao consumi-las em quantidade suficiente ao longo do dia, você fica menos suscetível a comer demais. Encare as proteínas como um jeito de aumentar sua força de vontade nutricional por meio da alimentação.

Ingerir proteínas reduz a sensação de fome, o que auxilia na perda de gordura, ao tornar mais fácil suportar um déficit de calorias. Estudos também mostraram que uma maior ingestão de proteínas no café da manhã, no almoço e no jantar promove uma saciedade imediata e duradoura. Esse efeito é produzido pelo aumento da concentração do peptídeo plasmático YY (PYY), um hormônio do intestino que estimula a saciedade, e também pela redução dos níveis de grelina, que estimula a fome.[9] Acontece que tanto o ser humano quanto várias outras espécies animais apresentam a chamada "priorização proteica", ou seja, continuamos a comer até ter ingerido uma quantidade adequada de proteínas, mesmo que isso exija uma ingestão excessiva de energia não proteica (isto é, carboidratos e gordura) para chegar lá. Se você mantiver elevado o percentual de proteínas da sua dieta, automaticamente tenderá a comer menos como um todo. E graças ao efeito térmico da comida, também queimará uma quantidade maior das calorias consumidas.

POR QUE DIETAS RICAS EM PROTEÍNAS FUNCIONAM

→ Estimulam a síntese proteica muscular, que protege os músculos esqueléticos, e fornecem mais energia

→ Aumentam a termogênese

→ Reforçam a saciedade

Vamos subdividir esse processo. Digerir, absorver e metabolizar macronutrientes consome energia, certo? Essa demanda de energia é chamada de "termogênese". Portanto, a termogênese proteica é a energia que o corpo gasta para processar e utilizar as proteínas que você ingeriu. Devido à estrutura química dos AAs e do destino dado a eles dentro do seu corpo, metabolizar proteínas consome mais energia do que metabolizar carboidratos ou gordura. Enquanto tradicionalmente calculam-se as calorias de origem proteica em 4 calorias por grama (o que gera o número que você encontra nas embalagens de alimentos), a digestão e a assimilação de proteínas *aumentam* o gasto de energia em 20% a 35% da ingestão líquida de calorias das proteínas. Por exemplo, se sua dieta atual for de 2 mil calorias, e 800 destas vierem de proteínas, a digestão e a assimilação dessas proteínas resultará na queima de 160 a 240 calorias. Isso equivale a consumir 20% a 35% menos que o total de calorias proteicas indicado no rótulo do alimento em questão. Em outras palavras, ingerindo mais proteínas, você dá o pontapé inicial na máquina metabólica do seu organismo, e é como se, no fim das contas, você tivesse comido menos! Porém, agora que finalmente sabemos quanta proteína precisamos comer, o que fazer com todas essas recomendações confusas e descuidadas sobre o consumo de gordura e carboidratos?

REPROGRAME O MINDSET

UMA REFEIÇÃO COMO OUTRA QUALQUER

Escolher o tempo todo os alimentos de que o corpo necessita para uma nutrição balanceada pode ser incômodo para algumas pessoas, principalmente quando se trata de priorizar as proteínas em detrimento dos carboidratos. As narrativas sociais só atrapalham. Acreditamos em histórias que exageram a importância de certas refeições, falando delas como se fossem a última. Pense no peso emocional que atribuímos aos almoços de aniversário, à ceia de Natal ou a uma saída noturna. É comum ficarmos ansiosos, pensando na comida como um grande acontecimento que aos poucos toma conta da nossa cabeça. Mas se faça a seguinte pergunta: com que frequência essa refeição acaba sendo tão boa quanto você imaginava? A decepção acaba levando você a comer mais ou até mesmo a provocar outra oportunidade de "escapadinha" alimentar, sempre em busca do êxtase gastronômico? É por isso que é crucial criar uma mentalidade "neutra".

Em vez de supervalorizar a comida, aproveite mais a experiência e os momentos agradáveis. Quando sua mente se concentrar na refeição, afaste esses pensamentos. Aguente firme. Se você conseguiu se convencer de que elas são tão importantes, também conseguirá se convencer de que não são. É claro que isso exige prática, mas lembre-se: não vale tanto envolvimento emocional; é uma refeição como outra qualquer.

São muitos os mecanismos que estimulam nosso desejo de comer, entre eles está a via de recompensa da dopamina. No meu caso, aprender mais a respeito da minha própria biologia e entender meus próprios pontos fracos trouxe um alívio enorme. Finalmente compreendi quais situações me desviavam de meu plano nutricional, rumo a uma espiral de maus hábitos alimentares. Comecei a perceber padrões. Meus momentos de vulnerabilidade costumavam aparecer logo depois que eu passava pelo "barato" de tirar a nota máxima em uma prova ou de dar uma palestra excelente. Bem nessa hora, eu sentia uma compulsão alimentar que me forçava a procurar alimentos fora do planejamento só para manter aquela sensação boa.

Eis o truque para lidar com esse tipo de ânsia: olhe para sua bola de cristal e preveja o futuro. Com o tempo, aprendi que me preparar para essas oscilações emocionais me ajudava a manter o equilíbrio, ou seja, um estado mental neutro. Reduzir as oscilações emocionais me auxiliou a matar minhas ansiedades, domando meu desejo por dopamina. Conhecida como a "substância do quero mais", a dopamina estimula os altos e baixos que nos deixam vulneráveis a todo tipo de consumo em excesso. Depois de um pico, a abstinência de dopamina pode levar a uma queda tão profunda quanto foi a alta — a níveis até inferiores ao nível de base normal. Esses ciclos de altos e baixos nos deixam muito vulneráveis aos prazeres da mesa e a outros vícios. Agora que você está ciente disso, pode fazer seu planejamento e intervir antecipadamente. Afinal de contas, aquela grande ocasião que faz você sonhar com a comida é só mais uma refeição.

6
Carboidratos e gorduras dietéticas: desmistificando os queridinhos da Ciência Nutricional

Não é de admirar que os carboidratos tenham uma reputação tão ruim na cultura de saúde atual. Os amidos e os açúcares de dar água na boca conseguem tornar viciantes todo tipo de coisa, desde os biscoitos da vovó até aquela deliciosa fatia de bolo que você adora saborear no café da manhã. Eles despertam o desejo de ingeri-los e são muito fáceis de consumir em excesso.

Em geral, o pensamento predominante sobre como os carboidratos e a gordura contribuem para a obesidade gira em torno de dois modelos diferentes: "calorias que entram, calorias que saem" e o modelo insulina-carboidrato, que propõe que uma dieta rica em carboidratos — incluindo grandes quantidades de alimentos ricos em amido e açúcar refinado — provoca a liberação de insulina em excesso, aumentando o armazenamento de gordura e resultando em aumento da fome, diminuição da taxa metabólica ou ambos.[1] Como sempre, a verdade provavelmente está em algum lugar no meio. Agora, vamos desvendar a ciência por trás de fazer as melhores escolhas de carboidratos e gorduras para o seu corpo.

CARBOIDRATOS

A maioria das pessoas nos Estados Unidos obtém mais de 50% de suas calorias a partir dos carboidratos. Essa ingestão excessiva de carboidratos refinados, ricos em amido e açúcar, teve efeitos devastadores na sociedade norte-americana — resultando em obesidade desenfreada, resistência à insulina e diabetes tipo 2.[2]

A noção de que alimentos pré-embalados e processados podem levar ao desequilíbrio nutricional não deve ser nenhuma surpresa, mas tenha em mente que **grãos integrais, frutas, legumes e verduras também contam como carboidratos**. Mesmo os carboidratos à base de grãos integrais com baixa proporção entre carboidratos e fibras podem ser um risco para a composição corporal. Quanto mais você come, mais fácil é acentuar a resposta da insulina, o que amplifica os efeitos da alimentação excessiva. Não estou sugerindo que você deva eliminar os carboidratos; em vez disso, recomendo a integração estratégica deles a uma dieta equilibrada.

Há dois tipos de carboidratos: **fibrosos e amiláceos/açucarados**. O açúcar é uma molécula pequena, ao passo que tanto os amidos quanto as fibras são feitos de longas cadeias de moléculas simples de açúcar. Como as enzimas digestivas humanas são incapazes de quebrar com eficácia as fibras dos alimentos vegetais, seu consumo não resulta numa resposta do açúcar do sangue (glicemia). Os amidos, por outro lado, logo são digeridos em unidades de açúcar, e seu efeito sobre a glicemia é quase idêntico ao dos açúcares simples. Mitigar os picos de glicemia é uma das razões pelas quais meus pacientes aprendem a combinar proteína e/ou gordura com carboidratos, em vez de comerem apenas carboidratos. Embora os alimentos que contêm carboidratos, como os vegetais fibrosos sem amido, sejam importantes para a manutenção do microbioma, o corpo não necessita de alimentos de origem vegetal enriquecidos em açúcares e amidos para satisfazer as suas necessidades de glicose.

SEU CORPO PODE PRODUZIR A GLICOSE DE QUE PRECISA

Nosso corpo tem uma necessidade absoluta de glicose, que fornece um combustível essencial para cérebro, neurônios, glóbulos vermelhos, rins e pâncreas. Essa glicose obrigatória totaliza aproximadamente 80 a 100 gramas de carboidratos por dia. Com base nessa necessidade, a Academia Nacional de Ciências estabeleceu um valor de ingestão diária recomendado (IDR) de 130 gramas de carboidratos. Mas essa recomendação não leva em conta o fato de que a glicose não é um nutriente *dietético* essencial. **Isso porque *nosso próprio corpo pode produzi-la.***

Alguns aminoácidos de proteínas são convertidos em glicose no fígado por meio de um processo chamado gliconeogênese. Para cada 100 gramas de proteína consumida, cerca de 60 gramas de glicose são produzidos no corpo.[2] Se você dosar de maneira adequada a quantidade de proteínas, seu corpo pode se tornar eficiente na produção da própria glicose, em vez de depender constantemente de carboidratos dietéticos. Quando você aumenta a quantidade de proteínas da dieta, aumenta a produção de glicose de maneira proporcional. E os benefícios não param por aí! Essa estratégia também reduz os triglicerídeos e aumenta o colesterol bom (HDL). **Simplificando: priorizar as proteínas na dieta e ao mesmo tempo restringir os carboidratos pode reverter a síndrome metabólica.**

Embora seja verdade que não é necessário consumir carboidratos para fornecer glicose como parte de uma dieta saudável, *precisamos* de fibras. Frutas, legumes e verduras são importantes fontes de fibras alimentares e micronutrientes. As **fibras solúveis** — o tipo encontrado em frutas cítricas, maçãs e aveia — não são boas apenas para o sistema digestório, mas também têm o potencial de diminuir o colesterol sérico total.

Com base em pesquisas relevantes, o IDR do Protocolo Lyon para carboidratos exige a ingestão diária de cerca de 14 gramas de fibra para cada mil calorias consumidas.[3] Arredondando um pouco para tornar a matemática mais fácil, um homem de 90 quilos deve procurar consumir 30 gramas de fibra diariamente, enquanto uma mulher de 63 quilos deve consumir 25 gramas. Mas como escolher direito essa quantidade? Vamos analisar em detalhes as principais proporções para determinar o conteúdo de carboidratos da sua dieta.

CARBOIDRATOS DE QUALIDADE

Para atingir seus objetivos sem consumir calorias em excesso, recomendo alimentos ricos em fibras, como verduras, legumes, frutas vermelhas, leguminosas, feijões e lentilhas. Uma vantagem é que a fibra diminui a velocidade da digestão, por isso mantém você saciado por mais tempo. Além disso, os alimentos ricos em fibras também tendem a ser alimentos integrais encontrados na natureza — os meus preferidos. Com meu plano, duas relações práticas orientam a tomada de decisões dietéticas: **a proporção entre carboidratos e proteínas** e **a proporção entre carboidratos e fibras**.

A proporção entre carboidratos e proteínas define quantos gramas de carboidratos você pode ingerir em uma refeição e ainda manter o equilíbrio metabólico. Para assegurar a perda de peso, **a proporção geral entre carboidratos e proteínas na sua dieta** deve ser inferior a 1,0, muito abaixo da dieta americana média, cuja proporção é de quase 5,0. (Veja no Capítulo 7 como exatamente distribuir seus macronutrientes.) Recomendo também que você nunca coma apenas carboidratos; em vez disso, combine-os com gordura ou, de preferência, proteína (pelo menos 10 gramas). Eu sempre aconselho a pessoa a se "abastecer de antemão" com proteínas ou gorduras antes de comer carboidratos.

Essa combinação, junto ao conteúdo das fibras, determinará o impacto dos carboidratos nos níveis glicêmicos e na resposta à insulina. A proporção entre carboidratos e fibras ajuda a avaliar a qualidade de cada alimento que contém carboidratos, de modo que você possa dar preferência àqueles que fornecem fibras saudáveis e evitar os que podem contribuir para o ganho de peso. **Alimentos com proporção entre carboidratos e fibras inferior a 6,0 têm baixa carga glicêmica e altos níveis de fibra.** (Uma proporção de 8:1 oferece às pessoas que toleram carboidratos — grãos integrais e vegetais mais ricos em amido, por exemplo — um pouco mais de flexibilidade no sentido de uma diversidade de nutrientes um pouco maior.) Isso inclui a maioria dos vegetais e frutas vermelhas.

Aqui estão alguns exemplos de carboidratos ricos em fibras que recomendo com base nestas proporções:

- 1 xícara de brócolis contém cerca de 7,8 gramas de carboidratos e 4,6 gramas de fibras. Fazendo as contas (7,8/4,6 = 1,7), constatamos que nos brócolis a proporção entre carboidratos e fibras é de 1,7.
- Na vagem, a proporção é de 2,5.
- Framboesas, 1,7.
- Morangos, 3,1.
- Mirtilos, 5,1.
- Maioria dos feijões, 3,0.

Alimentos com proporção entre carboidratos e fibras de cerca de 6,0 ou menos constituem excelentes opções alimentares de origem vegetal que podem estimular a perda de gordura ao mesmo tempo que mantêm o equilíbrio de nutrientes.

Entre os alimentos que você deve evitar ou comer com moderação incluem-se batatas, arroz, massas e pães, pois a proporção entre carboidratos e fibras é de 10,0 a 30,0, e frutas como banana e melancia, que é superior a 10,0. No entanto, até certo ponto dá para se aproveitar da situação, se você se beneficiar do amido resistente. O amido resistente, como o próprio nome explica, resiste à digestão por nossas enzimas humanas, o que significa que tem um impacto mínimo nos níveis glicêmicos (um bônus: é ótimo para o microbioma). Acontece que, criando amidos resistentes, você pode reduzir a carga glicêmica de alimentos como o arroz branco e a batata.

Para fazer arroz com amido resistente, cozinhe o arroz branco com uma fonte de gordura como o azeite e, depois de cozido, deixe o arroz esfriar na geladeira. A adição de gordura e o processo de resfriamento catalisam a formação de amido resistente a partir dos amidos outrora simples presentes nesse alimento.[4] Isso também pode ser feito com as batatas, exceto que a adição de gordura se dá após o cozimento, seguida de resfriamento.[5] Além disso, enquanto as bananas maduras são ricas em açúcar, as bananas verdes e semiverdes são ricas em amido resistente, o que as torna opções melhores para a manutenção do bom nível glicêmico. E, por fim, feijão e grão-de-bico cozidos e resfriados são outra grande fonte de amido resistente e fibra, por isso se tornam ótimas escolhas tanto do ponto de vista da glicemia quanto do controle de peso.

Ao compreender as importantes propriedades dos alimentos, como a proporção entre carboidratos e proteínas, a proporção entre carboidratos e fibras e o teor de amido resistente, você pode se munir de informações necessárias para criar uma dieta personalizada para a perda de gordura. (Em breve mais informações sobre como exatamente fazer isso.)

Alimento (por 100g, cru, a menos que especificado de outra forma)	Carboidratos (g)	Fibras (g)	Proporção carboidrato:fibra
espinafre	4,0	2,0	2,0
rúcula	4,0	1,5	2,7
acelga	4,0	2,0	2,0
couve-manteiga	5,0	4,0	1,3
abacate	8,5	7,0	1,2
cenoura	10,0	3,0	3,3
pastinaca	18,0	5,0	3,6
beterraba	10,0	3,0	3,3
aspargo	4,0	2,0	2,0
berinjela (cozida)	6,0	3,0	2,0

brócolis	7,0	3,0	2,3
couve-flor	5,0	3,0	1,7
couve-de-bruxelas	9,0	4,0	2,3
repolho	6,0	2,5	2,4
chucrute	4,0	3,0	1,3
kimchi (conserva apimentada coreana)	2,5	1,5	1,7
cogumelo branco	3,0	1,0	3,0
cogumelo-ostra	6,0	2,0	3,0
abobrinha	3,0	1,0	3,0
abóbora-espaguete	7,0	1,5	4,6
vagem	7,0	3,5	2,0
alface-romana	3,0	2,0	1,5
aipo	3,0	1,5	2,0
tomate	4,0	1,0	4,0
rabanete	3,0	1,5	2,0
alcachofra	11,0	5,0	2,2
pimentão-verde	5,0	1,5	3,3
pimenta-banana	5,0	3,5	1,4
lentilhas (cozidas)	20,0	8,0	2,5
grão-de-bico (cozido)	27,0	8,0	3,4
feijão-preto (cozido)	24,0	9,0	2,7
edamame (soja verde) (cozido)	10,0	5,0	2,0
framboesas	12,0	7,0	1,7
amoras	10,0	5,0	2,0
morangos	8,0	2,0	4,0
mirtilos silvestres	12,0	2,5	4,8
kiwi	15,0	3,0	5,0

TOLERÂNCIA A CARBOIDRATOS

Uma abordagem centrada nos músculos em busca da saúde e da longevidade requer uma dieta centrada em proteínas e **um rigoroso cálculo da tolerância alimentar aos carboidratos**. Reconhecer sua relação com esses alimentos o ajudará a compreender sua flexibilidade pessoal. Alguns de meus pacientes são tão viciados em carboidratos que, assim que começam a ingerir apenas um pouco deles, descambam direto no transtorno de compulsão alimentar periódica. Tornar-se abstêmio de carboidratos os ajuda a romper o padrão prejudicial à saúde. E no seu caso?

Uma dica é calcular os carboidratos com base em um limite por refeição. A dosagem adequada varia entre 20 e 40 gramas (50 gramas na faixa muito alta sem adição de exercícios, mas em geral não recomendo um número tão alto), dependendo de como você gosta de comer e do total de carboidratos que consome em um dia. O importante é se assegurar de que o corpo gaste tudo o que você ingerir. A capacidade de se livrar dos carboidratos que comemos é chamada de "depuração pós-prandial da glicose". Esse fator decisivo estabelece nossa tolerância a refeições com carboidratos. Para evitar elevações da glicemia (ou hiperglicemia), uma refeição com carboidratos deve ser eliminada de forma eficiente em um prazo de duas horas. A elevação da glicose além desse intervalo é a definição de diabetes. Lembre-se: embora precisemos de glicose, ela terá efeitos tóxicos se seus níveis permanecerem elevados por longos períodos de tempo.

Uma vez preenchidas as reservas de glicogênio dos nossos músculos, é hora de esvaziá-las. A disfunção metabólica e a disfunção mitocondrial no músculo esquelético levam à diminuição do fluxo através dos reservatórios de glicogênio e gordura. Em última análise, o diabetes tipo 2 resulta como um sintoma dessa diminuição.

O músculo esquelético, como um local essencial de resistência à insulina, desempenha um papel importante na regulação da glicemia. Na verdade, problemas na resistência à insulina podem começar no tecido muscular uma década antes de seus sintomas. Como vimos, a saúde muscular prejudicada é a principal causa das complicações no controle da glicose no sangue, que criam as circunstâncias para uma série de alterações que distorcem os triglicerídeos sanguíneos e outros marcadores.[6] Minha recomendação de consumir 40 gramas ou menos de carboidratos líquidos por refeição é calcada na nossa compreensão da taxa de eliminação de glicose, considerando o nosso objetivo de limitar o pico de insulina. Observe que o conteúdo de *carboidratos líquidos* de determinado alimento é igual ao total de carboidratos menos a quantidade de gramas de fibra.

Com frequência, as pessoas permanecem sedentárias logo após as refeições. Isso limita o descarte de glicose no músculo esquelético a uma taxa basal de aproximadamente 3 gramas de glicose por hora. Depois de contabilizarmos o uso de glicose pelo cérebro, pelo corpo e pelo fígado, a capacidade de descarte pós-refeição de duas horas equivale a cerca de 50 gramas. Então é aqui que começamos em indivíduos saudáveis.

Como já mencionei, o valor atual de ingestão diária recomendado para carboidratos é de 130 gramas, o que atende às necessidades básicas de glicose, além de permitir cinco porções de verduras e legumes, duas a três porções de frutas e três porções de grãos integrais.[7] Nos Estados Unidos, os adultos em geral consomem quase três vezes o IDR, ou 300 gramas por dia. Ainda assim, menos de 25% comem três porções de verduras e legumes e duas de fruta. Dá para ver como essa combinação de alta quantidade e baixa qualidade gera consequências desastrosas.

Um dos problemas é a falta de uma orientação clara. É óbvio que a ingestão excessiva de carboidratos é problemática e que o gerenciamento dietético de doenças como o diabetes tipo 2 requer o controle da ingestão de carboidratos nas refeições, bem como os cuidados gerais acerca do consumo de calorias. Ainda assim, a Associação Americana de Diabetes (ADA, na sigla em inglês) declara que "não existe uma única percentagem ideal de calorias provenientes de carboidratos, proteínas e gorduras para todas as pessoas com diabetes". As diretrizes dietéticas gerais recomendam uma proporção entre carboidratos e proteínas de quase 4:1.[8] Por sua vez, a Academia Nacional de Ciências define os IDRS para carboidratos e proteínas, respectivamente, em 130 gramas por dia e cerca de 65 gramas por dia, ou uma proporção entre carboidratos e proteínas de 2:1. Ao mesmo tempo, muitos estudos clínicos sobre o controle da hiperglicemia do diabetes tipo 2 utilizam uma proporção de cerca de 1:1.[9] Diante dessa enorme variabilidade, não é de admirar que as pessoas fiquem confusas!

A verdade que ninguém menciona é a seguinte: *em qualquer uma dessas métricas e variações, o sucesso depende da saúde muscular.* Meu objetivo é simplificar e aprimorar essas informações para que você possa observar em tempo real a forma como a composição corporal, a fome e os marcadores sanguíneos melhoram com a criação de um limite de refeição de 30 a 50 gramas de carboidratos de alta qualidade. Você consegue!

A princípio, sugiro que você comece comendo diariamente 90 gramas de carboidratos de fontes integrais, divididos em três refeições. Em seguida, à medida que você se tornar mais saudável, vá aumentando essa quantidade até atingir seu limite pessoal de carboidratos. Entenda que devemos começar devagar e prosseguir devagar. Músculos saudáveis conseguem gerenciar melhor os carboidratos. A essa altura, espero que você tenha compreendido que precisa escolher seus carboidratos com base na qualidade e na quantidade, e que seja capaz de entender a razão pela qual você deve conquistar por meio de exercícios físicos quaisquer carboidratos extras acrescidos a seu orçamento de carboidratos.

A HISTÓRIA DE SOFIA

Minha paciente Sofia veio falar comigo com certa relutância, por obrigação profissional, para cumprir uma pauta de um conhecido blog de culinária. Cheia de energia, resoluta a ponto de beirar a obstinação e dona de opiniões fortes, Sofia chegou cética e um tanto insolente. Seus editores a incumbiram da tarefa de recuperar sua saúde. Apesar de acreditar que estava satisfeita com o seu nível de bem-estar, ela topou o desafio. Quando lhe perguntei sobre sua relutância, ela reconheceu o desconforto por estar sendo publicamente exposta e por ter que enfrentar seus hábitos e suas escolhas diárias. A tarefa de Sofia acabou transformando por completo sua saúde e sua vida.

Para Sofia, a comida era ao mesmo tempo uma recompensa e uma estratégia para aliviar o estresse. Na ocasião, ela estava com quase 10 quilos extras de gordura, considerava-se uma pessoa "de ossos largos" e não tinha uma rotina regular de exercícios. Naquele primeiro dia, ela entrou no meu consultório e anunciou: "Ok, eu concordei em fazer isso, mas quero deixar bem claro: estou feliz da vida com meu peso, não vou abrir mão de açúcar e carboidratos e odeio musculação."

Bem, começamos com o pé direito, pensei com meus botões. Na verdade, eu saúdo de bom grado a resistência, porque isso me revela qual área exatamente em que precisamos nos concentrar com mais afinco para avançar.

"Eu não quero ser uma daquelas pessoas obcecadas com o peso ou com a aparência", continuou Sofia.

Eu ouço com bastante frequência esse tipo de declaração. Minha linha de ação é descobrir qual é a conversa por trás da conversa. O que Sofia estava realmente dizendo era (1) que concentrar-se em si mesma a deixava desconfortável e (2) que ela temia nunca conseguir alcançar os objetivos físicos que de fato desejava. Seu monólogo interior estava reprimido e em ação havia anos, e a falta de autoestima restringia sua disposição de tentar mudar. Ainda bem para nós duas que eu estava 100% pronta para o desafio. Eu sabia que teria que agir de maneira estratégica.

Apesar do declarado conforto de Sofia com seu então peso, os exames de sangue contavam uma história diferente. Ela tinha marcadores inflamatórios elevados, baixos níveis de nutrientes essenciais, e os índices glicêmicos, de colesterol e insulina estavam altos — tudo isso na tenra idade de 35 anos.

Eu sabia que o melhor plano de ação seria focar na estrutura mental, mostrando lentamente que *era capaz* de mudar e de se tornar uma versão melhor e mais saudável de si mesma. Sua mente ficaria mais aguçada, sua energia aumentaria e seu corpo a agradeceria. Ao longo do ano e meio em que trabalhamos juntas, Sofia vinha me ver uma vez por mês para uma consulta de checagem e um relatório do progresso alcançado. À medida que ia superando cada nível de resistência mental, que incluía todas aquelas velhas histórias que ela repetia para si mesma, Sofia se tornava mais forte e mais em forma. Um novo senso de confiança e propensão ao desafio físico serviu para inspirá-la, em vez de afastá-la da empreitada.

Sofia levou seu sucesso nos desafios físicos para o campo mental. Ela começou a colocar doces sobre sua mesa de trabalho a fim de praticar seus músculos de resistência. Em determinado momento, chegou a acreditar que *tinha* que comer o que via diante de si. Estava aferrada a esses velhos pensamentos, mas descobriu que, quando punha em prática um novo tipo de reação, já não se sentia refém das circunstâncias.

Esse senso de controle sobre as próprias ações foi transferido para todas as "tentações" que Sofia enfrentava. Ela se tornou dona de si, a chefe da própria vida. Todos os dias, escolhia um obstáculo desconfortável para encarar. Às vezes, testava a capacidade de evitar por determinado número de horas o impulso de verificar as notificações do celular. Percorria um trajeto a pé em vez de pegar o metrô. Pulava o café do meio da tarde. Nenhuma dessas provações era extrema, mas, em conjunto, a ajudavam a colocar em prática a decisão de nem sem sempre optar pelo caminho "fácil". Essas mudanças sutis tiveram um grande impacto na vida de Sofia, que deixou de atender a todos os desejos e passou a escolher de maneira consciente suas ações e restrições. Se antes ela dizia *Eu nunca serei capaz de abrir mão de carboidratos,* agora passou a dizer *E daí? Não é nada de mais! Como pude viver tão apegada a um tipo de comida?* À medida que equilibramos seu nível glicêmico, Sofia perdeu quilos de gordura corporal e ganhou músculos. Mas a coisa mais importante que ela ganhou foi a confiança em si mesma.

Uma estratégia saudável para fazer escolhas responsáveis impactou todas as partes da vida e da psique de Sofia. Ela se tornou a pessoa que sabia que poderia ser, e deu tudo de si. Por pura diversão, Sofia correu uma maratona. Ela experimentou sessões de treinamento com pesos pesados e se desafiava com atividades que nunca havia tentado

Meu negócio é mudar a vida das pessoas, e a modalidade que utilizo é a medicina. Busco a liberdade para meus pacientes, e eles alcançam essa liberdade. Você pode aproveitar essa mesma liberdade em sua própria vida. Para aprender a fazer isso do seu jeito, leia as páginas seguintes!

VERDADES SOBRE A GORDURA

O medo das gorduras é o grande problema por trás das Diretrizes Dietéticas dos Estados Unidos. Não importa quanto a ciência mude, os responsáveis por elaborar políticas públicas federais ainda parecem agir como se as gorduras fossem a raiz de todos os males. Desde o início da década de 1970, os profissionais de saúde estão obcecados com a ideia de que as gorduras e o colesterol contribuem para praticamente todos os problemas, incluindo doenças cardíacas, obesidade, diabetes e câncer. Embora a "hipótese lipídica"* possa *parecer* lógica, as evidências são baseadas em suposições, achismos e convicções pessoais. Depois de quase cinquenta anos de pesquisas científicas, os argumentos contra a gordura na dieta ainda não foram comprovados — na verdade, as evidências se tornam mais fracas a cada dia.

As duas teorias por trás da crença de que a gordura faz mal à saúde asseveram que (1) o colesterol causa doenças cardíacas porque a placa que obstrui as artérias contém colesterol e (2) que a gordura engorda porque... bem... apenas parece lógico, não é?

Provou-se que ambas as teorias estavam erradas,[10] mas as grandes indústrias alimentícias e farmacêuticas ganham rios de dinheiro vendendo óleos vegetais processados quimicamente transformados em margarinas, gorduras hidrogenadas, espessantes (gorduras ou manteigas usadas para adensar massas) e óleos hidrogenados, junto com medicamentos vendidos sob prescrição médica, a exemplo das estatinas. Se você não acreditasse nessas falsas teorias sobre gordura, não compraria todos esses alimentos processados e os remédios, certo?

Ao escolher entre gorduras, tenha em mente que nem todas são iguais. Há quatro tipos de gorduras dietéticas: monoinsaturadas, poli-insaturadas, saturadas e trans, cada uma com diferentes impactos na saúde.

---

* A chamada "hipótese lipídica", ou "hipótese dos lipídios", de que há uma correlação causal direta entre a quantidade de gorduras e colesterol da dieta alimentar e a incidência de doenças cardíacas e cardiovasculares, foi proposta em 1958 pelo pesquisador e fisiologista norte-americano Ancel Keys, que, por meio da publicação de diversos artigos em revistas científicas, iniciou a discussão sobre a proibição das gorduras nas dietas. (N.T.)

Gorduras não saturadas

Predominantemente encontradas em alimentos de origem vegetal, como óleos vegetais, diferentes tipos de oleaginosas e sementes, as gorduras insaturadas são consideradas úteis para melhorar os níveis de colesterol no sangue e aliviar inflamações, além de outros benefícios.

As fontes de **gorduras monoinsaturadas** incluem:

- Azeitonas
- Abacates
- Oleaginosas, incluindo amêndoas, avelãs e nozes-pecã
- Sementes de abóbora e de gergelim, por exemplo

Entre as fontes de **gorduras poli-insaturadas** estão:

- Nozes
- Semente de linhaça
- Peixe
- Ovas de peixe
- Frutos do mar

Entre as gorduras poli-insaturadas estão os ácidos graxos essenciais, que podem proporcionar maiores benefícios à saúde.[11] Estudos mostram que a substituição de gorduras poli-insaturadas por gorduras saturadas em pacientes com síndrome metabólica está associada a maiores reduções de triglicerídeos do que o uso de gorduras monoinsaturadas, independentemente da perda de peso. Essas descobertas sugerem a possibilidade de que as gorduras poli-insaturadas são capazes de reduzir o risco cardiometabólico nesses pacientes. Lembre-se: na hora de escolher com sabedoria as nossas calorias, as gorduras poli-insaturadas são as que devemos priorizar.

Para a saúde muscular, as proteínas e os carboidratos são os principais nutrientes de interesse. Mas os ácidos graxos essenciais, como o ômega-3, também desempenham um papel importante. Os ácidos graxos ômega-3 são um grupo de gorduras poli-insaturadas essenciais que precisam vir de fontes alimentares, uma vez que o corpo não consegue produzi-las. Trazem inúmeros benefícios para a saúde (pense no ômega-3 como uma espécie de "vitamina F"[do inglês, "fatty acids"] dos ácidos graxos).[12] Já se demonstrou que a suplementação com ômega-3 derivado do óleo de peixe melhora a composição corporal, a força muscular, o desempenho físico e os perfis lipídicos séricos em adultos mais velhos.[13] Esses resultados sugerem que o aumento de ômega-3 pode ser útil na prevenção da sarcopenia.

Embora os peixes sejam as fontes animais mais ricas, as fontes vegetais de ômega-3 incluem suplementos de óleo de algas, sementes de linhaça, sementes de abóbora e nozes. Há três formas de ácidos graxos ômega-3: ácido alfa-linolênico de origem vegetal (ALA), ácido eicosapentaenoico de origem animal (EPA) e ácido docosahexaenoico (DHA). Ao longo dos últimos três séculos, as mudanças na cadeia de suprimento alimentar nos Estados Unidos levaram a diminuições no consumo de ômega-3, além de aumentos na ingestão total de gordura e de ácidos graxos ômega-6. O resultado: uma enorme mudança na proporção ômega-6:ômega-3 — de 1:1 no período agrícola para mais de 20:1 hoje —, o que pode ocasionar significativos efeitos inflamatórios.[14] O foco da agricultura moderna na quantidade de alimentos em detrimento da qualidade levou a modificações na alimentação dos animais, diminuindo o teor de ácidos graxos ômega-3 em alimentos amplamente disponíveis, como carnes, ovos e até mesmo peixes, tornando mais difícil para todos nós consumir ômega-3 em níveis suficientes.

A forma como o gado é criado impacta a composição do seu tecido adiposo. Animais alimentados com dietas à base de grãos e em confinamento desenvolvem alta concentração de ácidos graxos ômega-6 (que podem ser necessários para atender às demandas de crescimento). Esse aumento de ômega-6 pode distorcer o equilíbrio da proporção ômega--3:ômega-6, ainda que os animais não sejam a nossa principal fonte dietética de ácidos graxos ômega-6. Embora nenhum alimento por si só seja o problema, acredito que quantidades excessivas de ômega-6, em comparação com ômega-3, são problemáticas. Para corrigir esse desequilíbrio, concentre-se na ingestão de alimentos ricos em ômega-3. Se a aquisição de peixes selvagens e de gado alimentado com capim ou grãos estiver além do seu orçamento, tente optar por salmão da Escócia ou pequenos peixes selvagens — sardinha ou cavala, por exemplo. Levando-se em conta todas as incógnitas, recomendo adicionar à sua rotina diária algum óleo de peixe, óleo de algas ou óleo de *krill*. Ou consuma carne bovina convencional e acrescente um suplemento de ômega-3.

Gorduras saturadas

Vamos mudar de assunto e voltar nossas atenções para o tema que mais tem chamado a atenção nas últimas décadas: as gorduras saturadas. Após milhões de anos de evolução, a única gordura que os humanos ou outros mamíferos produzem é a saturada, porque é altamente estável e resistente ao dano oxidativo. Se a gordura saturada fosse tão tóxica quanto o senso comum atual sugere, estaríamos todos mortos. **As gorduras saturadas na dieta só se tornam um risco se você consumir calorias e carboidratos em excesso.**

Embora altas concentrações de gordura saturada sejam encontradas principalmente em alimentos de origem animal (como a manteiga, o queijo e a carne vermelha), também estão presentes em certos alimentos de origem vegetal (em especial, o coco e óleos tropicais: óleo de coco, óleo de palma, azeite de dendê). Hoje, práticas agrícolas modernas e economicamente orientadas, tais como a alimentação do gado à base de cereais em vez de pasto/capim, geram produtos de origem animal que contêm mais gordura saturada. Ainda assim, a gordura predominante tanto no gado alimentado com pastagem quanto nos rebanhos alimentados com cereais é a monoinsaturada, seguida pela gordura saturada; um terço desta é composto por uma gordura neutra chamada estearina, que não aumenta o colesterol. Tenha em mente que a gordura saturada em si não representa um problema. Em vez disso, sua densidade calórica pode levar à ingestão de muitas calorias se consumida em excesso. Por isso, recomendo comer os cortes mais magros disponíveis.

Ainda que eu não seja do tipo que demoniza a gordura, como muitos fizeram na década de 1980, também não faço parte do entusiástico movimento de defesa do alto teor de gordura. A densidade de gordura é importante, e escolher opções com baixo teor de gordura ajuda a manter sob controle a quantidade de calorias. Afinal, não consumimos macronutrientes individualmente, enchendo nosso prato com um punhado de nacos de gordura saturada, mais uma porção de proteínas e um pequeno acompanhamento de carboidratos. Não é assim que a comida funciona. Em vez disso, devemos fazer escolhas abalizadas quanto às combinações de micro e macronutrientes que cada alimento fornece para atingir um equilíbrio saudável em cada uma das refeições e ao longo do dia.

Como a ingestão extra de gordura saturada não traz benefícios e pode levar ao aumento da ingestão calórica, é importante tomar cuidado com o consumo. Sabemos que em algumas pessoas a gordura saturada pode aumentar o colesterol LDL. Então, recomendo substituir as gorduras saturadas por insaturadas, sobretudo as poli-insaturadas, sempre que possível. A Associação Americana do Coração realizou uma revisão das evidências e concluiu que essa substituição reduz a incidência de doenças cardiovasculares.[15]

Para compreender de fato o colesterol, é crucial reconhecer que ele é essencial para a vida e fundamental para a estrutura de cada uma das células do seu corpo — do cérebro à pele. Para permanecermos vivos, precisamos de 1.000 miligramas diários de colesterol, algo que é tão vital que nosso corpo evoluiu para produzi-lo. A maioria das pessoas produz cerca de 800 miligramas por dia no fígado e consome todos os dias cerca de 200 miligramas oriundas de fontes alimentares. Se você tem algum problema com o colesterol, trata-se ou de uma complicação na taxa com que o fígado produz colesterol ou na taxa com que ele remove o colesterol do sangue. Os estudos são categóricos: o colesterol no sangue não está relacionado ao colesterol da dieta.

Gorduras trans

Antes de prosseguirmos, vamos dispensar as gorduras trans, muitas das quais são fabricadas num processo industrial que utiliza hidrogênio para solidificar óleos vegetais. Você encontrará gorduras trans em alimentos cremosos ou pastosos (como margarina), produtos assados (incluindo doces, muffins e biscoitos comprados em padarias e supermercados) e alimentos fritos (batatas fritas, nuggets de frango, rosquinhas tipo donuts e outros). Evite as gorduras trans, que aumentam os riscos de doenças cardíacas, derrame e diabetes tipo 2.[16]

■

Muitas dietas populares recomendam restringir as gorduras na alimentação em geral e evitar as gorduras saturadas, em especial porque as gorduras têm um teor calórico mais elevado (9 calorias por grama). Porém as gorduras têm também um valor de saciedade mais elevado, o que significa que tendem a deixar você sem fome, ao contrário dos carboidratos, que o convencem de que sempre há um espacinho para a sobremesa, mesmo quando você já está farto. Lembre-se de que o controle de peso e a gordura corporal são determinados pelo número de calorias que você ingere. É por isso que, para uma saúde ideal, é tão importante dominar o equilíbrio dos macronutrientes. Em vez de ficar obcecado com as gorduras saturadas, concentre-se nas gorduras poli-insaturadas para obter os ômega-3 essenciais.

A gordura é um combustível muito eficiente para o músculo esquelético, e os ácidos graxos individuais são essenciais para todas as membranas celulares — em especial a singular camada protetora que envolve as estruturas nervosas do nosso cérebro. Isso faz dos ácidos graxos um requisito fundamental, mas a quantidade mínima de que necessitamos é muito baixa: apenas cerca de 3 gramas de ácidos graxos essenciais por dia. Em termos de dieta, **isso resulta em obter entre 25% e 35% de nossas calorias diárias provenientes de gordura** para obter o mínimo de 3 gramas de ácidos graxos essenciais. É lógico que você pode diminuir um pouco para 20% ou aumentar para 40%.

Para a maioria das pessoas, o ideal é consumir pelo menos 30 gramas de gordura por dia. Manter esse nível médio ajuda na saciedade, o que, como qualquer pessoa que esteja "de dieta" pode dizer, é a chave para o sucesso duradouro.

REPROGRAME O MINDSET

REIVINDIQUE SEU DIREITO À SAÚDE

Reivindicar seu direito à boa saúde exige derrubar quaisquer barreiras que se interponham no seu caminho. Esteja avisado de antemão de que esse processo irá desenterrar diferentes tipos de protestos internos. Não se preocupe. Todo esse ruído pessimista e negativista é apenas seu monólogo interior tentando negociar uma saída para o desconforto que vem a reboque do crescimento e da mudança. Antever desafios, desenvolver estratégias práticas e tirar proveito de sua própria força interior são atitudes que ajudarão você a colocar em prática, quase sem esforço, seus novos hábitos de bem-estar, até que estes se tornem a sua identidade.

Essa é a estratégia que empreguei com minha paciente Ava. No que diz respeito à sua carreira, Ava sempre foi muitíssimo disciplinada. Uma bem-sucedida corretora imobiliária e dona de sua própria empresa, ela era excelente em criar os melhores resultados possíveis para os outros, mas tinha extrema dificuldade quando se tratava de fazer isso para si mesma. Apesar de "alimentar-se de forma saudável e praticar exercícios físicos", Ava, então com quarenta e sete anos, lutava contra a obesidade desde a infância. Preocupada com a possibilidade de um futuro apinhado de problemas de saúde, ela me procurou aos prantos, já quase à beira de perder qualquer esperança de equilibrar sua composição corporal e seu metabolismo. Depois que mergulhamos em um profundo exercício de imaginação a fim de visualizar o que Ava teria que fazer para ter um futuro mais saudável, ficou evidente que ela precisava aplicar as habilidades e as qualidades que vinha aprimorando ao longo da trajetória profissional para melhorar a própria saúde.

Vejo com muita frequência situações semelhantes à de Ava: pessoas muito bem-sucedidas, dedicadas ao trabalho, que empenham todo o seu esforço e energia em absolutamente tudo, exceto na saúde (tenho certeza de que você também conhece gente assim — ou talvez essa pessoa seja VOCÊ?). Nesses casos, o primeiro passo é analisar minuciosamente as convicções que impedem a pessoa de cuidar de si mesma. Examinar a fundo a estrutura mental de Ava nos ajudou a identificar a maior barreira que impossibilitava seu progresso: ela não se sentia digna de uma boa saúde e de uma condição física extraordinária. A mim, coube incutir em Ava a confiança necessária para que ela defendesse sua própria saúde da mesma forma como defendia com tanto êxito seus clientes. Eu a ajudei a ver que essa pessoa, comprometida com o autocuidado, sempre fez parte dela. Nós nutrimos o que ela tinha de melhor dentro de si e depois nos dedicamos a garantir os resultados que a mantivessem motivada e no caminho certo.

Gay Hendricks chama isso de "problema de limite superior". Em seu livro *The Big Leap* (O grande salto), ele explica que todos nós temos um limite máximo até onde conseguimos nos sentir bem e qual nível de melhoria na saúde (perda de gordura, correção metabólica etc.) nos julgamos dignos de alcançar.[17] Um senso de identidade limitado convencerá você a olhar para fatores externos em busca de algo ou alguém para culpar. Isso pode fazer você odiar quem é, sem ter a mínima ideia de como acabou passando horas sem fim nas redes sociais, comparando-se com outras pessoas e sentindo-se inferior. Se alguma vez na vida você já se sentiu derrotado e sem saber por que ainda se dá ao trabalho de tentar fazer alguma coisa, é hora de trocar essa lente velha e embaçada por uma nova e translúcida, capaz de ver as coisas como se fosse a primeira vez.

Para Ava, empenhar-se em ultrapassar esse limite superior de autoestima exigiu prática e visualização diárias. No fim das contas, ela aprendeu a cuidar tão bem de si mesma quanto cuidava dos outros. Depois que internalizou um senso de valor de si mesma, ela se tornou capaz de se comprometer com as mudanças que deram uma guinada completa em sua vida.

A fim de priorizar os treinos físicos de Ava, estabelecemos limites que restringiam seu trabalho à noite. Para ajudá-la a investir mais energia e atenção nos treinos, ela ficou proibida de usar o celular na academia. Ava também precisou aprender a comer com propósito, em vez de engolir qualquer coisa de forma descuidada e sem pensar. Nós desaceleramos tudo. Para substituir a comida que Ava costumava pedir pelo delivery, planejamos suas refeições, e ela começou a cozinhar em grande quantidade, de modo a facilitar a manutenção de seu plano alimentar. Ela parou de passar fome e de sofrer com o "efeito sanfona". Em vez disso, passou a consumir alimentos integrais e a controlar o consumo de calorias. Ela anotava na agenda seus treinos e suas refeições, e dava a ambos a mesma atenção que dedicava aos clientes. O foco do nosso trabalho não foi a perda de peso, mas a cuidadosa execução de um plano que a ajudaria a continuar no caminho certo, mental e fisicamente. Nosso objetivo era construir um ímpeto positivo, com consultas de checagem semanais. Uma vez instaladas essas estruturas de apoio, Ava se manteve responsável e comprometida com o plano, emagreceu, construiu músculos e passou a dormir melhor. O peso que ela perdeu não foi apenas o excesso de gordura, mas também o fardo da vergonha e da baixa autoestima.

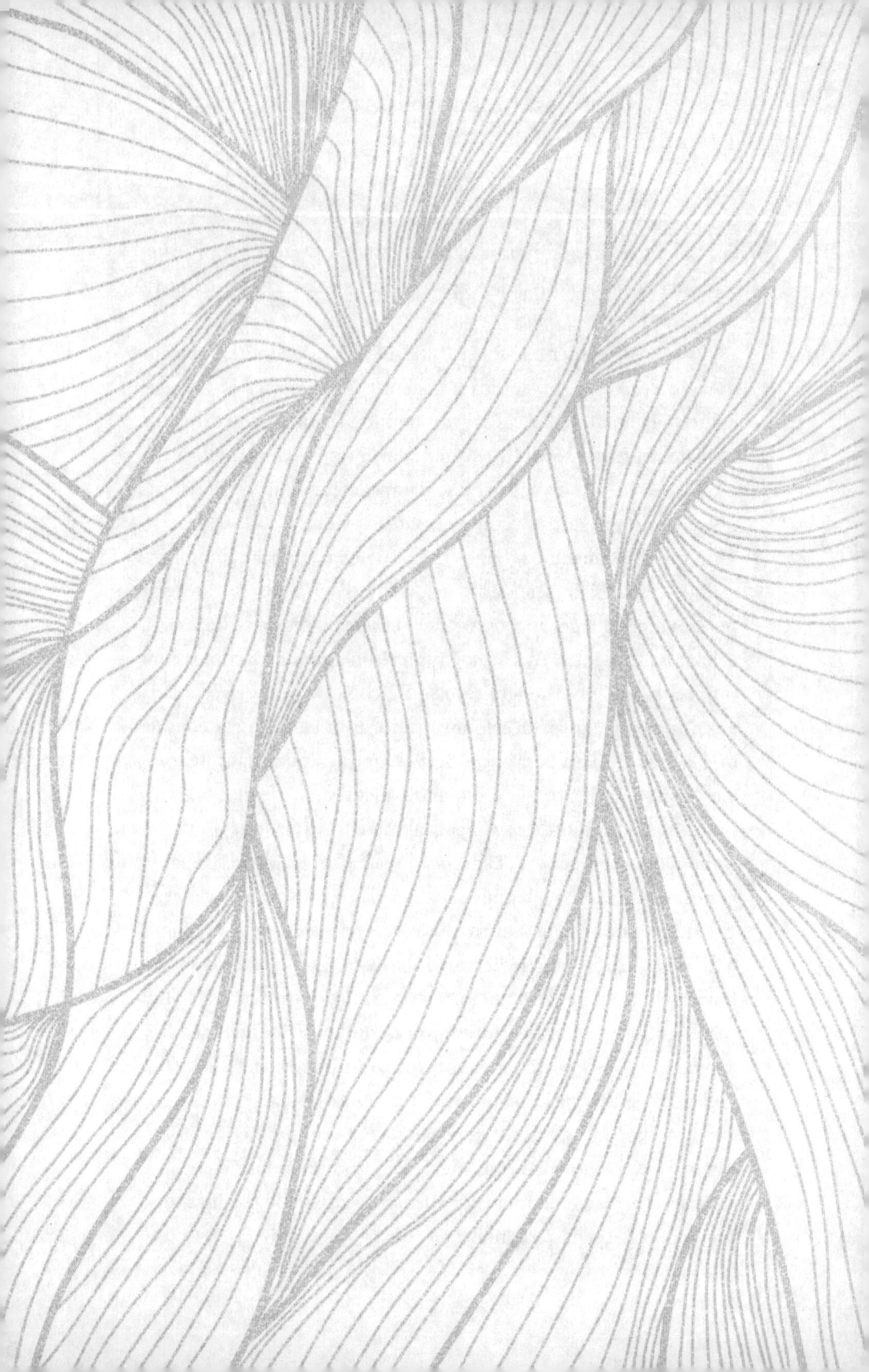

Parte Três

MÃOS À OBRA: O PROTOCOLO LYON NA PRÁTICA

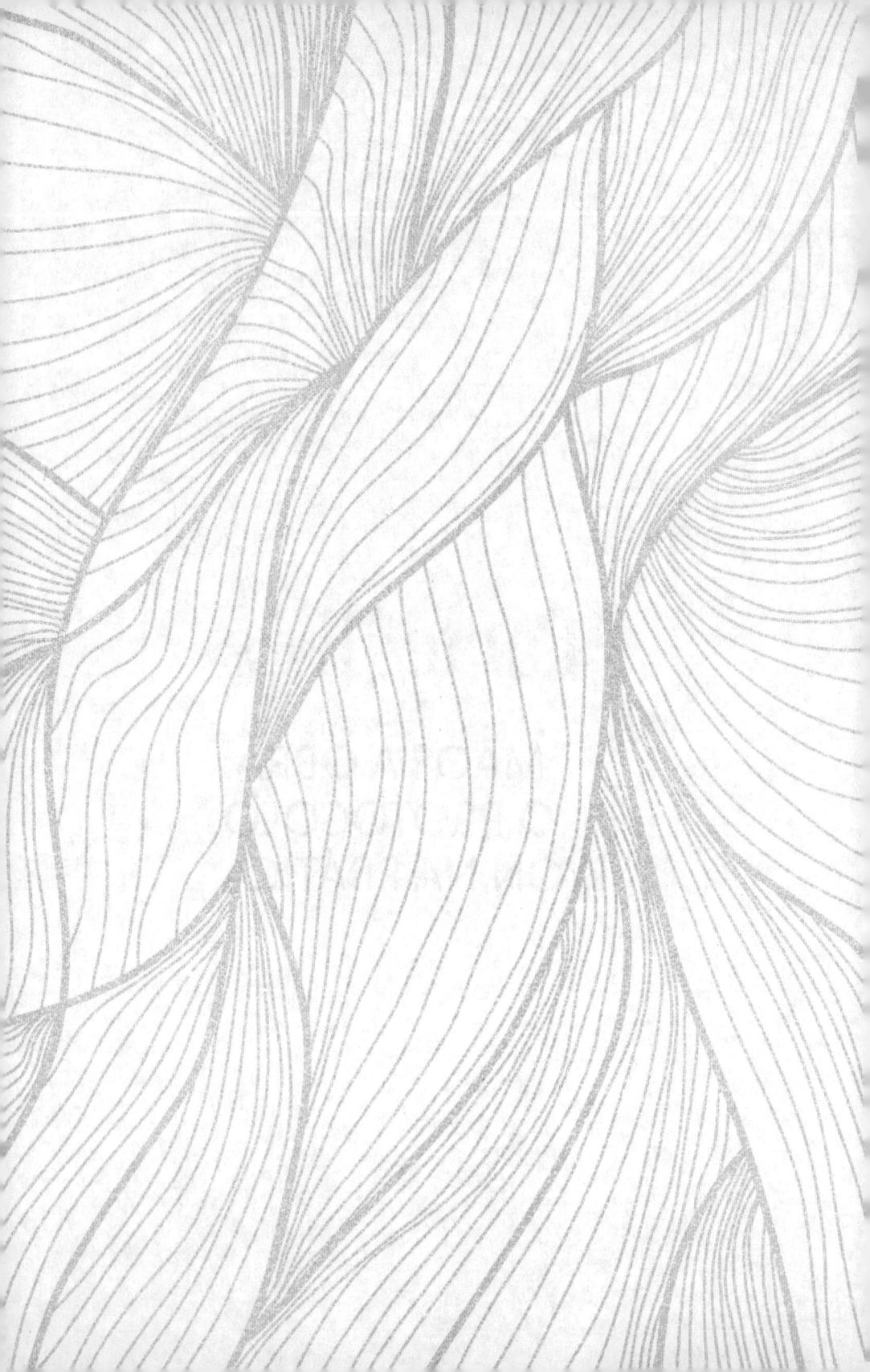

7
Os planos alimentares do Protocolo Lyon

Agora é hora de implementar tudo o que você aprendeu. É aqui que vamos criar uma dieta balanceada e rica em proteínas que certamente vai ajudar você a controlar sua fome, seu metabolismo e sua longevidade. Tratei milhares de pacientes e certamente ofereci a todos as mesmas recomendações que estou prestes a lhe dar. O mais surpreendente ao ingressar em um plano alimentar focado no consumo de proteínas como fonte de saúde muscular é que os resultados são imediatos. A otimização consistente do consumo proteico reduz compulsões alimentares, equilibra a glicemia, melhora o tônus muscular, enche você de energia e proporciona mais clareza mental. Você começará a aproveitar esses benefícios instantaneamente.

As pessoas que começam um novo plano alimentar costumam ter duas grandes preocupações: será que vou sentir fome? Serei capaz de seguir essas diretrizes? Garanto que você não sentirá tanta fome quanto já deve ter sentido com outras dietas. E, sim, esses planos não apenas são administráveis, mas, sem dúvida, podem ser apreciados ao longo da vida. **O Protocolo Lyon não é uma dieta, mas um estilo de vida embasado.** Nosso foco está na saúde muscular inteligente — uma forma de refinar a ingestão e o gasto calórico de modo a alinhá-los à sua missão final de saúde, seja ela envelhecer com elegância, ter um corpo excelente ou manter a força física e mental ao longo das décadas.

A adoção de um estilo de vida hiperproteico auxilia na perda de peso de maneira saudável, trabalhando em conjunto com atividades físicas para proteger a musculatura esquelética e, ao mesmo tempo, perder gordura. Agora é hora de nos aprofundarmos nos detalhes do planejamento das refeições no que tange à dieta.

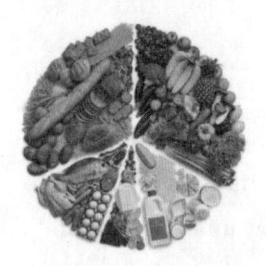

COMO CALCULAR SUAS METAS DE MACRONUTRIENTES

Proteína de alta qualidade é a base de qualquer plano nutricional. Sua meta é ingerir pelo menos 2,2 gramas de proteína por quilo de peso corporal ideal, lembrando que cada grama de proteína contém 4 calorias. Esteja você tentando ganhar massa muscular ou perder gordura, 30 a 50 gramas de proteína por refeição o ajudarão a manter sua massa musculoesquelética. Essa recomendação baseia-se no consumo da quantidade certa de aminoácidos essenciais, como a leucina, a fim de otimizar a síntese proteica muscular. Todas as proteínas de alta qualidade (ou seja, de origem animal) são intercambiáveis. Cada 30 gramas da carne de mamíferos terrestres contém 7 gramas de proteína, enquanto a dos peixes contém 5 gramas. Medir a quantidade de proteína em termos de porcentagem da dieta é uma ideia ultrapassada. A quantidade de proteína deve permanecer estável ou aumentar quando as calorias diminuem, pois é essencial para proteger os músculos e outros tecidos.

A seguir, vamos determinar seus carboidratos. Considerando todas as opiniões e dietas malucas da moda que regulam os carboidratos, muitas pessoas os consideram o macro mais confuso. Você provavelmente já se deparou com dietas que recomendam que os carboidratos correspondam a 45% a 65% de suas calorias diárias. Isso pode ser apropriado se você for um atleta de elite ou um trabalhador de construção civil extremamente ativo, mas, para a maioria dos adultos, consumir tanto carboidrato fornecerá calorias demais. Vamos então adotar outra abordagem. Se você é metabolicamente saudável, almeje proporção de 1:1 entre carboidratos e proteínas e mantenha a quantidade de carboidratos em torno de 30 a 50 gramas por refeição a fim de minimizar a resposta à insulina. Se o seu plano de treinos incluir sessões prolongadas de exercício (nas quais sua frequência cardíaca ultrapassa pelo menos 120 batimentos por minuto), você pode incorporar carboidratos adicionais — talvez 60 gramas adicionais por hora de exercício moderado a intenso. Se você é menos ativo, deve manter a faixa diária de 90 a 130 gramas. Para qualquer pessoa com sobrepeso ou que tenha taxas anormais em seus exames de sangue, indicativas de intolerância a carboidratos, recomendo limitar amidos e grãos a não mais do que 30 gramas por dia para começar. Em seguida, use o restante do seu orçamento de carboidratos para vegetais verdes folhosos, legumes vermelhos e laranja ou frutas ricas em fibras, como as frutas vermelhas.

Finalmente, vamos definir nossa meta para a gordura. Ela constitui todas as membranas celulares, incluindo a camada protetora única que envolve as estruturas nervosas do nosso cérebro. A gordura também fornece um combustível importante para os músculos. Na prática, quando se trata de repartir os macros, gorduras e carboidratos são intercambiáveis. Comece identificando seu objetivo no consumo de proteína, veja quantas calorias aquilo equivale e depois defina seu total de carboidratos com base em seu nível de atividade física. Quaisquer calorias restantes podem ser direcionadas a gorduras saudáveis. Como você leu no Capítulo 6, o excesso de gordura pode acabar aumentando o índice calórico (e possivelmente o colesterol LDL) e/ou substituindo as proteínas na sua dieta. Mantenha as calorias da gordura dentro de seu orçamento geral de calorias. Via de regra, a ingestão diária restante de gordura fica entre 0,7 e 2,2 gramas por quilo de peso corporal. Leve em conta que a gordura contém 9 calorias por grama e pode ser intercambiável com carboidratos com base em suas preferências pessoais e sua ingestão calórica. Fazer escolhas alimentares saudáveis deve mantê-lo no controle da ingestão de gordura.

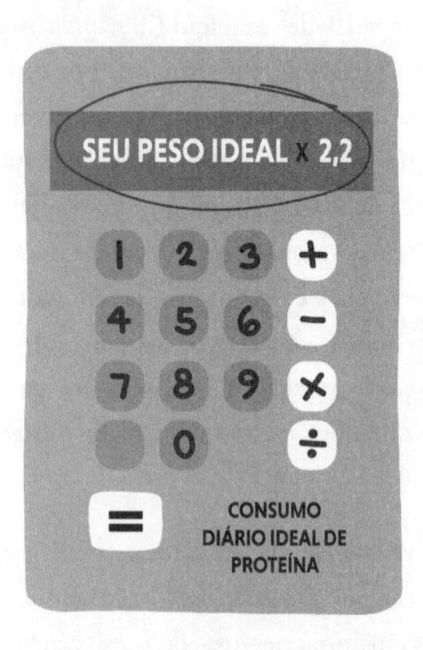

> ## RECOMENDAÇÕES DE MACRONUTRIENTES
>
> → 2,2g de proteína por cada quilo de peso corporal ideal
>
> → Proporção de 1:1 entre carboidratos e proteínas (para indivíduos metabolicamente saudáveis)
>
> → 0,7-2,2 gramas/kg de gordura por dia

Agora vamos colocar esses pilares em ação. Aqui estão algumas das minhas recomendações para incorporar carboidratos, proteínas e gorduras de boa qualidade na dieta:

- Sempre escolha fontes de alimentos de alta qualidade. Evite alimentos ultraprocessados embalados em sacos ou caixas. Compre legumes e verduras frescos, frutas, carnes, laticínios e ovos.

- Priorize fontes de carboidratos de base vegetal. Você pode adicionar alguns amidos perto do horário de treino ou se eles se adequarem aos seus macros.

- Pese a comida. Você terá que fazer isso para sempre? Não, mas você está treinando para descobrir exatamente o que está comendo. Saiba qual é o tamanho apropriado da porção. Quanto mais prática você adquirir na visualização de sua alimentação, mais rápido poderá se livrar da balança — se você se lembrar de qual costuma ser a aparência de seus pratos.

Comprometa-se a seguir esses passos importantes. É óbvio que talvez você saia um pouco dos trilhos em uma ocasião especial, mas não deixe que exceções periódicas atrapalhem sua dedicação em geral. Deixe que este guia sirva de modelo para a sua vida.

Tentar perder peso sem monitorar a alimentação é como embarcar em uma viagem sem bússola.

ESTRATÉGIAS PARA O SUCESSO DO PLANO ALIMENTAR

1. Estabeleça um horário definido para as refeições. A comida afeta o ciclo circadiano do organismo, e isso permite que seu corpo crie uma programação. Não se distraia com a comida. Atenha-se ao seu plano.

2. Evite comer de forma caótica e aleatória. Planeje as refeições. Embale e guarde o que você precisa para ter certeza de que está pronto para começar a semana.

3. Se você deseja de fato ver mudanças, limite as refeições fora de casa. Quanto menos comida for consumida fora, melhor. Se você for a um restaurante, planeje suas escolhas, consultando os cardápios com antecedência.

4. Gerencie suas expectativas. A magia de qualquer objetivo que valha a pena alcançar vem do esforço constante e do trabalho árduo.

5. Sua mente tentará dissuadi-lo de seus objetivos. Domine o monólogo interior.

6. Desenvolva a disciplina necessária para se empenhar ao máximo.

7. Conheça seus pontos fracos e lute contra eles. Seguir estratégias pré-definidas o levará à vitória.

Com essa abordagem, você logo começará a controlar a fome e a proteger seus ossos, órgãos e músculos. **Você verá e sentirá mudanças imediatamente, com melhorias perceptíveis após apenas uma refeição!** Ainda assim, suas escolhas de curto prazo, de refeição em refeição, determinarão o resultado a longo prazo. Para ajudá-lo a escolher sua trajetória com base em seus objetivos, delinearei três rotas de melhoria e uma visão geral do que cada uma implica. Esses planos se concentram na otimização da **longevidade**, da **composição corporal** e da **massa muscular**, respectivamente. Alternar entre eles lhe dará acesso a um legado de bem-estar.

O primeiro passo é ser honesto consigo mesmo sobre quanto você está comendo agora. Vamos começar analisando os números para fazer uma matemática metabólica.

MATEMÁTICA METABÓLICA
Seja simples. Seja prático. Seja disciplinado.

De quantas calorias você precisa por dia? Para descobrir quanto você deve comer por dia, precisamos avaliar seu ponto de partida. Comece determinando o total de calorias necessárias só para manter seu status quo, mantendo o peso e a composição corporal atuais. Se o seu peso for relativamente estável, isso significa que você está comendo dentro de um nível de "manutenção calórica". A manutenção calórica refere-se ao número de calorias que você precisaria consumir para preservar seu peso atual. Pesar e monitorar sua comida é essencial para determinar um número exato.

➡ Monitore sua alimentação por duas a quatro semanas típicas do seu cotidiano. Recomendo inserir esses números em um aplicativo como o Cronometer, que se concentra na contagem de macro e micronutrientes. Supondo que seu peso seja estável, os dados coletados após duas a quatro semanas normais revelarão suas calorias de manutenção.

Com base no monitoramento de duas a quatro semanas normais, meu total de calorias de manutenção = _____.

➡ Suas calorias de manutenção mostram seu status quo. Mudar a composição corporal exigirá que você realoque/adicione/subtraia calorias da dieta. A ingestão calórica recomendada depende de fatores como sexo, idade e nível de atividade física. A maioria das mulheres precisa de 1.600 a 2.400 calorias diárias para manter o peso; os homens, de 2.000 a 3.000 calorias. Comer menos calorias respeitando a alocação adequada dos macros levará à perda de gordura sem sacrificar os músculos. Comer mais calorias que priorizem proteínas auxiliará no ganho muscular.

➡ Se você é do tipo analítico, pode gostar deste cálculo alternativo. Uma forma rápida de determinar a ingestão calórica diária recomendada, com base apenas no peso corporal total e no resultado desejado, é usar uma destas fórmulas:

- Perda de gordura = 26 a 29 calorias por quilo de peso corporal ideal

- Manutenção = 33 a 35 calorias por quilo de peso corporal atual

- Ganho de peso = 39 a 42 calorias por quilo de peso corporal atual

Exemplo: *Como peso 52 quilos, minhas calorias de manutenção podem ser determinadas da seguinte forma: 52kg x 33kcal = 1.716kcal por dia.*

Uma alternativa é a Calculadora Harris-Benedict, uma ótima opção se você deseja um ponto de partida rápido e ainda não sabe quantas calorias está comendo. Ao monitorar o consumo calórico ao longo do tempo, você pode começar a aprender e a fazer ajustes visuais com base no tamanho das porções.

TAXA METABÓLICA BASAL

No que se refere à matemática metabólica, outro parâmetro importante a considerar é a taxa metabólica basal (TMB), o total de calorias que o organismo precisa para manter as funções básicas de manutenção da vida. **A TMB não é uma meta a ser atingida, mas a quantidade mínima de energia que seu corpo precisa para se manter abastecido.** Depois de conhecer sua TMB, você poderá estimar o total de calorias que deve consumir diariamente para atingir a composição corporal pretendida, usando uma métrica alternativa chamada gasto energético total diário (GETD). **GETD é o total de calorias que seu corpo gasta em um período de 24 horas**, incluindo qualquer atividade física associada à sua TMB.

Lembre-se de que NÃO existe uma forma correta de calcular quantas calorias diárias você deve consumir. É importante ter em mente que todas as ferramentas que apresentei podem fornecer apenas estimativas. Determinar a ingestão calórica é uma tarefa dinâmica, e tentativas e erros ao otimizar seu consumo fazem parte do processo. Sua prioridade agora é escolher uma dessas opções e agir.

Com base nos meus objetivos de *perder/ganhar* (circule um) peso, meu total de calorias recomendadas = _____.

Agora que você verificou suas necessidades calóricas, é hora de atingir seu objetivo. No início, talvez seja difícil determinar quais deveriam ser seus números ideais em peso e massa muscular. Você consegue se lembrar de algum período da sua vida durante o qual se sentiu melhor e teve sua melhor aparência? Comece por aí. Esse é um bom ponto de partida para definir suas metas. Em seguida, é hora de formular suas necessidades de macronutrientes. Como sempre, começamos com as proteínas.

CÁLCULO DE AMOSTRA

SARA

Mulher de 63,5 quilos na perimenopausa

Peso pretendido: 56,7 quilos
Gordura corporal atual: 35%

Calorias de manutenção = 2.100kcal, determinadas a partir de quatro semanas de monitoramento alimentar
Para incentivar a perda de peso, calculamos um déficit calórico de 20%:

2.100kcal × 0,20 = 420kcal
2.100kcal − 420kcal = 1.680kcal

Assim, a ingestão calórica diária recomendada para Sara com foco na perda de peso totaliza 1.680 calorias.

O próximo passo é calcular a proteína. A meta de peso de Sara é 56,7 quilos, portanto sua meta diária de proteína totaliza 125g. São 4 calorias por grama de proteína, o que significa que ela deve consumir 125g × 4kcal/g, ou seja, 500 calorias de proteína diariamente.

Essa proteína deve ser distribuída de maneira uniforme entre as refeições: cerca de 40 gramas de proteína três vezes por dia, ou três refeições com 30 gramas de proteína mais lanches proteicos, o que equivale a 30 gramas adicionais de proteína.

Depois de contabilizar as calorias das proteínas, Sara tem 1.180 calorias restantes. Ela vinha seguindo uma Dieta Americana Padrão (SAD, na sigla em inglês) com ingestão diária de 300 gramas de carboidratos. Portanto, para ajudá-la a se adaptar aos novos padrões alimentares, alocaremos para ela uma proporção de 1:1 entre carboidratos e proteínas.

> Considerar 125 gramas de carboidratos significa que agora contabilizamos 500 calorias adicionais, pois são 4 calorias por grama de carboidrato.
> Como as calorias provenientes de proteínas e carboidratos de Sara totalizam 1.000 calorias, ela agora tem 680 calorias para racionar em relação à gordura. Cada grama de gordura corresponde a 9 calorias, então Sara pode consumir 680 calorias divididas por 9 calorias por grama, ou cerca de 75 gramas de gordura.
> Assim, a divisão final dos macros de Sara é 125 gramas de proteína, 125 gramas de carboidratos e 75 gramas de gordura.
> Fique atento para saber como essa divisão de macros se traduz em comida de verdade.

INSTRUÇÕES PARA CONSTRUIR SUA DIETA EM TORNO DA PROTEÍNA

Manter o consumo de proteínas estável e dentro dos limites é uma prioridade inegociável do Protocolo Lyon. A proteína deve ser o primeiro macronutriente a ser ingerido do prato. Diante das proteínas, os carboidratos e as gorduras são totalmente negociáveis. Se você ficar dentro do seu orçamento de calorias, poderá escolher entre eles com base em suas preferências.

Ao contrário do que acontece com carboidratos e gorduras alimentares, as calorias provenientes das proteínas são quase impossíveis de armazenar como gordura e quase sempre levam a uma melhoria da composição corporal. Uma distinção evidente entre o consumo excessivo de carboidratos e o consumo excessivo de proteínas foi traçada pelo Dr. Jose Antonio em um artigo publicado no *International Journal of Exercise Science*.[1] "O excesso de carboidratos e/ou gordura na alimentação leva a alterações na composição corporal diferentes às causadas pelo excesso de proteínas", observou Antonio, refutando a crença popular de que

"3.500 calorias equivalem a 450 gramas (1 libra) de gordura e que a alteração do equilíbrio energético de acordo com esse parâmetro produzirá mudanças previsíveis no peso corporal". A literatura existente, informou ele, não apoia essa conclusão.

Em vez disso, **a proteína parece ter um efeito protetor contra o ganho de gordura** durante períodos de energia extra (ou seja, ao comer em excesso), e esse efeito tem um impacto ainda maior quando combinado a treinos de força. As evidências sugerem que **a proteína alimentar pode ser o macronutriente-chave em termos de promoção de mudanças positivas na composição corporal**. A capacidade que a proteína tem de fortalecer sua armadura muscular é a razão pela qual recomendo para quase todas as pessoas, jovens e idosas, a seguinte e simples fórmula: consumir 2,2 gramas de proteína para cada quilo de seu peso corporal ideal.

COMECE SEU DIA COM PROTEÍNA

Há certa verdade quando se diz que o café da manhã é a refeição mais importante do dia. O elemento-chave do potencial do Protocolo Lyon de capacitar seu corpo para proteger os tecidos magros e, ao mesmo tempo, auxiliar na perda de gordura é a primeira refeição após o jejum noturno. Se a leucina não dá os sinais necessários (o aminoácido essencial que já debatemos), nossos músculos interpretarão uma refeição como inadequada para o fornecimento da energia necessária para a síntese proteica. Em vez disso, o corpo armazenará as calorias da refeição como gordura enquanto a degradação muscular continua até que a proteína adequada seja consumida. Comer proteína suficiente no café da manhã para promover a síntese proteica vai preparar seu organismo para ganhos em curto e longo prazo.

O trabalho da Dra. Heather Leidy indica que comer uma primeira refeição rica em proteínas mudará seus padrões alimentares pelo resto do dia. Em seu estudo, 20 adolescentes obesos ou com sobrepeso, com idades entre 18 e 20 anos, foram divididos em três grupos. O grupo 1 pulou o café da manhã, o grupo 2 comeu cereais (13 gramas de proteína) e o grupo 3 consumiu um café da manhã rico em proteínas (35 gramas) composto por ovos e carne magra. Leidy equiparou a quantidade ingerida de gordura alimentar, fibra e açúcar das refeições, e cada café da manhã continha 350 calorias. A única diferença era a proporção de macros entre proteínas e carboidratos. O grupo 3 tinha uma proporção de 1:1 entre proteínas e carboidratos, enquanto o grupo 2 ingeriu 13 gramas de proteína e 57 gramas de carboidratos, o que representa uma proporção 1:4 entre proteínas e carboidratos. Antes do jantar, uma ressonância magnética funcional do cérebro rastreou os sinais neurológicos que controlam a motivação e o comportamento alimentar orientado pela recompensa. O que descobriram foi surpreendente.

Os membros do grupo 3 sentiram maior satisfação ou "saciedade", e sua atividade cerebral sugeriu uma diminuição das ânsias alimentares. Comparado ao grupo 2 e ao grupo 1, o grupo do café da manhã rico em proteínas também consumiu menos alimentos ricos em gordura e açúcar à noite. A conclusão é a seguinte: comer alimentos ricos em proteínas na primeira refeição do dia ajudará a suprimir ânsias alimentares mais tarde, quando lanches com alto teor de gordura ou açúcar podem ser mais tentadores. Assim, **uma estratégia fácil para evitar excessos e melhorar a qualidade da dieta é priorizar alimentos ricos em proteínas no café da manhã**.

DIRETRIZES PARA CONTROLE DE CARBOIDRATOS

O controle de carboidratos é o próximo item de nossa lista. Para evitar as consequências do excesso de carboidratos, que pode aumentar os níveis de glicose no sangue e causar inflamação e estresse metabólico, fique atento à ingestão de carboidratos em cada refeição, em especial no café da manhã.

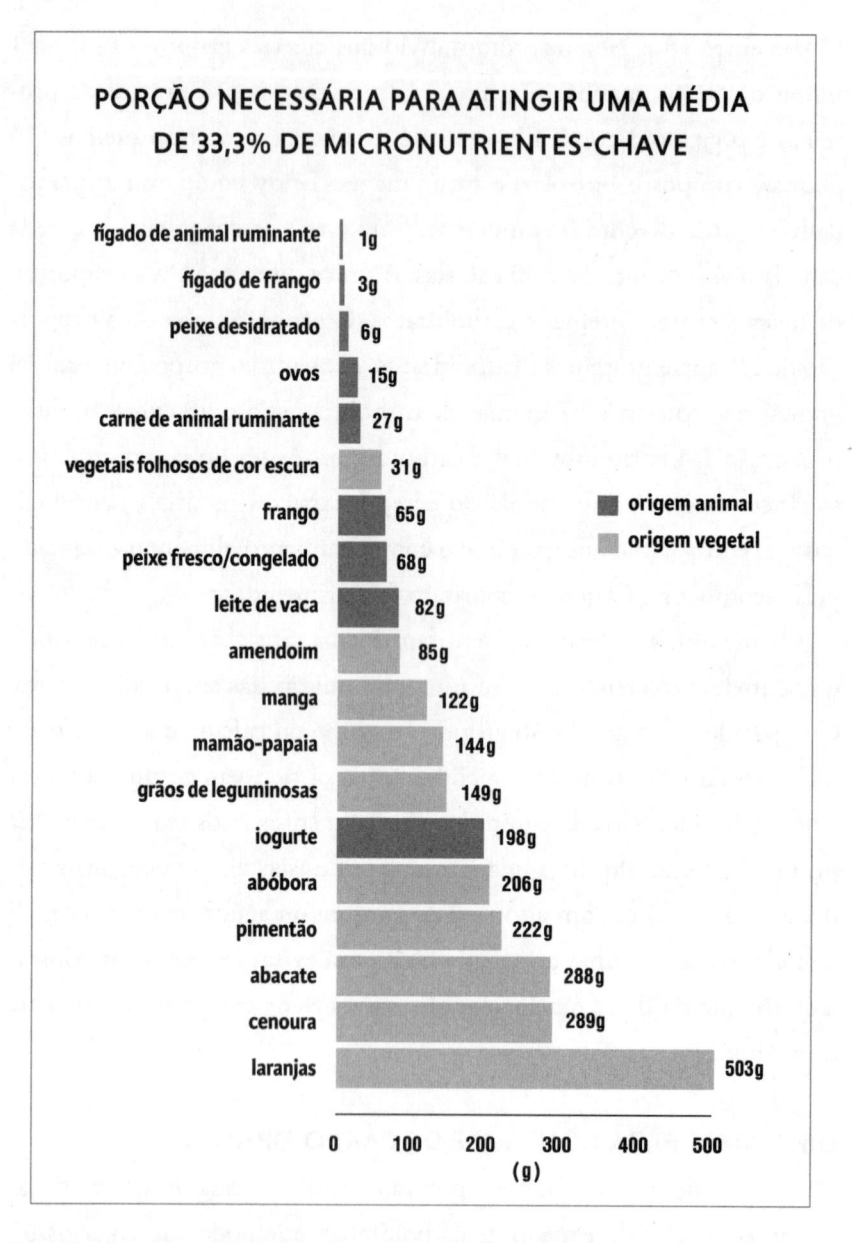

PORÇÃO NECESSÁRIA PARA ATINGIR UMA MÉDIA DE 33,3% DE MICRONUTRIENTES-CHAVE

fígado de animal ruminante	1g
fígado de frango	3g
peixe desidratado	6g
ovos	15g
carne de animal ruminante	27g
vegetais folhosos de cor escura	31g
frango	65g
peixe fresco/congelado	68g
leite de vaca	82g
amendoim	85g
manga	122g
mamão-papaia	144g
grãos de leguminosas	149g
iogurte	198g
abóbora	206g
pimentão	222g
abacate	288g
cenoura	289g
laranjas	503g

origem animal
origem vegetal

Tamanho da porção necessária para atingir uma média de 33,3% das quantidades necessárias de ferro, vitamina A, zinco, folato, vitamina B12 e cálcio, micronutrientes essenciais em geral ausentes nas dietas dos países de baixa e média renda,[2] provenientes de alimentos complementares no Quênia (cada micronutriente limitado a 100% das necessidades diárias).

O controle de carboidratos começa com escolhas bem-embasadas. Escolha os carboidratos que você gosta, priorizando as opções com proporções entre carboidratos e fibras inferiores a 6,0. (Veja o gráfico na página 163 que mostra as proporções que utilizamos no laboratório do Dr. Layman, as quais ainda uso em minha prática clínica atual). Os demais fatores a serem considerados são os polifenóis e outros fitonutrientes conhecidos por alavancar a saúde. Esses componentes benéficos são o motivo pelo qual prefiro carboidratos a gorduras. Colocar carboidratos à frente das gorduras me proporciona uma dieta mais rica em fibras e micronutrientes. Contanto que esteja saudável e ativo, e atenda às suas necessidades de proteína, você pode ajustar a proporção de carboidratos e gorduras de forma intercambiável. Apenas certifique-se de manter as quantidades totais de carboidratos sob controle. Para minimizar a resposta à insulina, não consuma mais do que 50 gramas de carboidratos por vez e sempre os combine com proteínas e um pouco de gordura.

Outro benefício dos carboidratos é a hipertrofia muscular. Escolho os alimentos não apenas pelo que contêm em fibras, mas também pelas quantidades robustas de outros compostos bioativos em alimentos de origem vegetal ricos em nutrientes, que podem ajudar a regular a inflamação, a saúde muscular e muitos outros processos em andamento no corpo. Incluí uma tabela listando alimentos de origem vegetal com proporções ideais de carboidratos e fibras para ajudar você a orientar suas escolhas.

DADOS E NÚMEROS SOBRE A GORDURA

Seres humanos têm necessidade de certas gorduras, mas incluir gordura na sua dieta pode ser um desafio, pois nem todos os tipos afetam o corpo da mesma maneira. Meu objetivo principal é proporcionar flexibilidade alimentar e, ao mesmo tempo, manter suas calorias sob controle. Raramente me concentro em *adicionar* gordura à dieta de um paciente. Como mencionei, sua primeira tarefa é definir sua meta de proteína antes de alocar as calorias restantes em carboidratos e depois em gordura. Como parâmetro, considere que as calorias de gordura restantes tendem a ficar entre 0,7 e 2,2 gramas por quilo de peso corporal por dia.

A VITÓRIA ESTÁ NA NATUREZA SELVAGEM

Muitas plantas silvestres comestíveis contêm um bom equilíbrio de ácidos graxos ômega-6 e ômega-3. A beldroega, às vezes considerada uma erva daninha, contém oito vezes mais ácido alfa-linolênico (ALA) do que espinafre, alface roxa, alface lisa ou folha de mostarda. Além disso, os valores da matriz alimentar bioativa são muito mais elevados em plantas silvestres, como os mirtilos silvestres, do que em seus equivalentes domesticados.[3]

Os esforços da aquacultura moderna para abastecer uma população maior e manter os custos baixos alteraram o perfil nutricional dos peixes. Peixes criados em cativeiro contêm significativamente menos ácidos graxos ômega-3 do que os que vivem em oceanos, rios e lagos.[4]

Enquanto isso, a composição de ácidos graxos das gemas de ovos de galinhas caipiras tem proporção de 1,3 de ômega-6:ômega-3, enquanto um ovo do Departamento de Agricultura dos Estados Unidos (USDA, na sigla em inglês) tem proporção de 19,9.[5] Ao enriquecer a ração das galinhas com farinha de peixe ou linhaça, a proporção de ômega-6:ômega-3 diminuiu para 6,6 e 1,6, respectivamente.

É por isso que, na alimentação, é importante misturar proteínas de animais selvagens e de criação, além de inserir frutas, legumes e verduras locais e sazonais.

Muito bem, está quase na hora de escolher o protocolo de seu plano alimentar entre as três rotas de otimização da saúde. Mas, primeiro, algumas palavras sobre apetite hedônico.

Discernir entre comer por prazer (apetite hedônico) e comer por ter fome determinará 100% do seu resultado. Os hábitos que envolvem a ingestão de nutrientes são tão importantes quanto os nutrientes que você ingere, por isso fique atento ao que coloca na boca e evite usar a comida como ferramenta de distração. As implicações do apetite hedônico a longo prazo são devastadoras, portanto é fundamental estar intimamente familiarizado com os sinais da fome física. Comer em resposta à fome física é o início de uma estratégia vencedora.

É APETITE HEDÔNICO
OU
VOCÊ ESTÁ COM FOME MESMO?

HEDÔNICO	FÍSICO
Entediado/Distração	Déficit calórico
Hábito	Hipoglicêmico
Fundo emocional/Estresse	Estômago "roncando"
Ânsia por determinadas comidas	Vontade de comer não relacionada a prazer
Come em excesso	Para de comer quando está satisfeito

FINALMENTE! Chegou a hora de incorporar tudo o que você aprendeu até o momento para seguir em frente e escolher seu plano nutricional.

PROJETE SEU PROTOCOLO

1. Escolha seu protocolo.
2. Determine suas necessidades calóricas básicas.

3. Faça as avaliações de estilo alimentar e de fraquezas para construir a estrutura de seu protocolo.
4. Determine o total diário de calorias dedicado às proteínas.
5. Determine suas calorias diárias de carboidratos.
6. Determine suas calorias diárias de gordura.
7. Elabore seu plano.

Neste protocolo, seus objetivos serão determinados a partir de uma destas três opções: **otimizar a longevidade**, **otimizar a composição corporal** ou **otimizar a musculatura**. Depois que você escolher seu caminho, seremos capazes de determinar quantas calorias são necessárias para atingir sua meta. Com esse ponto de partida estabelecido, você escolhe seu protocolo e o desenvolve.

QUAL É O SEU ESTILO NA HORA DE COMER?

Este questionário (não científico) foi elaborado para ajudá-lo a obter clareza acerca de suas preferências, com base tanto na sua realidade atual quanto em seus objetivos para o futuro. Alguns de nós somos melhores na utilização e na queima de gordura, enquanto outros são melhores na utilização de carboidratos. Uma vez que isso é medido enquanto você vive sua vida (e não isolado em uma enfermaria metabólica), suas descobertas serão um tanto subjetivas. É aqui que entra a arte do Protocolo Lyon.

Como você gosta de comer? Como essas escolhas fazem você se sentir? Como elas se alinham aos seus objetivos de saúde? Se as respostas a essas perguntas estiverem sendo dadas de forma inconsciente, você não poderá fazer as mudanças intencionais necessárias para seu bem-estar. Esta é sua chance de assumir as rédeas.

Determine seu apetite por proteínas.

Você prefere comer mais ou menos proteína?

Quais são suas proteínas favoritas?

Determine sua tolerância a carboidratos/gorduras.

Você prefere usar as calorias restantes com carboidratos ou gorduras?

Em geral, você é um amante de carboidratos?

Quais tipos de carboidratos você prefere?

Seu corpo se sente e fica melhor quando você ingere mais carboidratos ou mais gorduras?

AS TRÊS ROTAS DE OTIMIZAÇÃO DA SAÚDE

1. OTIMIZAÇÃO DA LONGEVIDADE

Este plano foi desenvolvido para pessoas que desejam viver uma vida longa e saudável. Mesmo adultos que mantêm um peso relativamente estável e em geral parecem saudáveis podem ter massa muscular fraca e insuficiente, bem como excesso de gordura corporal. As deficiências musculares podem se manifestar tanto como fadiga ou baixa energia durante as atividades diárias regulares quanto como anomalias nos biomarcadores clínicos do sangue, como lipídios ou glicose. Seguindo um estilo de vida centrado nos músculos — com ingestão direcionada de macronutrientes e treinos regulares de força —, muitas pessoas podem reverter essas condições, viver muito e se sentir bem durante o processo.

O Plano Otimização da Longevidade pressupõe que você está feliz com sua composição corporal, mas confuso com toda a discussão relacionada à longevidade. Esta rota fornece um plano sobre como escolher alimentos ricos em nutrientes em proporções equilibradas que manterão seus músculos em boas condições. Também fornecerá energia de forma prolongada. Sem alteração nas calorias totais, este plano foca nos macronutrientes corretivos e na densidade de nutrientes, optando por alimentos com diversidade de compostos bioativos. Você saberá exatamente o que está comendo e por quê. O conhecimento é a moeda de troca da sua saúde.

Detalhes do Plano Otimização da Longevidade:

- Duas refeições principais mais um lanche na metade do dia.
- As quantidades gerais de proteína podem ser aumentadas para atingir seu objetivo geral de proteína, uma vez que as necessidades do seu corpo tenham sido estabelecidas de forma clara.
- Este plano pode incluir uma proporção de 1:1 entre carboidratos e proteínas, se desejado, mas o sucesso depende da tolerância individual a carboidratos.
- LEMBRETE: recomendo a qualquer adulto o consumo de pelo menos 100 gramas de proteína todos os dias, independentemente do seu tamanho corporal.
- O princípio fundamental do plano é retrabalhar suas calorias de manutenção.

PROTEÍNA: 1,2 a 2,2g/kg.

CARBOIDRATOS: Determine sua ingestão de carboidratos. Supondo que você seja metabolicamente saudável, sua ingestão de carboidratos, em regra, irá variar entre 90 e 130 gramas, ou haverá uma proporção de 1:1 entre carboidratos e proteínas. Você pode adicionar 60 gramas de carboidratos por dia para cada hora de exercício de intensidade moderada a alta.

Para minimizar a resposta à insulina, evite exceder 40 a 50 gramas de carboidratos por refeição nos dias em que você não se exercitar.

GORDURA: 0,7 a 2,2g/kg. O restante de suas calorias pode ser dedicado às gorduras.

Certifique-se de que a primeira refeição de seu dia contenha, no mínimo, 40 a 50 gramas de proteína, o suficiente para acionar o limiar de leucina. O jejum noturno prepara o corpo para uma resposta potente a essa primeira dose de proteína que otimizará a saúde muscular. Mantenha os carboidratos iguais ou inferiores a 30 gramas nessa primeira refeição.

Um pequeno lanche proteico na metade do dia deve conter pelo menos 10 gramas de proteína somados a carboidratos ou gordura, *se* estiverem dentro do seu orçamento calórico. Esse lanche não é pensado para produzir um efeito muscular, e sim para manter a fome sob controle. Ele pode ter uma quantidade maior de proteínas, mas não é necessário.

A segunda (última) refeição do dia deve conter cerca de 50 gramas de proteína ou mais, dependendo do seu objetivo proteico, mais 50 gramas ou menos de carboidratos e gordura conforme necessário — a menos que você esteja participando de um programa intenso de atividades físicas. Se você se exercitar, há a opção de aumentar o consumo de carboidratos por refeição para poder se recuperar. Comer uma refeição rica em proteínas antes do jejum noturno protegerá seu tecido muscular.

Como sempre, começamos com o macronutriente crítico: a proteína. Para a manutenção muscular na população em geral, as pesquisas estabeleceram uma quantidade mínima de proteína de 1,2 a 2,2g/kg por dia.[6] Recomendo 2,2g/kg se você for atleta ou estiver procurando reduzir a ingestão de carboidratos. Tenha em mente que se sua dieta for mais baseada em alimentos de origem vegetal, esses números precisam atingir o limite máximo a fim de atender aos índices mínimos necessários de aminoácidos. O valor de manutenção não leva em conta se o estresse do corpo o deixa abaixo do ideal, mas dará certo. Mais uma vez, recomendo não menos que 100 gramas de proteína por dia para qualquer adulto, independentemente do tamanho corporal.

Se você pesa 59 quilos e está satisfeito com seu peso e sua composição corporal, a quantidade mínima de proteína que deve consumir totaliza 1,19 a 1,54g/kg, o que o colocaria no limite mínimo: 70 a 91 gramas de proteína. No entanto, se você compreende os conceitos apresentados neste livro, perceberá que o limite mínimo não fornece proteína suficiente para as duas refeições de alimentos frescos necessárias para a otimização muscular.

Se você é mais ativo fisicamente, é mais velho ou está enfrentando desnutrição, problemas agudos ou crônicos, 1,6 a 2,2g/kg de proteína é provavelmente uma faixa-alvo melhor. Com base tanto no posicionamento do grupo de estudos PROT-AGE quanto em minha experiência clínica, esses números mais elevados oferecem mais proteção.[7]

Seja como for, permaneço convicta de que a quantidade mínima de proteína que qualquer adulto deve consumir é de 100 gramas por dia.

Observação: você encontra as receitas e informações nutricionais dessas refeições a partir da página 321.

LONGEVIDADE

DIA 1

Refeição 1 SHAKE + OVOS
580kcal, 50g de proteína, 32g de carboidratos, 28g de gordura, 8g de fibras

Refeição 2 WRAPS DE PERU COM ALFACE
297kcal, 24g de proteína, 21g de carboidratos, 13g de gordura, 9g de fibras

Refeição 3 BIFE + LEGUMES + ARROZ
547kcal, 49g de proteína, 45g de carboidratos, 19g de gordura, 14g de fibras

DIA 2

Refeição 1 **MEXIDO DENVER**
539kcal, 49g de proteína, 34g de carboidratos, 23g de gordura, 7g de fibras

Refeição 2 **CAMARÃO GRELHADO**
353kcal, 23g de proteína, 18g de carboidratos, 21g de gordura, 4g de fibras

Refeição 3 **SALADA BUFFALO DE FRANGO**
558kcal, 48g de proteína, 43g de carboidratos, 22g de gordura, 10g de fibras

DIA 3

Refeição 1 **PUDIM DE CHIA**
435kcal, 48g de proteína, 36g de carboidratos, 11g de gordura, 11g de fibras

Refeição 2 **WRAPS DE PERU COM ALFACE**
297kcal, 24g de proteína, 21g de carboidratos, 13g de gordura, 9g de fibras

Refeição 3 **BIFE + LEGUMES + ARROZ**
547kcal, 49g de proteína, 45g de carboidratos, 19g de gordura, 14g de fibras

DIA 4

Refeição 1 **SHAKE + OVOS**
580kcal, 50g de proteína, 32g de carboidratos, 28g de gordura, 8g de fibras

Refeição 2 **CAMARÃO GRELHADO**
353kcal, 23g de proteína, 18g de carboidratos, 21g de gordura, 4g de fibras

Refeição 3 **TACOS DE PIMENTÃO**
540kcal, 50g de proteína, 49g de carboidratos, 16g de gordura, 9g de fibras

DIA 5

Refeição 1   MEXIDO DENVER
539kcal, 49g de proteína, 34g de carboidratos, 23g de gordura, 7g de fibras

Refeição 2   ATUM + SALADA DE BETERRABA
289kcal, 21g de proteína, 22g de carboidratos, 13g de gordura, 5g de fibras

Refeição 3   BACALHAU COM BATATA ASSADA
612kcal, 51g de proteína, 48g de carboidratos, 24g de gordura, 7g de fibras

DIA 6

Refeição 1   SHAKE + OVOS
580kcal, 50g de proteína, 32g de carboidratos, 28g de gordura, 8g de fibras

Refeição 2   ATUM + SALADA DE BETERRABA
289kcal, 21g de proteína, 22g de carboidratos, 13g de gordura, 5g de fibras

Refeição 3   TACOS DE PIMENTÃO
540kcal, 50g de proteína, 49g de carboidratos, 16g de gordura, 9g de fibras

DIA 7

Refeição 1   MEXIDO DENVER
539kcal, 49g de proteína, 34g de carboidratos, 23g de gordura, 7g de fibras

Refeição 2   WRAPS DE PERU COM ALFACE
297kcal, 24g de proteína, 21g de carboidratos, 13g de gordura, 9g de fibras

Refeição 3   BACALHAU COM BATATA ASSADA
612kcal, 51g de proteína, 48g de carboidratos, 24g de gordura, 7g de fibras

2. OTIMIZAÇÃO DA PERDA DE PESO COM QUALIDADE

Quase 75% dos adultos norte-americanos estão acima do peso e mais de 40% são clinicamente obesos. Se você está a 4,5 quilos ou mais de seu peso ideal, é hora de reequilibrar as proteínas, os carboidratos e as gorduras em sua dieta. Calorias são importantes, mas, se não escolher corretamente entre proteínas e carboidratos, você estará travando uma batalha perdida — uma batalha contra o peso.

Detalhes do Plano Otimização da Perda de Peso com Qualidade:

- Três refeições mais um lanche opcional por dia.

- Distribuição uniforme de proteínas e carboidratos em cada refeição.

- A primeira refeição é um shake proteico para controle de calorias.

- Se sua meta é perder 4,5 quilos ou menos (ou se você é uma mulher com ≤28% de gordura corporal ou um homem com ≤22% de gordura corporal), reduza suas calorias para um valor de 10% a 20% menor do que o valor de manutenção.

- Se sua meta é perder mais de 4,5 quilos, diminua suas calorias para um valor de 20% a 30% menor do que o de manutenção.

PROTEÍNA: Quando você reduz o total de calorias, aumentar a ingestão de proteínas (a meta é de 1,8 a 2,4 gramas por quilo do peso corporal ideal) ajuda a reter massa corporal magra.[8]

- Quanto mais baixo for o valor em calorias, maior deverá ser a porcentagem de proteína.

- Para proteger os músculos, tenha como objetivo a ingestão de 2,2 gramas de proteína por quilo do peso corporal ideal ou potencialmente mais, dependendo de como você anda em relação à prática de atividade física.

CARBOIDRATOS: Comece com a menor quantidade de carboidratos possível, considerando que o objetivo é manter massa muscular e focar na perda de peso de qualidade. Se você é sedentário ou apresenta taxas anormais em seus exames, como níveis elevados de glicemia, insulina ou triglicerídeos no sangue, sugiro começar com 30 gramas de carboidratos por refeição.

GORDURA: 0,7 a 2,2g/kg. O restante de suas calorias pode ser dedicado às gorduras. Se sua perda de peso ficar estagnada, primeiro reduziremos as calorias das gorduras.

Durante as primeiras duas semanas do plano Otimização da Perda de Peso com Qualidade, você deve perder entre 1 e 2 quilos, dependendo de quanto precisa perder. Pode ser que você sinta fome, mas ficará motivado ao ver seu peso na balança baixar. Prepare-se para um período de ajuste de duas semanas, durante o qual você deverá administrar suas expectativas. Há sempre um preço a ser pago.

Nosso objetivo aqui é gerar mudanças lentas e controladas na composição corporal. Isso minimiza o estresse no corpo e provavelmente ajuda na conservação da musculatura. Há muito a ser aprendido com o mundo do fisiculturismo natural e com a pesquisa do Dr. Eric Helms. A interface entre o fisiculturismo natural e a recomposição corporal impulsiona as pessoas em direção à saúde. Para maximizar a conservação muscular, estabeleça a ingestão calórica num nível que resulte em perda de peso corporal de cerca de 0,5% a 1% por semana.[9]

Para determinar suas calorias, precisamos partir do pressuposto de que o tecido perdido durante um déficit de energia é influenciado pelo tamanho do déficit de energia.[10] Embora déficits maiores resultem numa perda de peso mais rápida, uma percentagem dessa perda de peso virá da massa corporal magra. Devagar e sempre é o melhor caminho.

PERDA DE PESO

DIA 1

Refeição 1 SHAKE PROTEICO
421kcal, 38g de proteína, 29g de carboidratos, 17g de gordura, 4g de fibras

Refeição 2 SALADA COBB GREEN GODDESS
422kcal, 36g de proteína, 29g de carboidratos, 18g de gordura, 9g de fibras

Refeição 3 HAMBÚRGUER + ARROZ
498kcal, 47g de proteína, 29g de carboidratos, 21g de gordura, 7g de fibras

DIA 2

Refeição 1 HAMBÚRGUER + OVOS
417kcal, 38g de proteína, 28g de carboidratos, 17g de gordura, 6g de fibras

Refeição 2 CAMARÃO GRELHADO
386kcal, 30g de proteína, 26g de carboidratos, 18g de gordura, 4g de fibras

Refeição 3 SALADA BUFFALO DE FRANGO
433kcal, 39g de proteína, 30g de carboidratos, 17g de gordura, 8g de fibras

DIA 3

Refeição 1 PUDIM DE CHIA
382kcal, 42g de proteína, 31g de carboidratos, 10g de gordura, 10g de fibras

Refeição 2 SALADA COBB GREEN GODDESS
422kcal, 36g de proteína, 29g de carboidratos, 18g de gordura, 9g de fibras

Refeição 3   CAMARÃO GRELHADO
465kcal, 43g de proteína, 26g de carboidratos, 21g de gordura, 4g de fibras

DIA 4

Refeição 1   SHAKE PROTEICO
421kcal, 38g de proteína, 29g de carboidratos, 17g de gordura, 4g de fibras

Refeição 2   HAMBÚRGUER + ARROZ
421kcal, 29g de proteína, 29g de carboidratos, 21g de gordura, 6g de fibras

Refeição 3   CARNE DE PORCO + BATATA-DOCE
462kcal, 39g de proteína, 27g de carboidratos, 22g de gordura, 5g de fibras

DIA 5

Refeição 1   PUDIM DE CHIA
382kcal, 42g de proteína, 31g de carboidratos, 10g de gordura, 10g de fibras

Refeição 2   CARNE DE PORCO + BATATA-DOCE
393kcal, 33g de proteína, 27g de carboidratos, 17g de gordura, 5g de fibras

Refeição 3   SALMÃO + SALADA DE BETERRABA
502kcal, 42g de proteína, 34g de carboidratos, 22g de gordura, 19g de fibras

DIA 6

Refeição 1   HAMBÚRGUER + OVOS
417kcal, 38g de proteína, 28g de carboidratos, 17g de gordura, 6g de fibras

Refeição 2   ATUM + SALADA DE BETERRABA
393kcal, 26g de proteína, 25g de carboidratos, 21g de gordura, 6g de fibras

Refeição 3   **BIFE + VAGEM**
494kcal, 43g de proteína, 31g de carboidratos,
22g de gordura, 9g de fibras

DIA 7

Refeição 1   **SHAKE PROTEICO**
421kcal, 38g de proteína, 29g de carboidratos,
17g de gordura, 4g de fibras

Refeição 2   **BIFE + VAGEM**
494kcal, 43g de proteína, 31g de carboidratos,
22g de gordura, 9g de fibras

Refeição 3   **SALADA BUFFALO DE FRANGO**
433kcal, 39g de proteína, 30g de carboidratos,
17g de gordura, 8g de fibras

3. OTIMIZAÇÃO DA MUSCULATURA

Muitos adultos precisam ganhar músculos. Alguns indivíduos desejam ser mais fortes ou ter melhor aparência física, mas QUASE todos os adultos se beneficiariam de mais força e estabilidade, além de um metabolismo mais saudável. O ganho muscular (hipertrofia) requer *tanto* exercícios de força *quanto* a otimização da ingestão de proteínas. A proteína por si só não fará músculos crescerem, e o consumo inadequado de proteínas irá minimizar ou impedir os ganhos do treino. (Aprenda a planejar o plano de treinos perfeito para seu tipo de corpo e objetivos na página 256.) Sugiro quatro refeições por dia para permitir a distribuição de nutrientes e o ritmo de ingestão das proteínas. Isso vai garantir que você atinja o limiar de proteína necessário para o crescimento muscular e que acelere o estímulo muscular.

- Coma a cada três ou quatro horas para atingir a ingestão total de proteínas e calorias.[11]

- Coma a quantidade planejada de carboidratos antes e depois dos treinos[12] e equilibre o restante ao longo do dia. Dê preferência a opções com menor proporção entre carboidratos e fibras, como brócolis ou aveia rica em fibras, uma a duas horas antes da atividade física. Os dados mostram que uma alta resposta à insulina no início do exercício diminui o gasto total, a potência e a resistência. Consuma alimentos com maior proporção entre carboidratos e fibras, como a banana, após a atividade física, em especial se você tiver um intervalo curto até a próxima vez que for se exercitar.

- Coma as refeições com menos gordura antes e depois do treino. Seu corpo não utilizará a gordura como combustível logo após o consumo, e a gordura retarda a digestão e o esvaziamento gástrico, o que pode levar à sensação de inchaço durante o exercício.
- Mais importante ainda, atenda às suas necessidades totais de proteínas e calorias.
- Prefira a suplementação com creatina e óleo de peixe.
- Termine a proteína em seu prato antes de passar para os demais alimentos. Se você tiver dificuldades para comer tudo, é melhor priorizar a ingestão de proteínas para garantir o macronutriente mais importante para a saúde muscular.
- Treine de forma consistente e faça alterações constantes em seu plano de treino para garantir o crescimento muscular. O exercício é um elemento inegociável de todos os meus planos, mas o Plano Otimização da Musculatura não funciona sem exercícios de força direcionados à hipertrofia (crescimento muscular).
- Reserve um tempo para descansar e se recuperar. Priorize o sono, pois é quando o corpo cresce e se repara. Quase um terço dos norte-americanos com mais de 18 anos não consegue dormir as sete a nove horas recomendadas. A privação de sono crônica perturba os músculos esqueléticos e os níveis de glicose, bem como nossos sistemas endócrinos e hormonais, tornando-nos predispostos a problemas de saúde que incluem obesidade, resistência à insulina e diabetes tipo 2.

- Como você estará comendo mais, preparar todas as refeições no domingo ou encomendar determinada quantidade de comida ajudará você a atender às suas necessidades de macronutrientes.

- Acompanhe as mudanças em seu corpo de maneira consistente com o analisador InBody ou com constantes exames de composição corporal (DEXA) para monitorar o ganho muscular.

> **SONO**
>
> Estudos mostram que as perturbações do sono diminuem as taxas de síntese proteica muscular em homens adultos saudáveis e, ao longo do tempo, podem resultar em perda de massa magra e redução da força muscular e dos resultados funcionais.[13]
>
> Tanto os distúrbios do sono de curto prazo (24 horas de privação) quanto os de longo prazo (cinco noites de restrição de sono) causam perturbações nos ritmos circadianos e diminuem as taxas de síntese proteica muscular. No entanto, foi demonstrado que a implementação de treinos intervalados de alta intensidade durante períodos de restrição de sono preserva as taxas de síntese proteica muscular. Em outras palavras, o exercício pode mitigar alguns dos efeitos negativos da redução dos padrões de sono nas taxas de síntese proteica muscular.

- Registre suas métricas de força e desempenho, reavaliando o progresso a cada seis a oito semanas. Seu desempenho melhorou? Sua força aumentou? Embora este não seja exatamente um programa de força, quanto mais habilidoso você se tornar, maior será o esforço necessário para estimular seu corpo. É por isso que a reavaliação regular é fundamental.

- Uma última dica: divirta-se! Considere tudo isso não uma rotina rígida, mas uma jornada divertida e emocionante que aumentará sua longevidade.

DETALHES DO PLANO OTIMIZAÇÃO DA MUSCULATURA

Os principais estímulos são: energia suficiente, aminoácidos e incentivo ao treino de força.

- Quatro refeições por dia, cada uma contendo de 40 a 60 gramas de proteína.
- Proteína: 2,2 a 2,6 gramas de proteína por quilo do peso corporal ideal.
- 10% a 20% de excedente calórico, priorizando proteínas.
- Carboidratos: 3,1 a 8 gramas por quilo do peso corporal total.[14]
- Gordura: 0,7 a 2,2 gramas por quilo. Se você prefere alimentos ricos em carboidratos a alimentos ricos em gordura, opte pelo limite mínimo da faixa de calorias destinadas à gordura.

Este é o meu plano mais calórico, com um excedente de 10% a 20% se você estiver em um bom ritmo de treinos ou de 20% a 30% se estiver apenas começando os treinos de resistência para ganhar massa muscular. Consumir calorias extras pode levar ao excesso de gordura. É fundamental monitorar o ganho de gordura corporal, o que determinará o excedente calórico. Alcançar o equilíbrio certo na composição exigirá algumas tentativas e erros.

MUSCULATURA

DIA 1

Refeição 1   SHAKE + OVOS
536kcal, 49g de proteína, 22g de carboidratos, 28g de gordura, 6g de fibras

Refeição 2   SALMÃO + SALADA DE BETERRABA + ARROZ
470kcal, 45g de proteína, 23g de carboidratos, 22g de gordura, 3g de fibras

Refeição 3   **WRAPS DE ROSBIFE COM ALFACE**
478kcal, 51g de proteína, 46g de carboidratos, 10g de gordura, 12g de fibras

Refeição 4   **COSTELETA DE PORCO + LEGUMES**
637kcal, 52g de proteína, 42g de carboidratos, 29g de gordura, 11g de fibras

DIA 2

Refeição 1   **PUDIM DE CHIA**
390kcal, 49g de proteína, 26g de carboidratos, 10g de gordura, 9g de fibras

Refeição 2   **CAMARÃO GRELHADO**
538kcal, 49g de proteína, 27g de carboidratos, 26g de gordura, 4g de fibras

Refeição 3   **COSTELETA DE PORCO + LEGUMES**
637kcal, 52g de proteína, 42g de carboidratos, 29g de gordura, 11g de fibras

Refeição 4   **SALADA BUFFALO DE FRANGO**
623kcal, 56g de proteína, 49g de carboidratos, 23g de gordura, 11g de fibras

DIA 3

Refeição 1   **SHAKE + OVOS**
536kcal, 49g de proteína, 22g de carboidratos, 28g de gordura, 6g de fibras

Refeição 2   **SALMÃO + SALADA DE BETERRABA + ARROZ**
470kcal, 45g de proteína, 23g de carboidratos, 22g de gordura, 3g de fibras

Refeição 3   **WRAPS DE ROSBIFE COM ALFACE**
478kcal, 51g de proteína, 46g de carboidratos, 10g de gordura, 12g de fibras

Refeição 4   COSTELETA DE PORCO + LEGUMES
586kcal, 45g de proteína, 43g de carboidratos,
26g de gordura, 17g de fibras

DIA 4

Refeição 1   MEXIDO DENVER
535kcal, 48g de proteína, 34g de carboidratos,
23g de gordura, 7g de fibras

Refeição 2   "ESPAGUETE" COM MOLHO BOLONHESA
508kcal, 49g de proteína, 24g de carboidratos,
24g de gordura, 5g de fibras

Refeição 3   SALADA BUFFALO DE FRANGO
623kcal, 56g de proteína, 49g de carboidratos,
23g de gordura, 11g de fibras

Refeição 4   COSTELETA DE PORCO + LEGUMES
586kcal, 45g de proteína, 43g de carboidratos,
26g de gordura, 17g de fibras

DIA 5

Refeição 1   PUDIM DE CHIA
390kcal, 49g de proteína, 26g de carboidratos,
10g de gordura, 9g de fibras

Refeição 2   CAMARÃO GRELHADO
538kcal, 49g de proteína, 27g de carboidratos,
26g de gordura, 4g de fibras

Refeição 3   COSTELETA DE PORCO + LEGUMES
586kcal, 45g de proteína, 43g de carboidratos,
26g de gordura, 17g de fibras

Refeição 4   HAMBÚRGUER COM SALADA
592kcal, 49g de proteína, 45g de carboidratos,
24g de gordura, 10g de fibras

DIA 6

Refeição 1   SHAKE + OVOS
536kcal, 49g de proteína, 22g de carboidratos, 28g de gordura, 6g de fibras

Refeição 2   "ESPAGUETE" COM MOLHO BOLONHESA
508kcal, 49g de proteína, 24g de carboidratos, 24g de gordura, 5g de fibras

Refeição 3   TUNA MELT
664kcal, 53g de proteína, 50g de carboidratos, 28g de gordura, 12g de fibras

Refeição 4   HAMBÚRGUER COM SALADA
592kcal, 49g de proteína, 45g de carboidratos, 24g de gordura, 10g de fibras

DIA 7

Refeição 1   MEXIDO DENVER
535kcal, 48g de proteína, 34g de carboidratos, 23g de gordura, 7g de fibras

Refeição 2   WRAPS DE ROSBIFE COM ALFACE
467kcal, 50g de proteína, 24g de carboidratos, 19g de gordura, 9g de fibras

Refeição 3   BACALHAU COM BATATA ASSADA
612kcal, 51g de proteína, 48g de carboidratos, 24g de gordura, 7g de fibras

Refeição 4   SALADA BUFFALO DE FRANGO
623kcal, 56g de proteína, 49g de carboidratos, 23g de gordura, 11g de fibras

PRECISA DE UM DOCINHO? EXPERIMENTE "SORVETE" DE LEITE DE COCO

1 banana fatiada e congelada
1 xícara (chá) de abacaxi em cubos congelados
1/4 xícara de leite de coco

1. Coloque a banana, o abacaxi e o leite de coco em um processador de alimentos e bata.

2. De vez em quando, raspe as laterais e continue a bater até ficar homogêneo (cerca de 3 minutos).

3. Coloque em uma tigela e saboreie imediatamente uma versão mais cremosa ou, para um sorvete mais firme, condicione em um recipiente hermético e que possa ir ao freezer e congele por pelo menos 1 hora antes de servir.

4. Se quiser mais opções de receitas com pelo menos 30 gramas de proteína, acesse www.drgabriellelyon.com/30gs-recipes/ e inscreva-se em "30gs Recipes" (em inglês). Minha equipe e eu lhe enviaremos receitas semanais para acabar de vez com as dúvidas sobre o que colocar em seu prato.

REINICIALIZAÇÃO CARNÍVORA

A reinicialização carnívora é uma ótima maneira de conseguir uma vitória preliminar. Você deve estar familiarizado com dietas de eliminação baseadas em alimentos de origem vegetal. Bem, esta é uma dieta de eliminação baseada em alimentos de origem animal. Implica uma ingestão muito elevada de produtos de origem animal associada a uma ingestão muito baixa de alimentos de origem vegetal. Siga este protocolo por duas a quatro semanas. Muitas pessoas não apenas se sentem notavelmente melhor após este protocolo, como as taxas em seus exames de sangue também refletem mudanças positivas. Minha recomendação de reajuste carnívoro é uma reminiscência do **Protein-Sparing Modified Fast Program da Cleveland Clinic**. Hoje, este não é um "plano baseado em evidências", e sim aquilo que venho aplicando na clínica com muito sucesso ao longo dos anos.

Minha reinicialização carnívora inclui:

Ovos, carne, peixe e um shake proteico na primeira refeição para controle de calorias. O shake contém 50 gramas de *whey protein* ou de proteína de ervilha e arroz, 1 *scoop* de fitonutrientes em pó, verdes ou vermelhos (por exemplo, fibras prebióticas e polifenóis, vitamina C, luteína), 1 colher (sopa) de triglicerídeos de cadeia média em pó, com leite de amêndoa ou água. (Se o seu corpo não tolera laticínios, você pode substituir o *whey protein* em pó por 1,5 *scoop* de proteína de carne bovina em pó mais ½ *scoop* [3 gramas] de leucina em pó para reproduzir o alto teor de leucina da proteína láctea.)

Neste protocolo, os indivíduos podem consumir qualquer produto de origem animal, exceto laticínios (tirando a proteína em pó), já que podem causar inflamação, prisão de ventre ou distensão abdominal. Alimentos de origem vegetal aceitáveis incluem coentro, salsa, cebolinha e *jalapeños*.

Embora o foco desse reajuste não seja o controle de calorias, os homens podem consumir de 1.800 a 1.900 calorias por dia, e as mulheres, de 1.500 a 1.600.

Este protocolo de baixo volume, rico em nutrientes e cheio de sabor é uma excelente maneira de iniciar a perda de peso, acabar com ânsias alimentares e criar um ímpeto inicial em direção ao seu estilo de vida otimizado.

RITUAL NOTURNO

Faça a si mesmo estas perguntas:

1. Estou orgulhoso das escolhas que fiz hoje?
2. Apresentei as características dignas da pessoa que me esforço para me tornar?
3. O que posso fazer melhor amanhã?
4. Como posso me preparar para evitar repetir comportamentos prejudiciais que sei que enfrentarei no futuro? (Por exemplo, digamos que toda vez que você entra na cozinha às dez horas da noite, acaba comendo um biscoito. Adiante-se. Não existe surpresa nenhuma aqui. Prepare-se para a próxima vez que sentir esse impulso. Bole um desfecho alternativo, em seguida ponha-o em prática.)
5. Considerando o cronograma de amanhã, qual é a minha estratégia para fazer as escolhas que me ajudarão a cumprir meu planejamento?

REPROGRAME O MINDSET

CRIANDO ANTEPAROS PARA GERAR RESPONSABILIDADE

Meu objetivo é ajudá-lo a criar uma base estável para evitar que você se desvie de sua meta, independentemente dos obstáculos que surgirem. Isso exige reforçar o sistema operacional que acompanha de forma inconsciente e determina como você processa, executa e internaliza suas experiências. Como você avalia seu próprio bem-estar? Como percebe o relacionamento com seu médico? Como você entende a integridade e suas responsabilidades para consigo mesmo? Trazer à consciência este sistema inconsciente é fundamental para aprimorá-lo e otimizá-lo. A maneira como você processa a experiência determinará o resultado.

Em seguida, trace um plano claro e concreto com objetivos mensuráveis. Por que um plano é tão importante?

1. Um plano cria anteparos para proteger sua integridade e libera sua mente para se concentrar em outras coisas. Você não precisará pensar constantemente *O que devo comer?* ou *Como devo treinar?* porque já saberá as respostas.

2. Um plano elimina todas as dúvidas de "e se?" — as perguntas que o impedem de manter a consistência — e acaba com qualquer oportunidade de negociação quanto a treinos ou refeições.

Controlar sua mente e suas narrativas internas o colocará imediatamente no caminho do sucesso. Praticar a disciplina mental o ajudará a regular suas emoções e crenças. Isso significa que você deve primeiro capturar e trazer à consciência quaisquer pensamentos repetitivos e sem propósito que o impeçam de alcançar seus sonhos.

Aqui está um exemplo da minha própria vida. Quando me vi cuidando de uma criança durante a gravidez, poderia ter me concentrado na voz que me dizia que eu estava sensível e ansiosa demais para treinar ou concluir meu trabalho. Em vez disso, reconheci esses pensamentos como bloqueadores de sonhos. Pensamentos como esses podem incluir qualquer coisa envolta em ansiedade ou sensibilidade intensa. Até mesmo ser duro consigo mesmo pode servir como distração.

Ao atualizar seu sistema operacional interno e estabelecer um plano sólido, você pode abrir mão de excessos (substâncias/coisas que desperdiçam o seu tempo/atributos emocionais negativos), incluindo o excesso disso aqui:

- Álcool
- Estimulantes
- Açúcar
- Pão
- TV/redes sociais
- Negatividade
- Desonestidade
- Eventos sociais
- Ligações/mensagens de texto

... Tudo isso pode servir como distrações atraentes.

Mantenha seu mundo pequeno — pelo menos de início. Responsabilize-se. O sucesso vem de cada pequeno passo dado para concluir a tarefa em questão.

8
Avaliação de base: em que pé você está?

Saber em que pé você está é crucial para chegar ao seu destino. Faça esta pergunta: *Quais são as minhas metas, e como posso alcançá-las?* Então, volte alguns passos para definir as etapas que o levarão ao sucesso. Transformações para chegar a uma perda de gordura duradoura e maximizar a musculatura para a longevidade devem começar por uma cuidadosa autoavaliação.

Avaliar os números do seu check-up anual pode revelar muito sobre seus riscos de saúde, oferecendo pistas de como otimizar sua dieta. A altura, o peso, a circunferência abdominal, os triglicerídeos e a glicemia de jejum ajudam a definir suas necessidades e metas para o sucesso nutricional. Recomendo que você trabalhe com um nutricionista e um profissional de educação física para que eles o ajudem a orientar, monitorar e aperfeiçoar sua tomada de decisões em relação ao uso terapêutico tanto da dieta quanto do treinamento físico. Equipar-se com uma lista ampliada de suas métricas é um excelente passo inicial.

PRESSÃO SANGUÍNEA

A pressão sanguínea elevada (hipertensão) é, de longe, o fator de risco mais comum — e evitável! — das doenças cardíacas precoces. O risco de hipertensão suplanta o colesterol alto, o diabetes e até o fumo. Porém, infelizmente, esses outros fatores de risco coexistem com a hipertensão, o que aumenta o risco geral. Dieta ruim, inatividade física e sobrepeso ou obesidade também aumentam o risco de doenças cardiovasculares.

Ao avaliar a pressão sanguínea, sigo os padrões estabelecidos pela Associação Americana do Coração (AHA, na sigla em inglês) e pelo Colégio Americano de Cardiologia (ACC, na sigla em inglês) em 2017:

- Normal = menos de 12 (sistólica) *e* menos de 8 (diastólica)
- Elevada = 12 a 12,9 *e* menos de 8
- Pressão alta estágio 1 = 13 a 13,9 *ou* 8 a 8,9
- Pressão alta estágio 2 = 14 ou mais *ou* 9 ou mais
- Crise hipertensiva (ligue já para o médico!) = acima de 18 *e/ou* acima de 12

CIRCUNFERÊNCIA ABDOMINAL E RAZÃO CINTURA-ESTATURA

A circunferência abdominal (CA) é uma forma rápida e fácil de avaliar seu risco cardiovascular pessoal. Ao contrário da gordura subcutânea, aquela que constatamos sob a pele, é difícil medir a gordura visceral sem uma ressonância. É por isso que usamos a CA como um indicador: é uma medida que oferece um panorama mais claro do que o índice de massa corporal (IMC), pois identifica a localização da gordura.

Mas o que a gordura em torno da cintura tem a ver com a sua saúde? A circunferência abdominal está fortemente associada à mortalidade, por todas as causas: quanto maior a CA, maior sua chance de morrer, qualquer que seja a doença. Segundo o Instituto Nacional do Coração, Pulmão e Sangue (NHLBI, na sigla em inglês) dos Estados Unidos, quando a maior parte da sua gordura está em volta da cintura, e não dos quadris, seu risco de doenças cardíacas e diabetes tipo 2 é maior.[1] Seu risco aumenta ainda mais quando o tamanho da cintura supera 88 centímetros (para mulheres) ou 102 centímetros (para homens).[2] Esse excesso de gordura central está associado a uma quantidade maior de gordura visceral — a gordura que envolve seus órgãos, também chamada de adiposidade visceral —, que, por sua vez, está correlacionada a níveis elevados de lipídios no sangue, hipertensão e diabetes, assim como inflamações.[3]

No meu tempo de residência, usávamos a circunferência abdominal para monitorar e avaliar não apenas o risco cardiovascular e da função metabólica, mas também para prever o comprometimento cognitivo na idade avançada.[4] No entanto, hoje há evidências de que, nos adultos, a razão cintura estatura pode ser melhor que o IMC e a circunferência abdominal para identificar precocemente o risco de muitas das doenças mencionadas neste livro.[5]

Para calcular de maneira correta sua circunferência abdominal, passe uma fita métrica em volta da cintura, logo acima dos ossos do quadril. Faça isso de pé, e logo depois de soltar o ar (em meu canal no YouTube, youtube.com/@DrGabrielleLyon, há um vídeo em inglês que mostra como fazer essa medição de forma precisa). O ideal é que sua circunferência abdominal totalize menos da metade da sua altura.

Uma **razão cintura estatura (RCE)** acima de 0,5 identifica pessoas com "riscos de saúde precoces" associados à obesidade central.[6] Para determinar sua RCE, divida sua circunferência abdominal por sua altura, ambas na mesma unidade. Por exemplo: se você mede 1,70 metro, isso equivale a 170 centímetros. Se sua cintura for de 90 centímetros, ao dividir 90 por 170 você obterá aproximadamente 0,53. Para proteger sua saúde, tanto física quanto mental, é preciso que consiga manter a circunferência abdominal em menos da metade de sua altura, idealmente uma RCE inferior a 0,5.

PERCENTUAL DE GORDURA CORPORAL

Os profissionais de saúde costumam usar o conceito de limiares de IMC, estabelecidos pela OMS, para diagnosticar o sobrepeso e a obesidade. Porém, como já vimos, esses números nos dizem muito pouco sobre a composição corporal efetiva. É mais instrutivo medir o percentual de gordura corporal, embora determinar o número exato exija algum esforço.

De modo geral, homens com gordura corporal maior ou igual a 25% são considerados obesos. No caso das mulheres, a obesidade começa em 35%.[7] Em vez dessa categorização binária, porém, deveríamos identificar e buscar um percentual *ideal* de gordura corporal. Isso ajudaria uma autêntica melhoria da saúde.

MASSA MUSCULAR

Não basta olhar apenas para as medidas de massa muscular para avaliar a saúde de seus músculos esqueléticos ou seu risco de sarcopenia. **A massa musculoesquelética precisa ser avaliada junto com métricas de força**. A massa musculoesquelética é o componente mais importante da massa corporal livre de gordura, chamada "massa magra corporal". Esse termo descreve os elementos livres de gordura e não ósseos do corpo, que incluem músculos, pele, tendões e tecidos conjuntivos.[8]

As evidências científicas evidenciam que uma massa muscular mais saudável leva a uma melhora da saúde. Como medimos, então, a massa muscular, em específico? Resumindo, é possível, mas é preciso dispor de equipamentos. Uma avaliação corporal por DEXA (de *dual-energy X-ray absorptiometry*) ou uma análise de bioimpedância elétrica (em inglês, BIA) podem avaliar a massa musculoesquelética apendicular (MMEA), que é a massa dos músculos esqueléticos nas extremidades — basicamente, braços e pernas —, valor crucial para a avaliação da saúde. Nos Estados Unidos, os aparelhos de BIA mais comuns são o InBody 720 de uso profissional (um aparelho estático usado para avaliar a composição corporal) e sua versão portátil e mais acessível, chamada InBody H20N (disponíveis no site inbodyusa.com).

Um jeito simples, ainda que um tanto caro, de obter o "padrão-ouro" dos testes de composição corporal, é usar a tecnologia de raios X. Nos Estados Unidos, isso pode ser feito com os DEXA Scan. Em menos de dez minutos deitado em uma cama de escaneamento, é possível revelar como a massa magra, a massa de gordura, a água e os ossos estão distribuídos em seu corpo.

Caso nenhuma dessas opções seja boa para você, uma balança doméstica também pode ser útil, embora um pouco menos precisa. A composição corporal é afetada pelo nível de hidratação e pelo ciclo menstrual, e seu peso pode variar ao longo do dia. Por isso, fazer as medições sempre na mesma hora todos os dias trará os resultados mais precisos.

FERRAMENTAS DE AVALIAÇÃO E ITENS PARA MEDIÇÃO

COMPOSIÇÃO CORPORAL

- Balança doméstica Inbody H2ON, composição corporal total (faixa de peso entre 10 e 150kg).
- Fita métrica.
- Samsung Galaxy Watch 4.

SAÚDE GERAL

- Monitor de glicemia Nutrisense, programas de 1, 3, 6 e 12 meses.
- Apple Watch.
- Dinamômetro manual (medidor de força), por exemplo, CAMRY.

MONITORAMENTO NUTRICIONAL

- Balança de cozinha, por exemplo, Etekcity.
- Cronometer, aplicativo de monitoramento da alimentação (versão gratuita disponível).

Embora diferentes métodos de medição da massa muscular tenham ligeiras diferenças de precisão, uma densitometria DEXA é considerada, de modo geral, a mais precisa entre as opções práticas disponíveis (é lógico que uma ressonância magnética e uma tomografia computadorizada trariam números definitivos, mas são diagnósticos que geram um excesso de radiação para uso corriqueiro).

Seja como for feita, a avaliação da MMEA proporciona uma medição simples e eficaz da saúde em geral e do risco de morrer de uma doença (morbidade/mortalidade). Assim como podemos avaliar a massa muscular para identificar a sarcopenia, esse método pode ser usado de forma mais ampla para identificar uma série de níveis de massa muscular para diferentes idades e tipos físicos. Infelizmente, não existe hoje um padrão universal, entre médicos ou pesquisadores, que represente um nível ideal. Existem apenas níveis relacionados a doenças. Por isso, minha recomendação é conseguir e manter uma massa muscular o mais saudável possível. Nesse meio-tempo, dê uma olhada neste método pioneiro de medição dos músculos esqueléticos. Eu criei a tabela a seguir com Alexis Cowan, um pesquisador de Princeton de extrema competência, usando dados de alguns dos melhores laboratórios dos Estados Unidos.[9] Pode parecer complicado, mas não é.

NOTA: A sarcopenia é definida como a massa musculoesquelética apendicular inferior a 7,0 kg/m² (homens) e 5,4 kg/m² (mulheres), medida por densitometria.

População	Densitometria (kg/m^2)	Inbody H2oN (kg/m^2)	Inbody 720 (kg/m^2)
Homem adulto médio (< 65 anos)	8,6	9,5	10,5
Mulher adulta média (< 65 anos)	7,3	7,3	10,6

Homem atlético	10,2	11,7	13,0
Mulher atlética	8,0	8,6	11,4
Homem maduro (65+ anos)	7,7	8,1	8,7
Mulher madura (65+ anos)	5,9	5,3	7,8
Homem com sarcopenia (deficiência muscular)	7,0	7,2	7,4
Mulher com sarcopenia (deficiência muscular)	5,4	4,6	6,9

A composição corporal é expressa em unidades padrão de quilos de massa muscular divididos pela altura em metros quadrados. Dividiu-se a população em tipos: médio (ou seja, de saúde normal), atlético, maduro (65+ anos) e sarcopênico (com deficiência muscular).

Caso você não tenha acesso à medição da massa muscular com uma densitometria ou uma balança de impedância, responda ao seguinte questionário de saúde muscular:

DETERMINE SUA SAÚDE MUSCULAR

COMPOSIÇÃO CORPORAL

Idade: ❏ <45 (1) ❏ 45-65 (0) ❏ >65 anos (-2)
Gênero: ❏ M   ou   ❏ F
Peso (quilos): _____
Altura (centímetros): _____
IMC: ❏ >35 (-2) ❏ 28-35 (-1) ❏ <28 (+1)

FORMA FÍSICA

Qual é seu perfil atlético?

❏ Atleta a vida inteira (1)
❏ Fanático por malhação (2)
❏ Atleta de fim de semana (malha de vez em quando) (0)
❏ Atleta de sofá (-2)

Exercício de força (número de dias da semana fazendo pelo menos 45 minutos de peso ou ioga)

❏ Zero (0)
❏ Um (1)
❏ Dois a três (3)
❏ Mais de três (5)

Exercícios aeróbicos (números de dia da semana fazendo pelo menos 45 minutos de corrida, elíptico, natação, bicicleta ou tênis individual; atividades que aumentam tanto a frequência respiratória quanto a cardíaca):

❏ Zero (0)
❏ Um (1)
❏ Dois a três (2)
❏ Mais de três (3)

NUTRIÇÃO

Indique a quantidade de cada um dos itens abaixo que você consumiu na última semana, para ajudar a estimar sua ingestão diária de proteínas na seção de Pontuação de Proteínas, a seguir.

Ovos: ____
Leite ou iogurte (por copo ou xícara; indique porções/semana): ____
Carne (de boi, porco, frango ou peixe; 113 gramas por porção): ____
Feijão ou lentilha (porções de 1 xícara): ____

> *PONTUAÇÃO DE PROTEÍNAS*
>
> > 140g por dia (5)
> 110-139g (3)
> 90-110g (2)
> 75-90g (0)
> <75g (-1)
>
> Nota: Estimamos 1 ovo = 6g de proteína; leite ou iogurte = 8g; carnes (113g) = 28g; feijão = 12g. Também estamos supondo que todo mundo obtenha cerca de 25g/dia de proteína ingerindo grãos. A partir dessas estimativas e do peso corporal, estabelecemos um "limiar de músculos saudáveis" de 1,2 a 1,5g/kg/dia.
>
> *IDADE MUSCULAR (com base na soma dos pontos acima)*
>
> 10 ou mais: Jovem e vibrante
> 6-9: Um pouco de esforço não faria mal
> 5 ou menos: Precisa de uma remodelação muscular

OS SEGREDOS DOS EXAMES LABORATORIAIS

Para se orientar em qualquer jornada, precisamos saber onde estamos. Por isso, vamos nos aprofundar para ajudar você a entender sobre seus valores de base. **Os marcadores sanguíneos podem revelar informações de saúde que você tem o poder de melhorar diretamente — bastando mudar certos hábitos de vida.** Sabia que você pode pedir seus próprios exames de laboratório para obter um quadro mais detalhado da sua saúde? Vou orientá-lo em relação a que exames pedir e em que momento, com base nas informações que cada resultado específico proporciona. Também vou ensinar como analisar os próprios resultados, definir metas razoáveis para uma saúde melhor e traduzir essas metas em objetivos atingíveis e mensuráveis.

Os resultados vão oferecer a você métricas objetivas de sistemas orgânicos cruciais. Pense em si mesmo como o piloto, em seu corpo como o avião, e nos marcadores sanguíneos como os instrumentos na cabine, que ajudam na tomada de decisões que garantem um voo seguro.

Os exames laboratoriais representam um elemento básico da minha prática clínica, para mostrar a meus pacientes o ponto de partida, orientá-los sobre como progredir e, mais adiante, medir seu êxito. **Neste livro, restringi meus pedidos normais de exames de laboratório às variáveis que você pode influenciar diretamente, por conta própria, por meio da dieta e dos exercícios.** Cada um desses parâmetros melhora quando você ganha massa muscular e perde gordura. Além disso, como os músculos esqueléticos são um regulador básico tanto dos carboidratos quanto da gordura, suas métricas de saúde muscular terão um impacto sobre o metabolismo da sua dieta.[10] Entre as orientações futuras provavelmente estará a medição das miocinas pós-exercício, para determinar, em parte, a efetividade dos seus treinos, a fim de aperfeiçoar os exercícios recomendados.

A REGULAÇÃO DOS LIPÍDIOS

Antes de tudo, vamos falar dos lipídios. Exames do equilíbrio lipídico abrangem duas áreas, a nutricional e a metabólica, indicando o que você come e como o organismo utiliza essas gorduras. O check-up anual típico tende a incluir um lipidograma, que avalia seu colesterol total, o HDL, o LDL (estimado ou medido diretamente) e os triglicerídeos. Essas importantes medidas ajudam a avaliar seu risco de doenças cardíacas — que aumenta quando níveis elevados de gordura circulam na corrente sanguínea. Embora o colesterol seja um ingrediente essencial para o desenvolvimento de células saudáveis, o excesso pode levar a um acúmulo de depósitos de gordura, passíveis de obstruir o fluxo sanguíneo nas artérias. Triglicerídeos elevados causam problemas semelhantes.

TRIGLICERÍDEOS

Toda vez que você ingere mais calorias do que seu corpo consome de imediato, o organismo converte a sobra em triglicerídeos (TGs). Os TGs são a forma de armazenar ácidos graxos dentro das células e no sangue. Atuam como um importante meio de transporte de gordura para auxiliar a produção de energia nos tecidos. Depois que um indivíduo saudável faz uma refeição, os níveis de triglicerídeos sobem devido à gordura alimentar transportada na corrente sanguínea por partículas chamadas de "lipoproteínas". A função primordial das lipoproteínas é levar esses triglicerídeos para armazenamento no tecido adiposo, enquanto uma parte também será usada para auxiliar o funcionamento de tecidos como o cardíaco. Os triglicerídeos são mais lentos em estado de jejum do que em estado de saciedade, e os ácidos graxos livres surgem como uma grande fonte de gordura para alimentar as necessidades energéticas dos tecidos. No entanto, tanto os triglicerídeos quanto os ácidos graxos livres atuam como importantes fontes de energia de origem lipídica no estado de jejum.

Os TGs armazenados dentro e ao redor dos músculos, no lugar do tecido adiposo que ali ficaria estagnado, indicam um comprometimento da capacidade de oxidação da gordura nos músculos, um indicador de resistência à insulina. Nessa situação, a capacidade do corpo de lidar com o excesso de calorias vai se tornando cada vez mais disfuncional com o passar do tempo, à medida que a gordura se acumula nos músculos.

O consumo constante de uma quantidade de calorias maior do que se queima, em especial as provenientes de alimentos ricos em carboidratos, pode levar a níveis elevados de TGs, que aumentam o risco de ataque cardíaco, derrame, pancreatite e esteatose hepática não alcoólica. Um nível alto de TG é um indicador de energia em excesso, de uma ingestão maior do que o gasto. Já ouviu falar da esteatose hepática não alcoólica? Algo parecido ocorre com os músculos. De acordo com o Painel de Tratamento de Adultos III do Programa Nacional de Educação para o Colesterol dos Estados Unidos, os níveis de TGs, medidos no sangue depois de um jejum de doze horas, são considerados "normais" abaixo de 150mg/dL, "limítrofes" entre 150 e 199mg/dL, "elevados" de 200 a 499mg/dL e "muito elevados" quando iguais ou acima de 500mg/dL. No entanto, recentemente a Associação Americana do Coração emitiu uma nota científica sobre os TGs, segundo a qual níveis baixos de triglicerídeos de jejum (isto é, abaixo de 100mg/dL) são muito comuns em países onde o risco de doenças arteriais coronarianas é baixo, na comparação com os Estados Unidos. **Eu recomendo um nível ideal de TGs de jejum abaixo de 100mg/dL e um nível ideal de TGs fora de jejum abaixo de 150mg/dL.**

> **Entre em ação ➤** Os TGs alimentares podem apresentar um pico quatro horas depois da refeição. Uma alteração mais consistente aparece depois de alguns dias ou semanas. Recomendo fazer novo teste depois de dois ou três meses de uma mudança constante de hábitos cotidianos.

COLESTEROL HDL

O colesterol HDL é mais um marcador que os exercícios melhoram de maneira direta. O HDL ajuda a limpar outros tipos de colesterol da corrente sanguínea, e níveis mais altos estão associados a uma queda do risco de doenças cardíacas. Embora seja comum chamar o HDL de "colesterol bom", a verdade é um pouco mais complicada. O HDL desempenha vários papéis, e não existem marcadores nos exames laboratoriais que indiquem de que forma ele está atuando no seu organismo. Para que o HDL seja benéfico, ele precisa ser funcional. Em alguns casos, inflamações de alta intensidade podem causar danos ao HDL, o que leva seu corpo a produzir mais para substituí-lo. Quando isso acontece, "mais" não significa "melhor". Uma das melhores formas de aumentar o colesterol HDL são os exercícios. Aumentar o consumo de ômega-3 na sua dieta também pode ajudar.

Quem sofre de obesidade, hipertensão e hiperglicemia costuma ter níveis de HDL mais baixos. Praticar mais atividades físicas pode contribuir para o aumento do nível de HDL, com benefícios visíveis depois de apenas sessenta minutos de atividade aeróbica moderada por semana. O treinamento HIIT (de *high-intensity interval training*, "treinamento intervalado de alta intensidade") parece ter maior impacto sobre o HDL e seu funcionamento.

QUAIS SÃO OS NÍVEIS IDEAIS DE COLESTEROL HDL?

	Sob risco	Saudável
Homem	Menos de 40mg/dL	60mg/dL ou mais
Mulher	Menos de 50mg/dL	60mg/dL ou mais[11]

Entre em ação ➤ Faça um segundo exame dos níveis de HDL depois de dois ou três meses de mudança constante dos hábitos cotidianos.

COLESTEROL LDL

Embora o colesterol LDL não seja tão relevante clinicamente quanto se pensava, ele continua a ser um tema polêmico de debate. A Associação Americana do Coração atribui a hábitos pouco saudáveis o aumento do colesterol LDL na maioria das pessoas,[12] mas a herança genética é uma causa significativa da alta dos níveis. Exercícios moderados conseguem reduzir o colesterol LDL em 10% a 15%. A atividade física aeróbica, em nível igual ou maior que o limiar mínimo de cerca de 1.200 calorias por semana, pode ser uma estratégia eficaz para a gestão do perfil lipídico e a redução do risco de doenças cardiovasculares.[13] A literatura científica, porém, mostra uma forte variabilidade desse impacto. Em algumas pessoas, alterações na dieta podem mudar os níveis de colesterol em 17% a 25%.[14] Em minha experiência profissional, porém, constatei que muitas pessoas não conseguem reduzir em mais de 10% os níveis de colesterol LDL por meio de mudanças alimentares.

Na verdade, o que mais influencia o aumento do colesterol LDL são fatores genéticos. Pesquisas indicam que a hereditariedade explica 40% a 50% dos níveis de LDL plasmar.[15] Isso é um importante contra-argumento para a tão comum recomendação de que uma dieta saudável para o coração exige ingerir menos gorduras saturadas, sobretudo carne vermelha. Postulo que, caso você não tenha problemas genéticos com o colesterol LDL e mantenha suas calorias sob controle, a gordura saturada não vai lhe causar problemas. Para nossos fins, ao falar do colesterol LDL, vou manter o foco no indivíduo médio, e não naqueles com predisposições genéticas.

Como saber se você tem um problema genético ou se dieta e exercícios ajudarão? Caso você tenha um forte histórico familiar de doenças cardiovasculares precoces com elevados níveis de colesterol (acima de 300mg/dL) e LDL (acima de 190mg/dL), a questão pode ser genética. Se você tinha lipídios "normais" em algum momento e depois fez uma dieta cetogênica (keto) ou teve alguma outra mudança de hábitos e os números dispararam, então, mesmo que haja um componente genético na equação, decisões de estilo de vida provavelmente ajudarão a reduzir seus números. Atingir um nível de LDL considerado "normal" pode exigir uma abordagem multifacetada, dependendo da comparação entre os métodos de prevenção primários e secundários.

Prevenção primária: caso seus níveis de LDL sejam inferiores a 190mg/dL, consulte seu clínico-geral ou cardiologista para determinar seus fatores de risco.

Prevenção secundária: caso seu LDL seja superior a 190mg/dL, seus níveis provavelmente são de origem genética e talvez exijam intervenção farmacêutica. Isso ocorre porque, por mais que alterações nutricionais possam ajudar na redução do valor, seu corpo acaba retornando ao valor de base geneticamente determinado.

> **Entre em ação** ➤ Teste os níveis de LDL anualmente no exame de sangue de check-up.

> ### APOLIPOPROTEÍNA B
>
> O HDL e o LDL são bastante citados no debate sobre a saúde cardíaca. Mas você já ouviu falar deste outro indicador, a apolipoproteína B (apo-B)? Medir a apo-B, a proteína componente do LDL, permite conhecer especificamente o número de partículas LDL (LDL-P) e, assim, avaliar com mais precisão a saúde do coração.

Eu comparo a LDL-P a navios cargueiros de diversos tamanhos que transportam LDL. Um excesso de navios pequenos (isto é, partículas de LDL diminutas) podem bloquear suas vias navegáveis (as artérias), aumentando a possibilidade de elas aderirem à parede arterial. É importante observar que o tamanho das partículas está intimamente relacionado à sensibilidade à insulina: mais partículas pequenas indicam resistência à insulina. Além disso, à medida que o tamanho das partículas de LDL diminui, o número *total* de partículas de LDL aumenta. Quanto mais partículas de LDL você possui na corrente sanguínea, maiores as chances de elas se chocarem contra as paredes arteriais. É por isso que, comparadas às partículas maiores de LDL, as pequenas estão associadas a um risco maior de doenças cardiovasculares.

A apo-B ajuda a carregar gordura, colesterol e fosfolipídios organismo afora. Um estudo atento da literatura científica existente revela que a apo-B é uma métrica bem melhor que o colesterol LDL para avaliar a saúde cardiovascular. Cada LDL-P contém uma molécula de apo-B. Um nível mais elevado de apo-B significa um nível mais elevado de LDL-P, sugerindo um risco cardíaco maior. **Considerando tudo isso, uma boa meta para seu nível de apo-B é menos de 80mg/dL, sendo 60mg/dL um nível ideal.**

> **Entre em ação** ➤ Teste os níveis de apo-B a cada três a seis meses — três meses caso seu nível seja elevado, e com menos frequência se já chegou à faixa ideal.

ENZIMAS HEPÁTICAS

Outro marcador sanguíneo que podemos utilizar para acompanhar a melhora da composição corporal são duas enzimas liberadas pelo fígado, a alanina aminotransferase (ALT) e o aspartato aminotransferase (AST). O sobrepeso e a obesidade podem causar o acúmulo de depósitos de gordura no fígado, levando a inflamações crônicas e cicatrizações, muitas vezes sem sintomas perceptíveis. Medir a ALT e a AST pode não apenas revelar a presença de esteatose hepática não alcoólica, mas também **confirmar a melhora da saúde do fígado, provocada pela perda de peso.**[16]

O nível de ALT ideal no sangue totaliza menos de 20 unidades por litro sérico nas mulheres e menos de 30 nos homens. Costumo recomendar que meus pacientes continuem perdendo peso até atingir essas metas. Embora estudos mostrem que as enzimas hepáticas podem sofrer uma alta temporária nas mulheres, logo depois de uma perda de peso provocada por dieta, essa alta, quando passageira, é considerada benigna, sem motivo para inquietação.[17] Também vale apontar que exercícios intensos podem aumentar os níveis dessas enzimas.

Alanina aminotransferase (ALT):[18]

- Homens: 29 a 33 unidades/litro
- Mulheres: 19 a 25 unidades/litro

Aspartato aminotransferase (AST):

- Homens: 10 a 40 unidades/litro
- Mulheres: 9 a 32 unidades/litro

Entre em ação ➤ Teste os níveis de ALT e AST a cada três a seis meses.

MARCADORES INFLAMATÓRIOS

As inflamações são um gatilho conhecido de ataques cardíacos, insuficiência cardíaca e derrames, entre outros eventos cardiovasculares. Biomarcadores precoces de inflamações podem desempenhar um papel importante na identificação de pacientes de risco, antes mesmo que os sintomas apareçam. Embora seja mais comum discutir os níveis de colesterol LDL como um grande indicador da saúde cardíaca, estudos sugerem que níveis séricos de proteína C-reativa de alta sensibilidade, ou PCR-as (em inglês, hs-CRP, de *high sensitivity C-reactive protein*), são um forte previsor de problemas cardiovasculares.[19] Como os níveis desse marcador não específico, porém crucial, de inflamações são uma poderosa forma de prever a mortalidade de forma geral,[20] **recomendo usar a PCR-as como um "alerta geral" de processos inflamatórios no organismo**, porque essa proteína reage brutalmente a inflamações, facilita depósitos nocivos de placas e desencadeia reações imunes.[21] **O ideal é que esse número fique abaixo de 1.** Até inflamações de baixa intensidade, reveladas apenas por níveis séricos ligeiramente elevados, podem ser relevantes. Estudos sugerem que os processos inflamatórios de baixa intensidade e a obesidade dificultam ganhar massa muscular.[22] Isso só reforça quanto é imperioso que as pessoas nessa situação retrabalhem sua composição corporal, dando impulso à própria boa saúde.

Monitorar a PCR-as também pode servir como um promissor biomarcador para a quantidade de gordura visceral e suas disfunções, salientando o tipo de gordura que costuma ter efeitos muito nocivos ao organismo. Esse marcador de inflamações acompanha os músculos enfermos constatados na obesidade sarcopênica. Produzida sobretudo no fígado, mas também em outras áreas do corpo, como os glóbulos brancos, a PCR-as atua como a resposta do corpo a infecções ou inflamações. Pode facilitar a interação de células imunes, como os macrófagos, que aderem ao colesterol LDL oxidado. Como já foi mencionado, as miocinas produzidas na contração muscular, com os exercícios, podem compensar essa reação inflamatória. As evidências apontam que, mesmo sem uma redução dos lipídios, a queda da PCR-as tem um efeito positivo no futuro cardiovascular.[23]

> **Entre em ação** ➤ Teste a proteína C-reativa de alta sensibilidade a cada três a seis meses.

CONTROLE DE GLICEMIA

A glicose, como já foi dito, é o açúcar que viaja pela corrente sanguínea. É essencial para o funcionamento apropriado do cérebro, do coração e do aparelho digestório. Em excesso, porém, torna-se nociva. Medir o nível de glicemia dá uma indicação clara de como o corpo está equilibrando alimentação e exercícios, considerados outros fatores fisiológicos.

A glicose penetra na corrente sanguínea de três formas diferentes: pela dieta, pelo fígado e pelos rins. Sua glicemia aumenta quando o açúcar dos alimentos é absorvido pelos intestinos, depois da refeição. Cai ao nível mais baixo entre as refeições, depois de um treino físico ou após um longo período sem comer (como antes da primeira refeição do dia). A decomposição da glicose acumulada (glicogênio) no fígado é a segunda fonte de glicose, e a terceira resulta da gliconeogênese, em que a glicose recém-criada é liberada pelos rins e pelo fígado.

Para reduzir a glicemia, o corpo exige insulina. Quando a glicemia cai demais, o corpo tenta aumentar o glucagon, os hormônios de estresse, o cortisol e o hormônio do crescimento. Todos eles podem ajudar a reequilibrar o organismo. Outra forma eficaz de regular a glicemia, como já foi dito, é por meio dos exercícios físicos, já que a contração muscular consome glicose. Armazenada como glicogênio, a glicose dos músculos contribui indiretamente para a glicemia, através de um metabólito chamado lactato.

Na sociedade atual, que prioriza o açúcar e é louca por carboidratos, a glicemia pode acabar se tornando uma faca de dois gumes. Embora nosso corpo necessite de certa quantidade de glicose na circulação sanguínea, o excesso é nocivo. Já é consenso que a ingestão de carboidratos faz a glicemia subir mais que a ingestão de proteínas ou gordura. Na verdade, a glicemia é mais estável nas pessoas cuja dieta é rica em proteínas e que fazem exercícios intensos para atingir a gliconeogênese, em relação àqueles que recorrem ao glicogênio proveniente do fígado e da alimentação.

Nosso corpo utiliza mecanismos de regulação para manter a glicemia correta, medida em milimoles por litro de sangue (mmol/L). O total-base de glicemia, num momento qualquer, é de cerca de uma colher (chá) de glicose. Porém opções equivocadas no cotidiano podem jogar por terra esse delicado sistema, elevando ou reduzindo a glicemia a níveis pouco saudáveis ou até perigosos. Esses estados de estresse são a hipoglicemia e a hiperglicemia.

- Uma elevação prolongada da glicemia, chamada hiperglicemia, é algo característico do diabetes tipo 2.[24] Entre os possíveis efeitos de longo prazo estão danos a órgãos e vasos sanguíneos, que podem levar a infarto, derrame e outros problemas.

- A hipoglicemia, ou baixo açúcar no sangue, por sua vez, causa uma série de problemas no sistema nervoso, como fraqueza, tontura, confusão mental, dor de cabeça e irritabilidade. Uma queda acentuada da glicemia pode levar a convulsões e até à morte.

É evidente que os níveis de glicemia têm um impacto significativo sobre a saúde. É por isso que incluo medições regulares no planejamento dos meus pacientes. Um instrumento que recomendo, como parte do Protocolo Lyon, é um monitor contínuo de glicose. Vendido em farmácias, esse monitor propicia dados em tempo real, que traçam um retrato incrível da saúde metabólica. Faça experiências com esse aparelho, para saber exatamente como suas escolhas impactam seu metabolismo.

Quais níveis devemos almejar? Para quem tem uma regulação sadia da glicemia, a glicose no sangue deve ser de 140mg/dL ou menos, duas horas depois da refeição. O nível de glicemia de jejum deve ficar entre 70 e 99mg/dL.

HEMOGLOBINA GLICADA (A1C)

A glicose ligada à hemoglobina nos glóbulos vermelhos, chamada de "hemoglobina glicada" (HbA1C ou A1C), tornou-se o padrão de medida para a avaliação do controle glicêmico ao longo do tempo. Como o tempo médio de vida dos glóbulos vermelhos é de cerca de 120 dias, o que enseja um acúmulo gradual da glicose ao longo de aproximadamente três meses, os resultados desse teste representam a exposição média à glicose ao longo de três meses.

Meus pacientes que seguem uma dieta rica em proteínas tendem a ter um valor mais alto da HbA1C, assim como da glicose, ainda dentro da faixa normal. Isto ocorre por dois motivos. Primeiro, uma parte dos aminoácidos nas proteínas é convertida em glicose pelo fígado, o que aumenta de forma moderada a glicemia — porém nem de longe tanto quanto os carboidratos alimentares. Em segundo lugar, uma dieta macrobalanceada mantém um nível de glicemia mais estável. Essa estabilidade permanece dentro dos limites normais, só aparecendo mais alta porque meus pacientes conseguem mantê-la sem passar pelas quedas abruptas provocadas por uma dieta rica em carboidratos, o que é mais frequente. São nuances que servem de lembrete: em vez de apenas focar em marcadores isolados, precisamos analisar com cuidado os padrões mais gerais.

- A hemoglobina A1C normal fica entre 4,0% e 5,6%.

- Um nível entre 5,7% e 6,4% indica pré-diabetes e uma probabilidade maior de se tornar diabético.

- Um nível de 6,5% ou mais significa que você sofre de diabetes.

RESPOSTA GLICÊMICA APÓS AS REFEIÇÕES

A medição da resposta glicêmica pós-prandial (depois das refeições) revela a reação do nosso corpo a uma refeição. **A tolerância normal à glicose não deve exceder 140mg/dL, retornando ao nível normal de glicemia de jejum após duas horas.**

Quando a glicose elevada depois das refeições representa um problema, podemos recorrer ao treino físico como ferramenta de correção. Os exercícios reduzem a glicemia, usando os músculos como remédio. A utilização de um monitor contínuo de glicose lhe permite medir a efetividade dos exercícios.[25] Também permitirá verificar, em tempo real, se aquela caminhada depois das refeições é suficiente para manter sob controle a glicemia ou se é necessária uma atividade mais intensa, como séries de agachamentos. O objetivo é conseguir utilizar os músculos como órgão de equilíbrio da glicose no organismo.

> **Entre em ação ➤** Teste sua glicemia, especificamente com que frequência ela aumenta durante certo intervalo, fazendo um exame de tolerância à glicose, usando um monitor de glicemia ou fazendo o teste de ponta do dedo depois das refeições.

MEDICAMENTOS QUE PODEM CAUSAR GANHO DE PESO

1. Esteroides
2. Anti-histamínicos
3. Inibidores seletivos de recaptação de serotonina (em inglês, SSRIs)
4. Medicamentos de prevenção da enxaqueca
5. Insulina, glipizida e pioglitazona
6. Betabloqueadores e bloqueadores do receptor de angiotensina
7. Anticoncepcionais, em especial o Depo-Provera
8. Antipsicóticos

MEDICAMENTOS QUE PODEM IMPACTAR NEGATIVAMENTE OS MÚSCULOS ESQUELÉTICOS[26]

Por representarem um forte percentual da massa corporal, os músculos esqueléticos são altamente suscetíveis aos efeitos negativos de certos medicamentos. O processo contínuo de remodelagem dinâmica dos músculos, ao mesmo tempo com um alto fornecimento de sangue e uma alta taxa de regeneração dos tecidos, faz com que drogas como as seguintes possam ser miotóxicas de diversas formas.

1. Estatinas
2. Sulfonilureias
3. Meglitinidas

AVALIAÇÃO FÍSICA

Às vezes, é difícil medir de forma apropriada a eficácia dos seus exercícios. Uma variação considerável do foco, do esforço, da execução e até da autoestima pode turvar o quadro. Apesar disso, acredito ser importante avaliar sua forma física ao começar qualquer programa. Se você não souber de onde está começando, como saber para onde está indo?

Monitorar a alimentação é fácil. Eu sou capaz de analisar um diário alimentar sob uma perspectiva clínica, mas não tenho como avaliar o esforço que você está fazendo no treinamento. Só você sabe quanto está suando para atingir suas metas. Dito isso, eu posso (e vou!) ajudar você a montar a estrutura para apoiar esse esforço. Juntos, vamos criar o cenário que lhe permitirá atingir a saúde extraordinária que merece.

Por falar em merecer... Vamos parar um instante aqui para discutir a autoestima. Com bastante frequência, no meu consultório, constato que um déficit de autoestima é a força por trás da falta de esperança inconfessável, talvez até inconsciente, dos pacientes em relação a melhorar a composição do próprio corpo. Isso sem falar nas desculpas para "não conseguir" fazer o esforço que leva a uma transformação efetiva. Identificar o verdadeiro culpado por trás da sua resistência pode ajudá-lo a se livrar do pessimismo e do senso depreciativo de si que o mantém no círculo vicioso da falta de saúde.

COMO MEDIR A TEMPERATURA DA SUA AUTOESTIMA

Para visualizar a temperatura de sua autoestima, pense nela como o ponteiro de um medidor que indica um nível entre zero e cem. O número nesse "termômetro" servirá de base para sua configuração mental. Quanto mais próximo de zero, menos você se valoriza e mais baixa é a sua autoestima. Quanto maior o valor, mais você se valoriza e maior é a chance de atingir suas metas de bem-estar e longevidade. Esse número não é uma avaliação clínica, lógico, mas se trata de uma imagem que pode identificar um estímulo ou uma barreira ao seu progresso.

O TESTE DE TEMPERATURA DA AUTOESTIMA

Depois de conhecer seu monólogo interior, de identificar seus ciclos pessoais e dedicar-se a reagir a ambos, você passou a dominar a conversa interna, um dos fatores da sua configuração mental. Com uma boa compreensão do papel dessa conversa interna em nossa capacidade de atingir metas, podemos mergulhar mais fundo para investigar a autoestima. Isoladamente, esse fator, que eu definiria como "sua sensação a respeito de si", desempenhará um papel importante em sua capacidade de adentrar os portões da execução impecável de um plano de bem-estar.

Dá para medir a temperatura da sua autoestima somando os pontos das respostas às perguntas a seguir, classificadas em uma escala de 1 a 5, onde 1 = não, 2 = raramente (menos de 20% do tempo), 3 = de vez em quando (50% do tempo), 4 = frequentemente (70% do tempo) e 5 = sempre.

Você acha que merece ter o corpo que deseja?_____

Você acredita ser capaz de atingir essa meta?_____

Você acha que merece ter energia, desfrutar da liberdade física que deseja e ter uma vida ativa sem sofrimento? _____

Você tem a impressão de que é mais fácil para os outros e que é melhor se conformar com sua saúde atual?_____

As respostas a essas perguntas vão ajudar você a conhecer seu ponto de partida. A partir delas, você pode trabalhar para aumentar a pontuação de todas as respostas até chegar ao 5, que significa que você sempre reconhece que merece a saúde que deseja.

Todo mundo tem uma temperatura da autoestima que influencia a conquista das metas de bem-estar. Essa temperatura

> nos mantém, lá no fundo, onde achamos merecer estar. Os bem-sucedidos são aqueles que tiram proveito do reconhecimento do próprio nível de autoestima e o transformam em ação.

E agora é hora de seguir em frente para a última parte da sua avaliação: o desempenho físico.

DESEMPENHO FÍSICO

Aqui você encontrará uma avaliação, fácil para os níveis iniciante e intermediário, que ajuda a conhecer seu ponto de partida e monitorar o progresso ao longo de quatro a seis semanas. O objetivo dessa avaliação é situar seu "antes" e seu "depois", apresentando um conjunto de exercícios simples, seguros de fazer sem a ajuda de um profissional de saúde. Caso você esteja trabalhando sem um parceiro, recomendo gravar vídeos de seus três primeiros exercícios para poder observá-los de um ponto de vista externo. Dê o máximo de si, e não se deixe desanimar pelos primeiros números. Trata-se apenas de um ponto de partida, e você se espantará com as mudanças perceptíveis em quatro a seis semanas!

Teste de pré-avaliação

Exercícios	Tempo/Repetições
Flexões – máximo de repetições (Escolha a variante das flexões que você consegue executar corretamente)	
Nota: Registre suas observações.	

Agachamentos por período
(1 min)

Nota: Registre suas observações. _____

Prancha por tempo
(Apoiando-se nas mãos ou nos antebraços)

Nota: Registre suas observações. _____

1.500 metros
(Corra, se puder; se ainda não conseguir, caminhe depressa)

Nota: Registre suas observações. _____

Teste de pós-avaliação

Exercícios	Tempo/Repetições

Flexões – máximo de repetições
(Escolha a variante das flexões que você consegue executar corretamente)

Nota: Registre suas observações. _____

Agachamentos por período
(1 min)

Nota: Registre suas observações. _____

Prancha por tempo
(Apoiando-se nas mãos ou nos antebraços)

Nota: Registre suas observações. _____

1.500 metros
(Corra, se puder; se ainda não conseguir,
caminhe depressa)

Nota: Registre suas observações. _____

Flexões – máximo de repetições: Quantas flexões seguidas você conseguiu fazer? Foram a partir da posição de prancha? Com os joelhos no chão? Quando você começou a sentir cansaço?

Agachamentos por período: Quantos agachamentos você completou em um minuto? Você usou um peso? Se usou, de quantos quilos? Quando você começou a sentir cansaço? Você fez uma pausa?

Prancha por tempo: Por quanto tempo você aguentou a prancha? Equilibrou-se no antebraço? Nas mãos? Em que momento começou a sentir cansaço?

1.500 metros: Você correu ou caminhou? Em que momento começou a sentir cansaço? Completou a distância sem parar para descansar?

Para outras ferramentas de avaliação, incluindo as de cálculo do seu Máximo de 1 Repetição (o peso máximo que você consegue levantar em uma única repetição de um determinado exercício) ou o VO_2 Max (a quantidade máxima de oxigênio que você consegue utilizar durante o exercício), consulte foreverstrongbook.com (em inglês) para baixar um modelo.

FREQUÊNCIA CARDÍACA DE REPOUSO

Cuidar do coração e dos pulmões pode fazer grande diferença na sua qualidade de vida, seja ao se apressar para pegar um trem, correr atrás de uma criança ou jogar basquete em meia quadra. Quem gosta de ficar sem fôlego antes de chegar ao objetivo? Para medir sua frequência cardíaca de repouso, você pode usar um relógio de fitness, um monitor de frequência cardíaca ou apenas dois dedos e o cronômetro do seu celular. Para determinar manualmente sua frequência cardíaca de 60 segundos, em batimentos por minuto (bpm):

1. Encontre a pulsação na sua artéria radial (localizada no punho, ao lado do polegar, entre o osso e o tendão).
2. Conte o número de batimentos em 15 segundos.
3. Multiplique o resultado por quatro.

Você ficou em algum lugar entre os 60 e os 100 bpm? Essa é a faixa considerada normal pela Mayo Clinic.[27] No entanto, uma frequência cardíaca de repouso menor representa um funcionamento mais eficiente do coração, que indica uma saúde cardiovascular melhor. Atletas altamente treinados, por exemplo, chegam a ter uma taxa de 40 bpm em repouso.

Entre outros fatores que podem influenciar a frequência cardíaca de repouso estão:

- Idade
- Atividade
- Fumo
- Doenças cardiovasculares, colesterol alto ou diabetes
- Posição do corpo (de pé ou deitado, por exemplo)
- Emoções
- Dimensões do corpo

Lembre-se de que se tornar a pessoa que você quer ser exige partir para a ação. Pense nisso como uma reinicialização física, assim como um reset pessoal e mental. Na vida, sempre há espaço para adquirir novas habilidades. Mudar não exige uma execução perfeita, mas tornar-se aquele que se deseja ser exige esforço ao longo da jornada. No caminho, você adquirirá características que o aproximarão do seu potencial máximo.

Abrace esse combate. Desafie-se. É a única forma de saber exatamente quanto seu corpo pode fazer. Fico empolgada por ajudar você a saber do que é capaz. Seu corpo e sua mente foram projetados para a potência e a resiliência. Exercitar-se é um direito de todos. Nunca se é jovem demais ou velho demais para começar a se sentir incrível!

Caso você seja um profissional em busca de incorporar à sua prática a Muscle-Centric Medicine®, acesse drgabriellelyon.com para assinar meu curso (em inglês) para médicos e saber mais sobre os fundamentos da nutrição, os exercícios e as mais recentes pesquisas científicas.

REPROGRAME O MINDSET

COMO SUPERAR A RESISTÊNCIA

Você é capaz de fazer coisas difíceis. Sua melhor versão tem que ser cultivada, ela não virá do conforto.

O ser humano é uma criatura complicada. Influenciadas por ideias e sentimentos que podem suplantar processos biológicos, as pessoas muitas vezes reagem a estímulos internos tomando decisões que podem ser prejudiciais no longo prazo. Para destrinchar os inúmeros aspectos entrelaçados com a saúde e o bem-estar, precisamos reconhecer todas as complexidades da natureza humana e levar em conta *todas* as informações relacionadas à obesidade e a outros transtornos metabólicos.

O ser humano também é previsível. Nossos hábitos são constantes, assim como o vocabulário da resistência. Ainda me espanto ao constatar, o tempo todo, como tantas pessoas, tão diferentes, acabam enredadas no mesmo monólogo interior pessimista que parece empenhado em diminuí-las, afastando-as de suas metas e desviando-as da vida que desejam. Minha cabeça roda dizendo que nunca vou entrar em forma, mas isso me levou a treinar horas e horas por dia, deixando de lado outros aspectos da minha vida. Isso também me fez perder tempo com diversos programas de exercícios e me fez descuidar do meu próprio bem-estar.

Lembre-se: **NÃO DÁ PARA NEGOCIAR com a voz interna da resistência**; ela vai dissuadir você de ir em busca dos seus sonhos e da saúde que merece. Ela vai manter você com uma saúde medíocre, ou ainda pior. Você leva para o lado pessoal quando a tireoide produz o hormônio da tireoide? É lógico que não. Então, não leve para o lado pessoal quando o cérebro produzir certos pensamentos, muitos dos quais não passam de ruído que precisamos aprender a ignorar. Não podemos deixar os pensamentos derrotistas predominarem.

Com a prática, você será capaz de criar uma configuração mental que aceita o desconforto e, em alguns casos, até o assume como sinal de evolução. Sabe aquele velho ditado segundo o qual a dor é só a fraqueza saindo do corpo? Fazer mudanças significa crescer, e crescer nem sempre é confortável. Por exemplo, costumamos interpretar a fome como algo urgente, mesmo quando não é. Essa simples reinterpretação dos seus sinais internos/fisiológicos/físicos pode permitir que você recupere o controle.

Com o Protocolo Lyon, você não sentirá fome com tanta frequência, graças ao poder dos aminoácidos. Pode ser que você sinta um pouco de fome depois de atingir suas metas físicas, e então decida passar por cima dessas metas e ir ainda mais longe. Ao fazer isso, porém, lembre-se de que isso é bom! Enquanto o equilíbrio adequado dos micronutrientes ajuda muito a minimizar a fome, quando a sensação propriamente dita aflora, ela pode ser reinterpretada como evidência de que seu corpo está utilizando o combustível armazenado como energia. Costumo dizer a meus pacientes que a fome (mas não a inanição) é algo que pode ser dominado. É um sinal de que você está queimando o excesso de tecido adiposo que o impede de avançar na direção certa.

Da mesma forma, em relação aos exercícios físicos, digo a meus pacientes: "Se não der vontade de desistir pelo menos uma vez, é porque você não está se esforçando o bastante." O difícil é bom. A mente e o corpo humano prosperam quando desafiados, apesar de nossa tendência de buscar maneiras de facilitar as coisas.

Todos nós lutamos contra a resistência, que ocorre de várias formas. Você sente cansaço e não quer treinar. Teve um dia estressante, e os biscoitos estão ali encarando. Você pensa em várias maneiras de adiar a malhação, em como já está tarde demais para que o treino de hoje seja produtivo, em como um carboidrato vai lhe proporcionar mais energia. O tempo todo, vejo os pacientes percorrerem as mesmas narrativas, sob diversas formas. São frases como estas:

- Comer é a única alegria da minha vida. Não posso viver sem [*complete com o nome da sua comida favorita, que mais o afasta das suas metas de saúde*].

- Não conseguiria nunca abrir mão de _____; isso me deprimiria.

- Dá trabalho demais.
- Comer para me acalmar é minha forma de lidar com o estresse.
- É chato quando saio com amigos e não como/bebo um pouco com eles.
- Não é realista pensar que eu posso apenas parar de [*complete a lacuna*].
- Nunca vai dar certo. Já tentei de tudo!

Pare de ser refém desses hábitos antigos!

As quatro desculpas mais comuns que ouço e que impedem as pessoas de realizarem suas metas de bem-estar são:

1. Não tenho tempo.

2. Ninguém se importa se eu continuar (com sobrepeso/com uma saúde ruim).

3. Provavelmente não vai dar certo, então de que adianta tentar?

4. O plano tem que ser "realista".

Eis algumas das minhas respostas mais comuns:

1. Se você não tem tempo para malhar, como acha que vai ter tempo para ficar doente? Não se encontra tempo para a saúde; é preciso *criar* esse tempo. Você se acha ocupado demais para ir à academia? Mapeie diariamente seu tempo na frente das telas e veja o que ele lhe diz a respeito disso.

2. Para tornar esse processo incrivelmente fácil, dedique-se, 100%. Você ganha muito mais do que músculos e perde mais do que gordura quando se dedica a atingir essas metas.

3. Deixe de lado as coisas menos importantes para abrir espaço para as mais importantes.

4. Você está assumindo um compromisso e executando um plano não com base no que os outros pensam, mas porque sua saúde é responsabilidade sua.

5. A hora é agora. Você nunca vai recuperar esta oportunidade de se tornar a melhor versão de si. A dor do arrependimento é real. Por que ficar olhando para trás, para metas que você *podia* ter alcançado?

Desculpas, sempre podemos arranjá-las. Desculpas não nos levam até onde queremos estar. Precisamos assumir nossa responsabilidade.

9
Treinamento: a dose mínima e eficaz para alcançar o resultado máximo

Os exercícios são um direito inato do corpo. Nós, seres humanos, fomos projetados para o movimento, e nosso corpo é capaz de feitos extraordinários. Não pense nos treinos como atividades benéficas à saúde. Em vez disso, considere-os um requisito básico para o bem-estar e um componente essencial para manter a saúde e proteger a longevidade.

Durante grande parte da história humana, a locomoção excepcional foi essencial para a sobrevivência. Nos tempos dos tigres-dentes-de-sabre, superar os predadores e levar a melhor contra as presas dependia de habilidade física. Hoje em dia, a única caçada que fazemos é procurar o carregador do celular quando a bateria do aparelho cai para 1%. A única fuga precipitada que temos que empreender — pelo menos aqueles entre nós que não são perseguidos por *paparazzi* — é quando nos esquivamos de alguém com quem preferimos não conversar, seja no supermercado ou na festa do escritório.

Sob as pressões da sociedade moderna, é fácil perder de vista a fisicalidade fundamental da nossa existência. A vaidade superficial pode nos impedir de reconhecer a beleza que existe na ação — em desafiar nosso corpo a realizar tarefas difíceis e se movimentar de forma exigente. Ao buscarmos o condicionamento físico por motivos estéticos, muitos de nós perdem de vista os exercícios musculares como um elemento crucial da vida diária básica.

Como discutimos no Capítulo 2, os exercícios são a terapia de primeira linha para tratar uma ampla gama de doenças. Você tem o direito de ser saudável. Você não merece sentir dor nem sofrer. Não é maravilhoso saber que você tem o direito de concluir suas tarefas cotidianas com facilidade — que você tem o direito de construir a armadura corporal (o músculo esquelético) que ajudará a protegê-lo pelo resto da vida? O Protocolo Lyon prioriza os músculos como uma forma de medicamento, por isso o treino é um componente obrigatório. Um programa bem elaborado é essencial. (*Dica de expert:* ficar sentado no sofá comendo proteínas não vai estimular a síntese proteica muscular de que seu corpo precisa!)

Meus programas de treinamento priorizam não o desempenho ou a aparência (embora ambos, é claro, recebam um belo impulso nesse caminho!), e sim a prevenção de doenças, o tratamento e uma boa saúde geral. Compreender os músculos como o órgão da longevidade ajuda você a desligar o ruído e a minimizar a sobrecarga de informações. Em vez de tentar incorporar cada nova dica ou truque que aparece em seu feed, tente focar estritamente na construção e na proteção muscular. Essa estratégia proporcionará resultados relevantes e duradouros em sua saúde e qualidade de vida.

Para se tornar o arquiteto da sua própria anatomia, em primeiro lugar você deve aceitar a realidade de que o movimento é tão importante quanto escovar os dentes. Todos nós podemos atestar as dores nas costas e nos quadris depois de ficarmos sentados por horas a fio diante de uma mesa, dentro de um carro, a bordo de um avião ou trem. Essa é a maneira do nosso corpo de dizer: "Ei, você! Eu preciso me mexer! Eu não fui projetado para ficar parado!"

Os treinos são um elemento inegociável, porque, a cada ano que você passa sedentário e "viciado em sofá", fica mais difícil se levantar e mudar de rumo. Cada semana de inatividade equivale a uma perda de cerca de

12% da força física.[1] Durante períodos de estado catabólico (perda ou desgaste muscular) em decorrência de infecção ou lesão, essa perda pode ser ainda maior. Infelizmente, é inevitável que ocorram fases de desuso imprevistas. Quer você tenha descoberto que está caminhando para o fundo do poço ou simplesmente notado que já faz algum tempo que não sai do lugar, este é o momento de começar a fazer a diferença em sua vida.

ESVAZIAR O TANQUE (ACÚMULO DE GORDURA NO MÚSCULO)

Já discutimos como a gordura pode se acumular dentro dos músculos e ao redor, fazendo com que o tecido adquira o aspecto de um bife marmorizado. Agora você sabe que esse acúmulo de lipídios é associado ao envelhecimento acelerado, à resistência à insulina, ao diabetes, à dislipidemia (aumento anormal da taxa de lipídios no sangue) e à obesidade, além de ser um indício revelador de diabetes. O excesso de lipídios intramusculares leva ao acúmulo que inibe a sensibilidade e a sinalização da insulina. Basta isso para afirmar que não existe "sedentarismo saudável". Sem exercícios, o glicogênio muscular sobrecarrega o tecido muscular, transbordando feito uma mala abarrotada.

A testosterona, o hormônio do crescimento, a insulina e os aminoácidos essenciais fomentam diretamente a atividade anabólica, o que significa que contribuem para a construção do músculo esquelético e preparam o corpo para o crescimento. Por sua vez, os exercícios estimulam ainda mais esses efeitos. À medida que envelhecemos, a produção natural de testosterona e do hormônio do crescimento diminui e, por conseguinte, o estilo de vida — sobretudo a prática de exercícios — se torna a única forma natural de aumentar e manter os níveis anteriores. Enquanto isso, a baixa ingestão de proteínas, picos de cortisol, doenças e estresse acarretam efeitos catabólicos. Quanto mais tecido muscular você tiver, maiores serão suas reservas para se defender desses obstáculos.

O treino de resistência muscular desempenha um papel decisivo: aumenta o potencial de síntese proteica muscular ao amplificar a resposta anabólica ao seu conjunto de aminoácidos. Em outras palavras, os aminoácidos são como a gasolina no tanque, o combustível utilizado durante a contração muscular para construir novo tecido muscular. Por essa razão, comer os aminoácidos certos é essencial para a capacidade do corpo de manter e construir massa muscular saudável.

O índice de síntese proteica muscular se resume a uma proporção entre perda e construção muscular. Nosso objetivo é manter você no lado positivo da reconstrução pelo maior tempo possível. Esse processo de idas e vindas é constante. À medida que envelhecemos ou nos lesionamos, nosso equilíbrio muda da construção para o colapso. Não é uma questão de *se* isso vai acontecer, mas de *quando*. Nesse meio-tempo, podemos construir uma armadura muscular para nos preparar. A questão é que você não precisa esperar até reunir a motivação para agir. Sua hora é agora.

Mas, para fazer isso acontecer, você precisa querer a mudança e acreditar que dispõe dos meios necessários para alcançá-la. Neste livro, forneço as informações e as ferramentas necessárias para que você interrompa qualquer ciclo de desculpas e comece a agir. Ao fim deste capítulo, você saberá exatamente como obter os resultados que procura.

REMODELAÇÃO PARA OS MÚSCULOS

Tradicionalmente os exercícios são divididos em duas categorias: de resistência (aeróbicos) ou de força (pesos). Essa definição é um excelente ponto de partida para compreender os diferentes extremos do espectro, mas a interação de diferentes tipos de atividades é mais complexa, e muitas crenças e convicções bastante difundidas acerca do que vem a ser um treino eficaz não acompanharam os avanços da pesquisa científica. Hoje, muitas pessoas não têm o conhecimento ou a confiança acerca de como integrar os tipos de exercícios necessários para criar protocolos de treinos adequados. Muita gente continua confusa em relação a que, quando, como e por que fazer exercícios.

O **treino de força** difere, por exemplo, do treino de *endurance* (capacidade de resistência aeróbica localizada de longa duração), e as dificuldades e os benefícios específicos de cada um podem ajudar a determinar a aplicação adequada. O objetivo do treino de força é aumentar a massa e a força dos músculos por meio de contrações musculares regulares de alta intensidade com uso de uma carga externa pesada. Devido ao processo de degradação e reparação muscular, treinar pelo menos três vezes por semana é essencial. Realizado com regularidade e com carga suficiente, esse treino gera a sequência de lesões e reparo muscular, um processo chamado hipertrofia, que constrói tecido muscular novo e mais forte. O objetivo é fornecer estímulo para impulsionar a adaptação.

O **treino de resistência aeróbica** (*endurance*) muscular, por outro lado, envolve longas durações de contrações musculares de baixa tensão que aumentam a respiração, o déficit cardíaco e o fluxo sanguíneo. A maior capacidade oxidativa que resulta dele melhora a função cardiovascular e a resistência à fadiga.[2]

Já o **treino intervalado de alta intensidade** (conhecido como HIIT, do inglês *high-intensity interval training*) é um intervalo de exercícios caracterizado pela alternância entre a) pequenas explosões de atividade de intensidade moderada a alta, seguidas de b) curtos períodos de movimentos de baixa intensidade. O HIIT incorpora séries sucessivas e alternadas de vários minutos de movimentos de alta intensidade — que aumentam a frequência cardíaca para pelo menos 80% da sua frequência cardíaca máxima (FCM) — e períodos de recuperação durante o descanso ou exercícios menos exigentes. Como o treinamento é baseado na elevação da frequência cardíaca em um curto período de tempo, o HIIT é imune à desculpa do "Eu não tenho tempo para malhar". Duas versões populares do HIIT são o Tabata e o treino em circuito. A ideia por trás dessa abordagem é obter resultados em menos tempo, geralmente durante sessões de 30 a 45 minutos, ou às vezes, a exemplo do treino Tabata de 4 minutos, menos ainda.

As variações na formulação dos programas de treinamento geram bastante confusão quanto à prática de exercícios físicos. Elaborar um programa individualizado envolve múltiplas reflexões, com inúmeros detalhes a considerar, e nem todo mundo tem tempo ou energia para investir em aprender como construir um plano sólido a partir do zero. Recorrer a um personal trainer pode ser uma ótima solução, mas nem todos os treinadores são iguais. O currículo e os requisitos de educação continuada para diferentes certificações variam enormemente.

Assim, o mais importante é: **como encontrar um profissional capaz de me ajudar a alcançar meus objetivos?** Aqui estão algumas dicas de uma profunda conhecedora do assunto:

- Antes de contratar um personal trainer, verifique as referências do profissional e seus credenciamentos junto a entidades respeitadas: nos Estados Unidos, ACSM (American College of Sports Medicine, Colegiado Americano de Medicina Esportiva), NASM (National Academy of Sports Medicine, Academia Nacional de Medicina Esportiva), ISSA (International Sports Sciences Association, Associação Internacional de Ciências do Esporte) ou NCSF (National Council of Strength and Fitness, Conselho Nacional de Força e Fitness), todos provenientes de programas de certificação que também oferecem oportunidades de estágio e colocação profissional para graduados.*

- Verifique se o personal tem experiência em trabalhar para atingir os seus objetivos específicos. Se a sua intenção é aumentar a resistência para caminhadas ou corridas em trilhas, talvez você não queira contratar um treinador acostumado a trabalhar apenas com fisiculturistas, por exemplo.

* No Brasil, o profissional que quer atuar como personal trainer precisa ter formação superior em Educação Física e ser registrado no Conselho Federal de Educação Física (Confef), além de ser credenciado junto ao Conselho Regional de Educação Física (Cref) do seu estado. (N. T.)

- Verifique seu progresso após oito semanas. Se ao longo de dois meses você fez sua parte para manter sob controle sua dieta, seu sono e sua recuperação, mas ainda assim não vê nenhum progresso perceptível, é hora de se reorganizar. Converse com seu personal sobre como obter melhores resultados. Se você ainda não está convencido, é hora de encontrar alguém mais adequado às suas necessidades individuais.

Respeito muito a capacidade que treinadores qualificados têm de ajudar as pessoas a transformar a sua composição corporal, mas também quero que *você* seja capaz de entender como obter resultados na otimização da sua saúde muscular. Vamos nos aprofundar um pouco na ciência por trás das recomendações de treino padrão e discutir como elaborar um programa de exercícios, superar os obstáculos mais comuns e entender o porquê de tudo isso.

> Existe uma maneira infalível de fazer exercícios errado: não fazer. É tiro e queda.

Para começo de conversa, é importante entender o seu tipo de corpo, nível de condicionamento físico, estilo de vida, objetivos e motivação para alcançá-los. Em vez de se deixar influenciar por fatores externos, baseie seus padrões em suas necessidades e prioridades individuais. Isso vai ajudá-lo a evitar exagerar ou subestimar suas habilidades.

Metas semanais de treinamento:

- 150 minutos semanais de exercícios de intensidade moderada a vigorosa.
- Treino de força três a quatro dias por semana.
- 1 sessão de HIIT por semana.

Chaves para o sucesso:

- Escolha exercícios que atendam ao seu nível de condicionamento físico atual.
- Incorpore exercícios compostos, que envolvam mais de um grupo muscular de cada vez.
- Priorize sono e alimentação adequados.
- Acompanhe continuamente seus treinos e seu progresso.

TREINAMENTO AERÓBICO

Quanto mais ativo fisicamente você for, mais sucesso terá em manter a pressão arterial baixa e obter melhores níveis de colesterol e açúcar no sangue. Além da saúde cardíaca, os exercícios aeróbicos (também conhecidos como treino cardio ou apenas "cardio") produzem benefícios metabólicos importantes. Em termos específicos, esse tipo de treino aumenta a densidade capilar,[3] e isso melhora a saúde das mitocôndrias ao levar nutrientes e oxigênio aos tecidos do corpo.[4] **Variar as intensidades do seu treino aumenta o consumo máximo de oxigênio (VO_2 máximo), que é a quantidade máxima de oxigênio que o organismo consegue usar durante o exercício.** Aumentar seu VO_2 máximo (também chamado de potência aeróbica máxima) no decorrer do tempo permitirá que você mantenha a energia durante períodos mais prolongados de atividade física. E, uma vez que um VO_2 máximo reduzido é o preditor mais robusto de mortalidade cardiovascular e por todas as causas (também conhecida como probabilidade de morrer), trata-se de um marcador de saúde excepcional.

FREQUÊNCIA CARDÍACA

Calcular sua frequência cardíaca durante a atividade física é um importante indicador do esforço de treinamento. Um programa abrangente inclui faixas-alvo de frequência cardíaca para diferentes exercícios com foco cardiovascular. Você se lembra de como calcular sua frequência cardíaca de 60 segundos em batimentos por minuto? Meça sua pulsação durante 15 segundos e multiplique esse número por quatro.

TREINO DE FORÇA

Os treinos aeróbicos são essenciais para a boa saúde, mas os benefícios aumentam de forma exponencial quando se acrescenta treino de força. Além de criar mais tecido muscular para atuar como seu escoadouro metabólico (a capacidade de absorver nutrientes como glicose e ácidos graxos), combinar regularmente exercícios aeróbicos com treino de resistência evitará também que você recupere a gordura que perdeu, eliminando assim o efeito sanfona da dieta.

Aumentar o rendimento do treino de força continua sendo uma das ferramentas mais eficazes para mover o ponteiro da composição corporal — especialmente se você estiver se sentindo empacado. Devido à rápida renovação do tecido muscular, um treino consistente é vital para a saúde. Simplificando: o treino de força esgota os músculos e, em seguida, as proteínas produzem reparos. Elas constroem músculos por meio da síntese proteica muscular, processo pelo qual você fica mais forte e ganha definição. Como você já sabe, o desenvolvimento de tecido muscular saudável pode determinar sua composição corporal para o resto da vida.

O primeiro ajuste que costumo fazer no plano de um paciente é aumentar o treino de força Em seguida, quase sempre acrescento o HIIT, que envolve sessões intensas de exercício — atingindo pelo menos 80% da frequência cardíaca máxima — intercaladas com períodos de recuperação em baixa intensidade ou descanso.

Para orientá-lo na construção de seu próprio programa de treinos, aqui estão os padrões de referência que recomendo para os níveis iniciante, intermediário e avançado, conforme estabelecido pelo Colegiado Americano de Medicina Esportiva (ACSM, na sigla em inglês).

INICIANTE (nível básico)

- Ao menos 150 minutos semanais de treino aeróbico de intensidade moderada.

OU

- 75 minutos de atividade física aeróbica vigorosa.

OU

- Uma combinação equivalente de atividade aeróbica de intensidade moderada e vigorosa semanal.

MAIS

- Treino de resistência de intensidade moderada ou vigorosa que envolva todos os principais grupos musculares, pelo menos duas vezes por semana.

OU

- Treino de força de corpo inteiro, duas vezes por semana.

INTERMEDIÁRIO

- Ao menos 150 minutos semanais de treino aeróbico vigoroso.
- Treino de força de intensidade moderada ou superior que envolva todos os principais grupos musculares, de três a quatro vezes por semana, com oito a doze repetições por exercício.

AVANÇADO

- Ao menos 150 minutos semanais de treino aeróbico vigoroso.
- Treino de força de alta intensidade que envolva todos os principais grupos musculares, de quatro a seis vezes por semana, adaptado a seus objetivos específicos.

DETERMINE SEU NÍVEL DE CONDICIONAMENTO

Nível de condicionamento	Experiência de treino	Tempo de "destreino" (nada de treino nem exercícios)	Técnica/forma de exercício
Iniciante	Até dois meses	Oito meses ou mais	Em desenvolvimento
Intermediário	Entre dois e doze meses	Entre quatro e oito meses	Bom
Avançado	Entre um e três anos	Entre um e quatro meses	Excelente

Vejo muitas pessoas preocupadas e frustradas por não verem resultados, seja trabalhando com um personal trainer ou por conta própria. Vamos analisar alguns motivos por que isso pode acontecer.

1 Falta de sobrecarga progressiva. Isso significa que você não está aumentando gradualmente a dificuldade de seus treinos à medida que seu corpo vai se adaptando ao estresse/demanda dos exercícios.

2 Descumprimento do plano. Isso significa que você não está seguindo o plano com rigor.

A solução é criar um plano que funcione dentro dos seus parâmetros. Sua rotina de exercícios deve estar em compasso *com* a sua vida — incluindo obrigações de trabalho, horários dos filhos ou planos de viagem —, e não agindo *contra* ela. Já mencionei, é claro, a frequência recomendada de treino com base no seu status, mas qualquer plano que não trabalhe em sintonia com seus compromissos de vida inegociáveis está simplesmente fadado ao fracasso. E o que queremos aqui é um programa que lhe permita manter a consistência e entregar resultados.

O primeiro passo é identificar qual é seu objetivo com os treinos. O estabelecimento de metas é um dos elementos mais negligenciados da programação, mas saiba que ignorar esse aspecto vai deixá-lo sem uma orientação precisa sobre o que fazer, seja praticando atividades em casa ou na academia. Você começa sua rotina de treinos com um programa bem definido? Ou fica vagando pelos aparelhos de musculação, imaginando o que fazer primeiro até acabar escolhendo exercícios ao acaso? Você fica intimidado com todos aqueles equipamentos da academia e sempre acaba voltando para a seção de aparelhos aeróbicos? Ter um objetivo de treino claro e específico vai ajudá-lo a evitar essa sensação de aturdimento e impotência.

É fundamental descobrir **onde você está, para onde quer ir e qual é a melhor maneira de chegar lá.** Se você tende a pular essa etapa, provavelmente ainda não alcançou os resultados que deseja. Uma forma de identificar um objetivo de treino e se manter no caminho é criar uma meta SMART, acrônimo em inglês para Específica, Mensurável, Orientada para a ação, Realista e Oportuna.

---

5 DICAS PARA DEFINIR METAS DE CONDICIONAMENTO FÍSICO REALISTAS

→ Utilize a visualização mental para encontrar o seu porquê

→ Divida grandes objetivos em pequenas metas

→ Crie hábitos diários de apoio a metas

→ Crie metas desafiadoras, mas alcançáveis

→ Aproveite a luta

EXEMPLO DE META SMART

Sexo: feminino
Idade: 40 anos
Percentual atual de gordura corporal: 35%
Nível de condicionamento: intermediário

META

Específica: Eu quero perder peso para conseguir fazer tranquilamente uma caminhada de trilha com a minha família.

Mensurável: Quero perder 10% de gordura corporal.

Orientada para a ação: Vou treinar cinco dias por semana.

Realista ou relevante: O treino de força de corpo inteiro e o treino aeróbico regular são a forma de viabilizar minha meta de fazer a trilha e são realistas em relação à minha programação.

DICA

Para garantir que sua meta seja realista, considere os seguintes fatores:

- Qual é a sua idade?
- Qual é a sua experiência de treino?
- Quanto tempo você tem para dedicar à rotina de treinos?

Dada nossa tendência a sermos excessivamente cuidadosos e às vezes sonhar alto demais, uma boa estratégia é subtrair 10% da meta originalmente almejada.

Oportuna: Um evento semanal marcante seria fazer exercícios cinco vezes, ao passo que uma meta de longo prazo seria seguir esse programa ao longo de seis meses.

Meta final SMART: Quero perder 10% de gordura corporal a fim de poder desfrutar de caminhadas em trilhas com minha família. Para atingir esse objetivo, vou cumprir três dias de treino de força de corpo inteiro em casa e dois dias de treino cardio por semana, buscando preparo físico para uma trilha daqui a seis meses.

Registre aqui a sua própria meta SMART:

_____

_____

_____

Depois de identificar uma meta SMART (ou duas, no máximo), determine quaisquer eventuais obstáculos que possam atravancar seu progresso. Anote todos os seus compromissos e quaisquer elementos com potencial de impedi-lo de atingir seu objetivo. A que horas você precisa estar no trabalho? Em que horário você tem que buscar as crianças na escola ou levá-las para um curso, atividade ou evento? E se elas estiverem adoentadas em casa? Você tem alguma lesão recorrente? Viaja com frequência? Anote todos os seus compromissos e questões de agenda inegociáveis, ao lado de algumas possíveis estratégias para contorná-las.

Exemplo: Começo a trabalhar às 8h30 todos os dias. Viajo a trabalho uma vez por mês. Preciso concluir todas as minhas atividades independentes até 20h, de modo a reservar um tempo exclusivo com minha família.

➡ Se a vida atrapalhar um treino formal, me comprometo a fazer 15 flexões de braço, 25 agachamentos e uma caminhada rápida pela vizinhança.

➡ Quando estiver viajando a trabalho, vou usar a academia do hotel ou fazer exercícios de calistenia no quarto pela manhã. Durante a viagem, minha prioridade será otimizar a alimentação.

Anote seus obstáculos e algumas possíveis estratégias para contorná-los:

_____

_____

_____

A seguir, vamos determinar o cronograma do cumprimento dessas metas e a frequência semanal de treinos. Consulte sua agenda e veja o que você planejou de antemão. Com base em sua programação, defina um cronograma realista para alcançar sua meta — três meses, seis meses, um ano? Você consegue treinar cinco vezes por semana? Sempre é possível acrescentar treinos, é claro, mas certifique-se de estabelecer uma meta básica que você sempre seja capaz de cumprir.

Exemplo: Vou perder 10% de gordura corporal em seis meses fazendo treinos de força três vezes por semana e treinos aeróbicos duas vezes por semana.

Registre aqui a sua própria meta SMART:

_____

_____

_____

Agora que delimitamos com clareza sua(s) meta(s) SMART, identificamos seus compromissos inegociáveis, antecipamos os possíveis obstáculos à consistência e definimos sua frequência e cronograma de treinos, vamos seguir adiante para a seleção de exercícios.

ALICERCES DO TREINAMENTO

Diferentes fases de condicionamento levam a adaptações físicas específicas. Escolha cada fase específica com base em seu nível de condicionamento, bem como em sua meta SMART. A seguir, menciono as cinco fases, de acordo com a Academia Nacional de Medicina Esportiva (NASM, na sigla em inglês).[5]

1. **Estabilização:** A capacidade de fornecer suporte articular dinâmico para manter a postura correta durante todos os movimentos. Trata-se de um bom ponto de partida para iniciantes construírem uma base antes de acrescentarem mais carga (ou mais pesos) aos exercícios.

2. *Endurance* **muscular (resistência muscular aeróbica de longa duração):** A capacidade de produzir e manter força durante períodos prolongados.

3. **Hipertrofia muscular:** O aumento do tamanho dos músculos por meio do aumento das fibras musculoesqueléticas.

4. **Força muscular:** A capacidade do sistema neuromuscular de produzir tensão interna para superar a força externa. (Antes de prosseguir para essa adaptação, é fundamental estabelecer uma estabilização sólida.)

5. **Potência muscular:** A capacidade do sistema neuromuscular de produzir a maior força possível no menor tempo possível. Pense em movimentos explosivos.

Para os propósitos deste livro, focaremos nos níveis iniciante e intermediário, combinando *endurance* muscular com treino aeróbico ou cardio. Para mais adaptações destinadas a diferentes níveis de condicionamento físico, visite o site em inglês www.foreverstrongbook.com, em que você encontrará exemplos de programas para diversos objetivos de treinamento.

Aquecimento

Muitas pessoas ignoram esse aspecto essencial do treino, que, sem dúvida, é o mais importante para prevenir lesões. O aquecimento prepara seu corpo para a sessão de exercícios, aumentando sua amplitude de movimento, melhorando o fluxo sanguíneo para os músculos e ativando seu sistema como um todo antes de sobrecarregá-lo com a intensidade do treino.

Um aquecimento dinâmico, que inclui movimento em vez de alongamentos estáticos, pode começar com 5 minutos de atividade aeróbica — esteira, simulador de escada, corrida estacionária com elevação dos joelhos — em intensidade baixa a moderada, seguida de 5 a 15 minutos de movimentos mais específicos com base nos exercícios do dia. Áreas importantes a serem aquecidas são o complexo do tornozelo, o complexo do quadril e a coluna torácica no meio das costas. O aquecimento também é essencial nos dias de exercícios aeróbicos.

Seleção de exercícios e estratégias de combate

Apresento aqui algumas dicas para você escolher quais exercícios incluir em seu programa.

- Selecione exercícios que você saiba executar corretamente. A forma correta é a prioridade em *todo e qualquer* exercício.
- Crie um equilíbrio entre grupos musculares e padrões de movimento. Treine cada grupo muscular específico de três a cinco vezes por semana, com intervalos de recuperação de 48 a 72 horas entre cada sessão de treinos.

- Quando estiver pronto para avançar, pense em maneiras de transformar a sua atual seleção de exercícios em um desafio mais árduo. Acrescentando mais carga (peso)? Aumentando o tempo sob tensão?

- Seu desempenho refletirá a qualidade do sono e da alimentação. Mantenha a recuperação como alta prioridade, caso contrário seu treinamento será prejudicado.

- *Dica bônus:* Para obter um retorno maior, faça seu condicionamento e trabalho intervalado como uma sessão matinal separada e, em seguida, conclua uma sessão de treino de resistência muscular aproximadamente 6 a 8 horas depois. Estudos sugerem que sessões consecutivas de força e cardio são menos eficientes devido ao tempo de recuperação insuficiente para alcançar o benefício máximo.[6] Mas esse tipo de programação é um ideal, não um requisito. O mais importante é que você realize os treinos.

A essa altura, pode ser que você esteja se sentindo um tanto sobrecarregado com tamanha avalanche de informações. Reserve um tempo para absorver tudo. Agora procure relaxar um pouco enquanto apresento uma estrutura que pode tornar o início mais simples. Não existe uma forma única de criar programas, mas meu objetivo é fornecer o básico para que você desenvolva autoconfiança em relação à prática de exercícios.

Lembre-se de que seu corpo é tridimensional. Sei que isso pode parecer óbvio, mas muitas vezes vejo pessoas que se exercitam, mas parecem ter se esquecido de que o corpo pode se movimentar de outras maneiras além de se deslocar para a frente e para trás (o que é conhecido como plano sagital de movimento). Nosso corpo também tem a capacidade de se mover de um lado para outro e de girar. Um programa abrangente e versátil requer equilíbrio entre grupos musculares e incorpora todos os nossos padrões de movimento. Seu treino precisa equilibrar também os movimentos de puxar (remada, rosca bíceps direta com halteres, puxada aberta, por exemplo) com movimentos de empurrar (por exemplo, flexões de braço, supino, levantamento de peso). Os exercícios para as pernas têm sua própria categoria e vão além da dinâmica de empurrar e de puxar, porque a maioria incorpora os músculos anterior (frontal) e posterior (traseiro) sinergicamente, a menos que músculos específicos sejam isolados em uma máquina.

Equilibrar suas sessões de treinos entre as categorias de empurrar, puxar e membros inferiores pode ajudar a reduzir a confusão na hora de decidir quais combinações de exercícios escolher. Em seguida, é hora de vincular os planos de movimento. Por exemplo, um supino é semelhante a levantamento de peso em termos de mecânica, mas o movimento ocorre em outro plano de movimento. Os grupos musculares-alvo de cada um desses exercícios são diferentes devido ao posicionamento dos pesos no espaço.

Dica: No início dos treinos, quando você tem mais energia, concentração mental e tempo, faça primeiro os exercícios mais importantes. Priorizar os movimentos que você executa no auge da força o deixará muito mais perto de alcançar seu objetivo. Se o seu treino for interrompido, pelo menos você terá executado seu objetivo principal de forma consistente.

CONEXÃO MENTE-MÚSCULO

O exercício começa no cérebro. Você pode usar o treinamento físico não só para aumentar sua força, como também para aprimorar suas habilidades de atenção. Vários estudos demonstram que há um aumento da melhoria muscular quando visualizamos o músculo-alvo e direcionamos conscientemente a atividade e a concentração para ele durante a execução do exercício. Por exemplo, em uma rosca bíceps direta com halteres, concentre sua atenção na compressão do bíceps no início de cada repetição. Cada exercício requer uma conexão mente-músculo.

Sua determinação é o mais importante. A atenção dirigida se correlaciona com o aumento da ativação, possivelmente reduzindo a contribuição de outros músculos. Antes de começar o treino, coloque seu celular no modo silencioso e se concentre. Ignorar as notificações ajudará você a dedicar atenção plena ao músculo-alvo em cada exercício. A longo prazo, essa estratégia pode melhorar seu treino, tanto em nível mental quanto físico.[7]

E agora... Apresento aqui um programa de treinos apenas com halteres focado em resistência muscular e em cardio, voltado para indivíduos em nível iniciante/intermediário. (Para opções de programas de treinamento mais avançados, confira o site em inglês www.foreverstrongbook.com.)

Este programa foi concebido para ser acessível a todos, seja treinando em casa ou na academia.

Vamos dar outra olhada em nosso exemplo anterior.

Meta SMART: Quero perder 10% de gordura corporal a fim de poder desfrutar de caminhadas em trilhas com minha família. Para atingir esse objetivo, vou cumprir três dias de treino de força de corpo inteiro em casa e dois dias de cardio por semana, buscando preparo físico para uma viagem de trilhas daqui a seis meses.

Compromissos inegociáveis e que podem atrapalhar seu objetivo: Começo a trabalhar às 8h30 todos os dias. Viajo a trabalho uma vez por mês. Preciso concluir todas as minhas atividades independentes até 20h, de modo a reservar um tempo exclusivo com minha família. Planejarei fazer meus treinos em casa pela manhã.

Período e frequência de treinamento: Três dias de treino de força e dois dias de exercícios aeróbicos.

Segunda: Treino de força, corpo inteiro

Terça: Cardio de baixo impacto

Quarta: Treino de força, corpo inteiro

Quinta: Cardio de alto impacto

Sexta: Treino de força, corpo inteiro

INSTRUÇÕES PARA A EXECUÇÃO DAS ROTINAS DE EXERCÍCIOS

Equipamento necessário: halteres (consulte a página 295 para saber mais sobre como selecionar o peso inicial; banco (opcional)

Bloco A: Aquecimento (exercícios com peso corporal)

Bloco B: Primeiro circuito (halteres)

Bloco C: Segundo circuito (halteres)

Relaxamento/Desaquecimento: Respiração regulada, por exemplo, a respiração quadrada: inspire por 4 segundos, segure por 4 segundos, expire por 4 segundos, segure por 4 segundos e repita.

1. Complete duas séries do Bloco A (aquecimento), descanso entre cada série.

2. Em seguida, passe para os exercícios do Bloco B e complete **o máximo de séries/repetições possível** (AMRAP, de *as many reps as possible,* na abreviação em inglês) em 10 minutos.

3. Descanse por 2 minutos.

4. Em seguida, execute 10 minutos de exercícios do Bloco C no esquema AMRAP.

5. Relaxe. Concluído.

Notas adicionais
- Para todos os movimentos unilaterais, execute o número programado de repetições de cada lado.
- Na coluna de Repetições (Reps) na tabela a seguir, você verá a abreviação "cl" para indicar "movimento unilateral". A abreviação "cl" significa "cada lado". DB (do inglês, *dumbbell*) quer dizer "haltere". "Alt" significa "alterne" os lados esquerdo e direito.

- Antes de começar, consulte o site em inglês www.foreverstrongbook.com para conferir a biblioteca de vídeos de exercícios.

- Consulte a página 332 para obter informações sobre como selecionar seu peso inicial para cada exercício.

PROGRAMA DE TREINAMENTO DE 5 DIAS

DIA 1 – CORPO INTEIRO

Exercícios	Séries	Reps.	Descanso
A1 Squat to Reach (Agachamento com extensão de braço)	2	5	
Anotações:			
A2 Hip Flexor Stretch (Alongamento dos flexores do quadril ajoelhado)		20 segundos cl	0
Anotações:			

10 minutos AMRAP

B1 DB Alternating Chest Press (Supino alternado com pesos livres)		15 cl	
Anotações:			
B2 DB Underhand Grip Row (Remada curvada com halteres)		15	
Anotações:			

B3 **DB Split Squat** (Agachamento unilateral com halteres)	15 cl	0

Anotações:_____

Descanse por 2 minutos e depois passe para o próximo circuito AMRAP

10 minutos AMRAP

C1 **Reverse Crunch** (Abdominal invertido)	10	

Anotações:_____

C2 **Side Plank Elbow to Knee** (Prancha lateral com joelho na direção do cotovelo)	10 cl	

Anotações:_____

C3 **Bear Crawl** (Andar do urso)	10 cl	Concluído

Anotações:_____

BIBLIOTECA DE EXERCÍCIOS PARA O DIA 1

BLOCO DE AQUECIMENTO A

Squat to Reach **(Agachamento com extensão de braço).** Esse exercício aquece os quadris e permite a extensão e a rotação da coluna torácica. Não tenha pressa e concentre-se na respiração durante toda a execução.

1. Comece com as pernas bem abertas, os pés ligeiramente além da linha dos ombros, em uma postura de agachamento de sumô.

2. Com os joelhos dobrados, leve os quadris para trás e abaixe o corpo (o máximo que puder).

3. Coloque o cotovelo direito no joelho direito e empurre-o levemente para fora com o cotovelo, enquanto o braço esquerdo se estende em direção ao teto. Deixe seus olhos acompanharem sua mão esquerda.

4. Em seguida, troque para o outro lado, colocando o cotovelo esquerdo no joelho esquerdo e empurrando o joelho para fora com o cotovelo enquanto o corpo gira e o braço direito se estende em direção ao teto. Seus olhos seguirão sua mão direita.

5. Volte ao centro na posição de agachamento. Estenda ambos os braços em uma posição de V acima da cabeça e se levante.

6. Faça cinco repetições.

Hip Flexor Stretch **(Alongamento dos flexores do quadril ajoelhado).** Esse exercício aquece o músculo flexor do quadril.

1. Coloque o joelho esquerdo no chão e o pé direito apoiado no chão à sua frente.

2. Contraia os glúteos (músculos do bumbum) para ativar o quadríceps esquerdo, passando pelo flexor do quadril.

3. Nessa posição, respire fundo algumas vezes. Você começará a sentir os flexores do quadril se abrindo após cada respiração profunda.

4. Segure por 20 segundos, depois troque de lado.

5. Volte ao agachamento com extensão de braços e complete outra série de aquecimento.

BLOCO B AMRAP
DB Alternating Chest Press **(Supino alternado com pesos livres).** O objetivo desse exercício é aumentar o tempo que o músculo fica sob tensão, o que elevará a frequência cardíaca e tornará mais difícil o trabalho do peito, dos ombros e do tríceps. O supino alternado com pesos

livres também é ótimo para o seu *core* (o centro de força do corpo, responsável pela estabilidade da coluna e da postura), que deve permanecer ativado de modo a estabilizar o movimento.

1. Este exercício pode ser feito sentado em um banco ou deitado no chão.

2. Comece com os braços estendidos à frente do corpo, e um par de halteres (o peso é de sua escolha) nas mãos, mantendo-os alinhados com os ombros.

3. Abaixe o haltere direito para a posição de pressão junto ao peito enquanto se estabiliza com o braço esquerdo levantado e continua a segurar o haltere esquerdo no ar.

4. Empurre o braço direito de volta à posição inicial e, em seguida, abaixe o braço esquerdo enquanto estabiliza o lado direito, mantendo levantado o haltere direito.

5. Repita 15 vezes em cada braço, totalizando 30 repetições.

DB Underhand Grip Row (Remada curvada com halteres). Esse exercício vai trabalhar os músculos dorsais (costas) e os bíceps.

1. Posicione-se em pé com os pés paralelos na mesma largura dos ombros, segurando um haltere em cada mão.

2. Vire as palmas das mãos de modo a ficarem voltadas para a frente* e incline a parte superior do corpo para a frente cerca de 45 a 90 graus, mantendo as costas o mais retas possível.

---

* Se na posição inicial do movimento as palmas da sua mão e os antebraços estão virados para a frente ou para baixo, você está utilizando uma *pegada pronada* durante a execução do exercício. Caso as palmas da sua mão e os antebraços estejam virados para cima ou para trás (para você) no início do movimento, o exercício está sendo feito com *pegada supinada*. Já na pegada neutra (ou "martelo"), os punhos ficam na vertical com os polegares para cima — uma palma da mão voltada para a outra. (N. T.)

3. Puxe os cotovelos para trás enquanto pressiona as omoplatas (escápulas). Pense em suas mãos alcançando os bolsos das calças enquanto seus cotovelos recuam.

4. Estique os braços de volta à posição inicial.

5. Faça 15 repetições.

DB *Split Squat* (Agachamento unilateral com halteres). Esse exercício trabalhará os quadríceps, isquiotibiais, glúteos e complexo do quadril.

1. Comece com um haltere em cada mão e coloque os pés em posição escalonada, com um pé à frente e o outro atrás, apoiando-se na planta do pé de trás e com o calcanhar levantado.

2. Com o corpo alinhado, abaixe-se, flexionando o joelho até a posição de agachamento, mantendo a perna da frente em um ângulo de 90 graus. (Não deixe o joelho avançar sobre os dedos dos pés.) Mantenha a parte superior do corpo na vertical durante todo o exercício.

3. Retorne à posição inicial em pé.

4. Faça 15 repetições em cada perna.

5. Recomece o circuito fazendo o **Supino alternado com pesos livres** e continue até o cronômetro avisar que o ciclo de 10 minutos foi concluído.

BLOCO C AMRAP

Reverse Crunch **(Abdominal invertido).** Esse exercício — também conhecido como abdominal inverso — é feito para castigar o *core*. Prepare-se para sentir o abdome queimar.

1. Este exercício pode ser feito no chão ou em um banco.

2. Deite-se de costas com as mãos apoiadas junto às laterais do corpo, suspenda os pés do chão em direção ao teto, flexionando a coluna

e mantendo os joelhos ligeiramente dobrados. Se você sentir muita tensão na região lombar nessa posição, faça um triângulo com as mãos e as coloque sob o cóccix.

3. Abaixe os pés na direção do chão. O objetivo é abaixar os pés até apenas 5 centímetros acima do chão, mas por ora comece com o máximo que você conseguir e trabalhe para ir abaixando cada vez mais as pernas, mantendo a parte inferior das costas reta.

Side Plank Elbow to Knee (Prancha lateral com joelho na direção do cotovelo). Esse exercício trabalha seus oblíquos.

1. Deite-se de lado no chão, com o cotovelo apoiado no solo e alinhado com o ombro. Estique as pernas. Você pode empilhar os pés um em cima do outro ou colocá-los em uma posição escalonada, em que um pé fica na frente do outro.

2. Contraia o core e erga o quadril do chão, adotando a posição da prancha lateral e mantendo a parte superior do corpo em linha reta e uniforme da cabeça aos calcanhares.

3. Eleve o braço acima da cabeça em direção ao teto e levante o pé que está sobre o pé que toca o chão. Dobre o braço e o joelho para que se toquem e, em seguida, estenda-os de volta à posição inicial.

4. Faça 10 repetições e repita do outro lado.

Nota: Se levar o cotovelo até o joelho for desafiador demais nesse momento, comece deitando-se de lado com o cotovelo no chão, alinhado com o ombro. Dobre as pernas para que os pés fiquem atrás de você, os joelhos alinhados com os quadris. Você deve formar uma linha reta com os pés atrás de você. Empurre os quadris na direção do teto, mantenha-se nessa posição, segure e abaixe. Repita 10 vezes e depois mude para o outro lado.

Bear Crawl **(Andar do urso).** Esse exercício envolve todo o corpo e aumenta a frequência cardíaca.

1. Comece de quatro, com os dedos dos pés dobrados.

2. Levante os joelhos do chão.

3. Avance para a frente, movendo o joelho esquerdo em direção ao cotovelo esquerdo e deslocando simultaneamente o braço direito para a frente. Agora leve o joelho direito em direção ao cotovelo direito e, ao mesmo tempo, mova o braço esquerdo para a frente. Continue avançando para a frente em 10 repetições de cada lado, ou um total de 20. Tente manter os joelhos o mais próximos possível do chão, para desafiar seu core. Você pode andar como um urso 20 vezes para a frente ou 10 para a frente e 10 para trás.

4. Assim que encerrar esse bloco, volte para o primeiro exercício e continue completando as séries até o cronômetro avisar que o ciclo de 10 minutos acabou.

DIA 2 – CARDIO DE BAIXO IMPACTO

Nota: Nos dias de treino aeróbico, não se esqueça de fazer o aquecimento!

Escolha sua forma favorita de exercícios cardio de baixo impacto. Exemplos: natação, ciclismo, remo, aparelho elíptico, trilhas, caminhada.

Um exercício de baixa intensidade trabalha 50% a 60% da sua frequência cardíaca máxima. Qualquer um dos exemplos que acabei de mencionar é adequado. Ou você mesmo pode calcular, de acordo com a seguinte equação: 220 - sua idade = orientação geral para a frequência cardíaca máxima. Em seguida, multiplique esse número pelo percentual da zona-alvo de frequência cardíaca.

DIA 3 – CORPO INTEIRO

Exercícios	Séries	Reps.	Descanso
A1 Squat Prying (Agachamento profundo)	2	20 segundos	

Anotações:_____

A2 T, Y, L, W		8 cl	0

Anotações:_____

10 minutos AMRAP

B1 Kickstand RDL (Levantamento terra unilateral com haltere)		10 cl	

Anotações:_____

B2 Push-ups (Flexões de braço)		10	

Anotações:_____

B3 DB Bridge Pullover (Pullover em ponte de quadril com haltere)		10	0

Anotações:_____

Descanse por 2 minutos e depois passe para o próximo circuito AMRAP

10 minutos AMRAP

C1 Goblet Squat (Agachamento taça)		15	

Anotações:_____

C2 DB Curls (Rosca bíceps direta com halteres)	15	

Anotações:_____

C3 DB Kickbacks (Tríceps coice com halteres)	15	Concluído

Anotações:_____

BIBLIOTECA DE EXERCÍCIOS PARA O DIA 3

BLOCO DE AQUECIMENTO A

Squat Prying **(Agachamento profundo).** Esse exercício aquece o complexo do quadril e a coluna.

1. Comece com as pernas bem afastadas, os pés ligeiramente apontados para fora, o tronco bem ereto, olhando sempre para a frente.

2. Agache-se na máxima amplitude possível e coloque os dois cotovelos na parte interna dos joelhos.

3. Pressione os cotovelos para fora a fim de abrir os joelhos e levante o peito. Respire fundo algumas vezes e mantenha a posição por 20 segundos.

T, Y, L, W. Esses exercícios aquecem o complexo dos ombros e as costas. (Se desejar, você pode acrescentar halteres de 2 quilos a essa série.)

1. **T.** Dobre a parte superior do corpo para a frente, entre 45 e 90 graus, com os joelhos ligeiramente flexionados.

2. Coloque os braços esticados à sua frente (os braços devem estar alinhados com o peito) e gire as palmas das mãos para a frente.

3. Estique os braços para as laterais do corpo e traga-os de volta à posição inicial. Mova-se em um ritmo rápido, balançando para o lado e para baixo, formando um T.

4. Faça 8 repetições.

5. **Y.** Fique na mesma posição anterior, mas, dessa vez, seus braços desenharão um Y.

6. Começando na mesma posição curvada com os braços à frente do corpo e alinhados com o peito, vire as palmas das mãos uma para a outra e balance os braços em forma de Y de modo a ficarem alinhados com a cabeça.

7. Faça 8 repetições.

8. **L.** Começando na mesma posição inclinada, traga os cotovelos para trás de forma a criar um ângulo de 90 graus, como faria numa posição de flexão de braço.

9. A partir daí, mantenha os cotovelos onde estão e levante as mãos como que para se render a alguém que lhe deu voz de prisão. Inverta e volte à posição inicial.

10. Faça 8 repetições.

11. **W.** Permanecendo na mesma posição curvada, faça um ângulo de 90 graus com as palmas voltadas para você (quase parecerá uma rosca bíceps direta com halteres).

12. A partir daí, mantenha o ângulo de 90 graus, abra os braços para os lados, esprema as escápulas e solte simulando o formato de um W.

13. Faça 8 repetições e depois volte ao agachamento, completando mais uma série de aquecimento.

BLOCO B AMRAP

Kickstand RDL **(Levantamento terra unilateral com haltere).** Esse exercício trabalha os músculos isquiotibiais.

1. Segurando um haltere em cada mão, fique numa posição escalonada com uma perna à frente e a outra atrás, os dedos dos pés dobrados e os calcanhares afastados do chão (fazendo o papel de suporte).
2. A partir daí, mova o corpo para a frente até transferir 90% do peso sobre a perna dianteira.
3. Imagine-se usando uma joelheira de compressão reforçada e uma cinta lombar, de modo que a única maneira de avançar seja empurrando os glúteos e o quadril para trás. Dobre o corpo na altura do quadril para completar o movimento de levantamento terra.
4. Mantenha os dois halteres alinhados com a perna da frente, e imagine que você está pressionando os pesos contra a perna da frente o tempo todo. Manter os halteres próximos evitará que você force a parte inferior das costas.
5. Em seguida, empurre o quadril para frente a fim de trazer a parte superior do corpo de volta à posição inicial.
6. Faça 10 repetições e troque de perna.

Push-ups **(Flexões de braço).** Esse é um exercício de corpo inteiro.

1. Comece na posição de prancha, contraia os glúteos, ative as costas e faça 10 repetições da flexão, dobrando os cotovelos. Execute uma flexão padrão, se puder. Outras opções incluem colocar os joelhos no chão ou elevar as mãos em uma plataforma.

DB Bridge Pullover **(Pullover em ponte de quadril com haltere).** Esse exercício trabalha os glúteos, isquiotibiais e dorsais — é especialmente útil se você passa a maior parte do dia sentado.

1. Comece com um haltere mais leve.

2. Deite-se de costas em uma base estável, apoie os pés no chão e, com os braços alinhados com o peito, segure o haltere com ambas as mãos.

3. A partir daí, empurre os quadris em direção ao teto ao mesmo tempo que empurra o haltere também em direção ao teto.

4. Mantendo os braços retos, abaixe o haltere de volta ao chão, alinhado com a cabeça, e leve-o de volta à posição inicial. **Observação:** seu quadril permanecerá elevado e fora do chão na posição da ponte dos glúteos o tempo todo.

5. Faça 10 repetições. Volte ao primeiro exercício e continue cumprindo a série até o cronômetro avisar que o ciclo de 10 minutos terminou.

BLOCO C AMRAP

Goblet Squat **(Agachamento taça).** Esse exercício trabalha a parte inferior do corpo e o core.

1. Fique em pé com os pés afastados na largura dos ombros.

2. Segurando um haltere com as duas mãos, apoie-o junto ao peito, como se levantasse uma taça ou troféu.

3. Agache-se e suba de novo, mantendo o peso na mesma posição, os cotovelos dobrados para manter o peso no centro do peito ao longo de todo o movimento.

4. Faça 15 repetições.

DB Curls **(Rosca bíceps direta com halteres).** Esse exercício trabalha o bíceps.

1. Comece de pé, em uma postura estreita, com os pés afastados na largura do quadril, segurando um haltere em cada mão.

2. Começando com os braços junto às laterais corpo, os cotovelos próximos ao tronco e as palmas voltadas para a frente, erga os halteres

e depois desça os braços devagar. Durante toda a contração e retorno do bíceps à posição inicial, pense em manter os antebraços e os cotovelos em uma posição imóvel, de modo que a única coisa em movimento sejam as mãos se curvando para cima e para baixo.

3. Faça 15 repetições.

DB Kickbacks **(Tríceps coice com halteres).** Esse exercício trabalha o tríceps.

1. Comece com um haltere em cada mão. Incline o tronco para a frente, contraindo os músculos das costas para mantê-los ativados, e estenda os cotovelos para trás.

2. Mantendo-se nessa posição, estenda os braços para trás (sentindo uma contração no tríceps) e depois retorne-os à posição do cotovelo dobrado.

3. O fundamental é não mover os braços para cima e para baixo. Mantenha-se parado, e simplesmente estenda o braço atrás de você. Mantenha as costas o mais retas possível.

4. Faça 15 repetições, depois volte ao primeiro exercício. Continue completando a série até o cronômetro avisar que o ciclo de 10 minutos terminou.

DIA 4 – CARDIO DE ALTO IMPACTO

Nota: Nos dias de treino aeróbico, não se esqueça de se aquecer!

Escolha sua forma favorita de treino cardio de alto impacto. Exemplos: aulas de HIIT, intervalos de sprint, corrida, simulador de escada, boxe. Os treinos aeróbicos de alta intensidade envolvem trabalhar 70% a 80% da sua frequência cardíaca máxima. Escolha uma das atividades que acabei de mencionar ou calcule sua faixa de frequência cardíaca usando a seguinte fórmula: 220 - sua idade = orientação geral para a frequência cardíaca máxima. Em seguida, multiplique esse número pelo percentual da zona-alvo de frequência cardíaca.

DIA 5 – CORPO INTEIRO

Exercícios	Séries	Reps.	Descanso
A1 **Thoracic Bridge** (Ponte torácica)	2	3 cl	
Anotações:_____			
A2 **Plank Walkouts** (Caminhada com as mãos em prancha)		10	0
Anotações:_____			

10 minutos AMRAP

B1 **Alternating Lunges** (Lunges alternados ou agachamento afundo)		15 cl	
Anotações:_____			
B2 **Alternating DB Shoulder Press** (Desenvolvimento de ombros com halteres)		10	
Anotações:_____			
B3 **DB Reverse Fly** (Crucifixo invertido com halteres)		15	0
Anotações:_____			

Descanse por 2 minutos e depois passe para o próximo circuito AMRAP.

10 minutos AMRAP

C1 **DB Side Raise** (Elevação lateral com halteres)	10 minutos AMRAP	10

Anotações:_____

C2 **P**LANK **T**OUCHES (Prancha com toque de objetos)	10 cl

Anotações:_____

C3 **S**INGLE-ARM **S**UITCASE **C**ARRY (Caminhada carregando pesos com um só braço)	15 passos cl	Concluído

Anotações:_____

BIBLIOTECA DE EXERCÍCIOS PARA O DIA 5

BLOCO DE AQUECIMENTO A

Thoracic Bridge (**Ponte torácica**). Esse exercício aquece o complexo do quadril e dos ombros.

1. Comece na posição do cachorro olhando para baixo.

2. Coloque-se na posição do andar do urso.

3. Tire uma das mãos do chão e gire o corpo para fora, de modo que ambos os pés fiquem no chão e a parte dianteira do corpo se volte na direção do teto.

4. A partir daí, empurre os quadris para cima e estenda por sobre a cabeça a mão que está fora do chão.

5. Respire fundo algumas vezes, retorne à posição inicial e depois gire para o outro lado.

6. Faça 3 repetições de cada lado do corpo.

Plank Walkouts **(Caminhada com as mãos em prancha).** Esses exercícios trabalham suas articulações, os músculos isquiotibiais, ombros e core.

1. Comece na posição vertical e, em seguida, abaixe-se como se fosse tocar os dedos dos pés (se necessário, dobre os joelhos para diminuir a tensão nos isquiotibiais.)

2. A partir daí, "caminhe" com as mãos no chão até adotar uma posição de prancha.

3. "Caminhe" com as mãos de volta em direção a seus pés e repita dez vezes.

4. Retorne à **ponte torácica** para completar outra série de cada exercício.

BLOCO B AMRAP

Alternating Lunges **(*Lunges* alternados ou agachamento afundo).** Esse é um exercício para a parte inferior do corpo.

1. Comece em pé. Você pode segurar halteres ou executar apenas com o peso corporal.

2. Avance uma das pernas com uma passada à frente, seguida de uma flexão dos membros inferiores, até o joelho de trás tocar o chão. Volte à posição de extensão inicial e alinhamento do corpo (de pé).

3. Repita na outra perna para completar 15 repetições de cada lado ou um total de 30 repetições.

Alternating DB Shoulder Press **(Desenvolvimento de ombros com halteres).** Esse exercício trabalha ombros, tríceps e core.

1. Comece em uma postura estreita, com os pés afastados na largura do quadril.

2. Posicione os dois halteres para o desenvolvimento dos ombros (os braços junto às laterais do corpo e os cotovelos virados para fora).

3. A partir daí, levante o braço direito enquanto estabiliza o braço esquerdo. Ao mesmo tempo, abaixe o braço direito e erga o braço esquerdo.

   Nota: Se você tiver restrições de mobilidade dos ombros e não conseguir completar o exercício sem se inclinar para trás, mude para uma posição neutra. Em vez de deixar as palmas das mãos voltadas para a frente e os cotovelos voltados para as laterais do corpo, traga os cotovelos para dentro de forma que as palmas fiquem voltadas uma para a outra.

4. Faça 15 repetições de cada lado, totalizando 30 repetições.

DB Reverse Fly **(Crucifixo invertido com halteres).** Esse exercício trabalha a cadeia posterior superior (coluna cervical). Pegue leve nesse exercício.

1. Comece em pé, segurando os dois halteres.

2. Com os joelhos ligeiramente flexionados, incline-se, mantendo as costas retas, em um ângulo de 45 a 90 graus.

3. Coloque os braços à sua frente, de forma que as palmas fiquem voltadas uma para a outra, mantendo as mãos alinhadas com o peito.

4. A partir daí, abra os braços para os lados e contraia as omoplatas (escápulas) para aproximá-las.

5. Retorne à posição inicial e faça 15 repetições.

6. Volte ao primeiro exercício e continue a série até o cronômetro avisar que o ciclo de 10 minutos terminou.

BLOCO C AMRAP

DB Side Raise **(Elevação lateral com halteres).** Esse exercício trabalha o deltoide (área externa do ombro).

1. Comece em uma postura estreita, com os pés afastados na largura do quadril, braços ao longo dos quadris, segurando halteres de peso leve a moderado.

2. Flexione ligeiramente os cotovelos e, em seguida, levante os halteres para as laterais do corpo até atingirem a altura dos ombros (não ultrapasse o nível dos ombros). Retorne à posição inicial.

3. Faça 10 repetições.

Plank Touches **(Prancha com toque de objetos).** Esse exercício trabalha seu core.

1. Coloque um objeto no chão à sua frente, ao alcance do braço. (Você pode usar uma bola de exercícios, um haltere, seu tênis etc.) Fique em posição de prancha, com os pés afastados.

2. Tire a mão esquerda do chão e estique-a para tocar o objeto. Coloque-a novamente no chão e repita o movimento com a mão direita. Mantenha os quadris travados, sem deslocar o peso do corpo.

3. Faça uma série de 10 repetições em cada braço, totalizando 20 repetições.

Single-arm Suitcase Carry **(Caminhada carregando peso com um só braço).** Esse é um exercício para o core.

1. Segure um haltere com uma das mãos, como se fosse uma mala. O objetivo desse exercício é ativar seu core tão completamente que o haltere não seja capaz de desequilibrar você e tirá-lo do seu centro. Contraia os músculos do core como uma contraforça oposta à direção para a qual o peso está puxando você.

2. Caminhe adiante, mantendo os ombros equilibrados.

3. Dê 15 passos segurando o peso com a mão direita, depois troque o haltere para a mão esquerda e dê mais 15 passos.

4. Volte ao primeiro exercício e continue a série até o cronômetro avisar que o ciclo de 10 minutos terminou.

Variáveis que você pode manipular para evoluir em termos de dificuldade após quatro semanas:

- Repetições
- Séries
- Intensidade
- Ritmo de repetição
- Volume (ou carga) do treino
- Intervalos de descanso
- Frequência
- Duração
- Seleção de exercícios

PERGUNTAS FREQUENTES

Pergunta: De que maneira seleciono os pesos para treinos iniciais?

Resposta: Todo mundo começa com um nível de força diferente. Ao selecionar pesos, eu recomendo começar com calma durante a primeira semana. Familiarize-se com o programa e vá monitorando seus pesos. (Use os espaços para "Anotações" para registrar a evolução de cada peso, bem como quaisquer outros comentários relevantes.) O objetivo da minha programação é trabalhar até uma ou duas repetições antes da falha muscular. Em outras palavras, ao completar séries com determinado peso, você deve ter disposição suficiente para completar mais uma ou duas repetições. Jamais sacrifique a forma para aumentar o peso.

P: O que devo fazer quando o número de séries ou repetições aumentar de uma semana para outra?

R: Você deve tentar manter os mesmos pesos que utilizou na semana anterior.

P: O que devo fazer quando o número de séries ou repetições diminuir de uma semana para outra?

R: Você deve tentar aumentar os pesos em relação aos que utilizou na semana anterior.

P: O que devo fazer quando o número de repetições permanecer o mesmo de uma semana para outra?

R: Você deve tentar aumentar o peso em relação ao que utilizou na semana anterior.

P: Como faço para saber quando é hora de aumentar o peso em um determinado exercício?

R: Se você completou sua última série e ainda tem força suficiente para completar três a cinco repetições adicionais, então é hora de aumentar o peso. Não tenha medo de pegar pesado, contanto que não sacrifique a forma.

P: Como posso aumentar o peso quando não houver equipamento mais pesado disponível?

R: Faixas elásticas de resistência, coletes de peso, aumento de tempo sob tensão (TUT) e diminuição do tempo de descanso entre as séries são todas ótimas opções.

P: O que devo fazer quando um exercício unilateral estiver na programação?

R: Para todos os movimentos unilaterais, execute o número programado de repetições em cada lado. Na coluna de Repetições (Reps), você verá a abreviação "cl" para indicar "movimento unilateral". A abreviação cl significa "cada lado". Exercícios classificados como *alternados* (alt.), *com um braço só* ou *com uma perna só* são fáceis de identificar como movimentos unilaterais. No entanto, existem outros movimentos unilaterais em que não aparece essa palavra indicadora, a exemplo de avanços/passadas *lunge* (agachamento afundo), alongamento dos flexores do quadril ajoelhado, pranchas laterais, andar do urso etc.

P: O que devo fazer quando um lado é mais fraco que o outro?

R: Esse é um problema bem comum. Comece com seu lado mais fraco. Monitore os pesos. Com o tempo, a diferença vai se equilibrar. Certifique-se de sempre executar as repetições da maneira adequada. Qualidade acima de quantidade.

P: Por que não há tempo de descanso programado durante o Bloco A?

R: Eu nunca programo um intervalo de descanso durante o aquecimento (Bloco A). O aquecimento visa aumentar a frequência cardíaca e, portanto, o fluxo sanguíneo, o que permite que mais oxigênio chegue aos músculos. Os movimentos não são excessivamente extenuantes, e você não deve precisar descansar entre as séries. Mas, se precisar, descanse!

P: Há outras opções de relaxamento/desaquecimento?

R: Selecione uma atividade que reduza gradualmente sua frequência cardíaca. Alongar suavemente cada um dos principais grupos musculares trará seu corpo e sua mente de volta ao estado de repouso. Ou faça os exercícios respiratórios mencionados nas **"Instruções para a execução das rotinas de exercícios"**.

P: Como posso saber se estou fazendo corretamente os exercícios?

R: Você encontra um vídeo com tutorial em inglês para cada exercício em www.foreverstrongbook.com.

P: Qual é a diferença entre dor e desconforto muscular?

R: Dor significa que você precisa evitar o movimento e consultar um médico. O desconforto muscular, por outro lado, é esperado ao se iniciar um novo programa de treinamento. Está com dificuldade para diferenciar? A dor, em geral, é caracterizada como uma sensação aguda e persistente, se desenvolve de forma rápida e dura mais do que um par de dias, mesmo sem a realização de qualquer movimento. O desconforto muscular, que é temporário, surge devagar e pode parecer queimação ou rigidez muscular. Um tipo de desconforto, que dura de 24 a 48 horas, é chamado de dor muscular de início tardio, ou DMIT (do inglês, *delayed onset muscle soreness*, DOMS) e pode ocorrer após treinos intensos e pesados. Para ajudar na recuperação pós-treino, alongue-se, descanse e mantenha uma alimentação saudável.

P: Como posso acompanhar meu progresso?

R: Eu sou da velha guarda. Gosto de acompanhar meu progresso em um diário manuscrito, à moda antiga. Os espaços de "Anotações" no programa servem para você monitorar seus pesos e registrar observações. Sugiro que você encontre a maneira que funcionar melhor para o seu caso e siga esse formato. A consistência é importante.

P: O que é uma NSV?

R: É uma sigla para *Non-Scale Victory*, ou seja, "vitória além da balança"! São ganhos que podem passar despercebidas se você estiver focado apenas nos números da balança. Entre os exemplos estão um caimento melhor das roupas no corpo, sentir-se mais ativo com sua família, ter mais energia para a vida, um sono melhor, perder centímetros em vez de quilos, melhoria da saúde mental e melhoria nos marcadores clínicos (pressão arterial e níveis de açúcar no sangue). Sua jornada pela saúde abrange muito mais coisas do que os números em uma balança.

P: Como faço para registrar um ponto de partida antes do início do programa?

R: Tire fotos! Você não precisa publicá-las em lugar nenhum. Enquanto você queima gordura, lembre-se de que também ganha músculos, ou seja: a balança não contará a história toda. Fotos de antes e depois são uma ótima maneira de acompanhar as mudanças na composição corporal.

P: Não estou vendo resultados. E agora?

R: Dê uma olhada honesta no seu dia. O que você está fazendo nas outras 23 horas? Treinar durante uma hora e depois passar o restante do dia ancorado em uma escrivaninha ou esparramado no sofá não vai trazer resultados consideráveis. Além desse programa, recomendo que você dê cerca de 10 mil passos por dia. Se você não está nem perto de 10 mil, concentre-se apenas em melhorar.

P: O que é mais importante: consistência ou intensidade?

R: Consistência. Depois que dominar a consistência e a constância, você poderá começar a se concentrar na intensidade.

Pronto, aí está! Examinamos a ciência por trás das razões pelas quais você deve se exercitar, analisamos como implementar um programa que se encaixe na sua vida, falamos sobre os fundamentos da elaboração de programas e explicamos por que você talvez não tenha visto resultados no passado. Lembre-se: nunca é tarde demais para começar. Crie metas pequenas e tangíveis, seja consistente e comece a viver a vida que você merece!

TRUQUES PODEROSOS

- **Nenhuma quantidade de treino no mundo é capaz de compensar uma dieta ruim.**
- **Treine pelo menos seis horas antes de dormir.** Se sua rotina torna isso impossível, tudo bem, contanto que isso não esteja afetando negativamente a qualidade do seu sono.

- **Faça seus treinos mais difíceis nos dias em que você costuma se sentir mais descansado e com mais energia.**

- **Faça primeiro o exercício mais importante do seu programa.** Se algum tipo de obstáculo interromper ou atrapalhar seu treino, ainda assim você terá realizado os elementos essenciais para levá-lo em direção ao seu objetivo.

- **A recuperação também é importante.** Converse com você mesmo sobre a sua relação com o exercício. Se seu corpo está precisando descansar, mas você fica ansioso ao perder um treino, examine as possíveis causas desse sentimento. Trabalhe para reformular sua perspectiva de modo que o exercício seja um benefício, não algo que controle sua vida.

Confira o site (em inglês) www.foreverstrongbook.com para consultar meus modelos de programas para hipertrofia, força máxima, potência e muito mais!

REPROGRAME O MINDSET

CINCO ATRIBUTOS FUNDAMENTAIS

Vamos pensar no nosso trabalho conjunto como a construção da casa dos seus sonhos. Os tijolos consistem nos cinco atributos fundamentais que todos temos. São eles:

1. Coragem
2. Perseverança
3. Autodisciplina
4. Adaptabilidade
5. Resiliência

Todos nós precisamos fazer alguns ajustes difíceis se quisermos implementar mudanças. O filtro pelo qual você processa informações e experiências é determinado pela combinação dos seus atributos inatos com seu diálogo interno/conversa interna, que fortalece ou diminui essas qualidades. Cada atributo é um superpoder que, com a prática, pode ser maximizado para ajudar a preencher a lacuna entre quem você é hoje (seu eu atual) e quem você deseja se tornar (seu eu futuro).

Muitos de nós já se acostumaram a analisar rotineiramente essas características no contexto de nossa carreira, mas é muito raro pararmos para examinar seu papel na criação e na execução de um plano de bem-estar. Atributos fundamentais que acabam não se desenvolvendo de forma plena são um dos motivos pelos quais você, no passado, talvez tenha sofrido um bocado, e em vão, para seguir um plano e alcançar os resultados desejados. A boa notícia é que os atributos que alimentam o seu sistema operacional subjacente são os cordéis da marionete que você é. Pratique puxar os cordéis certos no momento certo, e você sentirá a liberdade que advém de sincronizar seu eu atual e o futuro.

CORAGEM
A coragem é sua melhor defesa contra os desconfortos da mudança. Tolerar a mudança requer uma boa dose de desapego: abandonar velhas crenças e convicções limitantes, dizer adeus ao tamanho maior das calças, reagir bem às melhorias, compreender que a fome não é uma emergência e reconhecer que o verdadeiro treinamento físico é um privilégio e não um fardo, apesar dos desafios.

Você deve desenvolver a coragem de se voltar para os desconfortos do passado. É hora de parar de tolerar a decepção e o aborrecimento com os resultados que você não obteve em função das ações que não teve coragem de realizar.

Sem medo não existe coragem. Para ampliar sua coragem, você precisa admitir seu medo, acolhendo-o de braços abertos. É hora de reconhecer que o medo não é o inimigo; em vez disso, ele nos fornece um solo fértil para o cultivo da coragem. Muitas vezes, quando as pessoas falam sobre medo, elas se concentram em respostas pautadas no padrão "luta, fuga ou paralisia". No livro *O lado bom do estresse,* Kelly McGonigal descreve em detalhes duas outras importantes respostas ao estresse que merecem atenção e que ajudarão você a avançar em direção à saúde: (1) coragem e (2) amizades. Tirar proveito de ambas vai ajudá-lo a passar de respostas instintivas naturais e primitivas para abordagens mais maduras e adaptáveis ao medo.[8] **Muitas vezes, justamente o que você mais evita é onde reside o seu poder. Isso inclui pensamentos e comportamentos.**

Para ajudá-lo a enfrentar o medo de forma construtiva, vamos analisar as alternativas de luta, fuga ou paralisia. A mais agressiva delas é a resposta da coragem, que envolve a reinterpretação das sensações internas que você normalmente rotularia como estresse. Por exemplo, pense naquele frio na barriga acompanhado da sensação de formigamento que toma conta antes de você mergulhar de cabeça em algum novo desafio. Em vez de interpretar esse sentimento como algo negativo, reimagine esse formigamento como um exército de formigas em formação de ataque, preparando-se para ajudá-lo a massacrar a origem do seu nervosismo! Pratique a ideia de ver a si mesmo como o vencedor que você deseja se tornar. Pense menos e faça mais. Comece a ouvir uma música bem empolgante e se instale confortavelmente no futuro eu que você sabe que pode ser.

A outra resposta ao medo que pode ajudá-lo a atingir seus objetivos é cultivar e fazer amizades. Aqui, a chave está no suporte de uma comunidade. Você tem medo de fracassar? Recrute um companheiro de time. Ligue para um amigo ou amiga, conte quais são seus planos, diga o que você tem em mente. Comprometa-se publicamente com seus objetivos e peça apoio e envolvimento das pessoas ao redor. Você encontrará poder na comunidade criando vínculos interpessoais. Ou trabalhe para apoiar alguém em empreitadas semelhantes. Muitas vezes cumprimos mais depressa uma promessa feita aos outros do que a nós mesmos. Quando não estiver se sentindo tão forte, tire proveito da força de quem está ao seu lado. Lembre-se de que uma vida significativa não é uma vida arrojada, e sim corajosa.

PERSEVERANÇA

A perseverança é a capacidade de executar uma tarefa ou plano apesar dos pesares, das dificuldades ou da demora da recompensa. É preciso que você tenha clareza em relação ao que deseja alcançar. Pode ser que suas metas estejam relacionadas à força, ao peso ou à longevidade. Talvez incluam árduos desafios físicos autoimpostos, mas cada um deles deve ser definido por metas mensuráveis.

Ser perseverante significa reconhecer que você vai cair, provavelmente várias vezes, mas vai continuar se levantando. Paciência e autocompaixão são obrigatórias para que a perseverança faça sua mágica.

Todos nós passamos por períodos mais difíceis, em que somente a duras penas conseguimos executar nossos planos. Não muito tempo atrás, quando tive contratempos e enfrentei dificuldade em cumprir os compromissos que assumira comigo mesma, liguei para minha amiga e treinadora Kara Killian e pedi ajuda. Juntas, colocamos nas costas mochilas com 23 quilos e partimos para percorrer 16 quilômetros pelas ruas de Nova York. Um elemento básico do treinamento militar, o *rucking* consiste em caminhar carregando uma mochila pesada nas costas.* Kara e eu cumprimos essa rotina no inverno e no verão, todo santo dia, fizesse chuva ou sol. Era uma bosta! Mas fizemos mesmo assim, simplesmente para construir perseverança. Quis desistir nas primeiras quinze vezes, então algo mágico aconteceu. De repente, eu tinha aceitado que aquela coisa toda era uma bosta. E aí senti na pele a perseverança que é fundamental para fundir nosso eu presente e futuro. Essa consciência me ajudou a persistir, quilômetro de bosta após quilômetro de bosta.

AUTODISCIPLINA

Se a disciplina é regulada externamente, a autodisciplina depende de supervisão interna. O importante é resistir às tentações, controlar as emoções e sobrepujar as fraquezas. Todos nós conhecemos pessoas disciplinadíssimas que são bem-sucedidas em termos de finanças, amigos e família, mas que carecem de autodisciplina para, de forma consistente, tomar as medidas necessárias em prol da própria saúde.

A maneira mais rápida de aprimorar a autodisciplina é se planejar para lidar com seus pontos fracos. Não se deixe surpreender por sua própria natureza humana. Você conhece seus pontos de falha, isso eu posso garantir. Em que circunstância sua autodisciplina sai de cena? Quando um colega aparece com doces no escritório? Quando você pega uma taça de vinho depois do trabalho, dizendo a si mesmo que amanhã será o dia em que enfim vai parar de beber? Sem planejar estratégias para superar em astúcia sua natureza humana, você acabará no encalço do prazer/alívio/recompensa/satisfação de curto prazo em vez de estar no

* O termo *"rucking"* originou-se no Exército a partir da palavra *"rucksack"*, ou mochila tática. (N. T.)

caminho da saúde de longo prazo. A maneira mais rápida de derrotar esse ciclo autodestrutivo é implementar de antemão as consequências. A penalidade certa ajudará você a alcançar seus objetivos.

Todas as noites depois que o marido e os filhos iam dormir, uma paciente minha vasculhava a cozinha em busca de comida. Só quando assumiu a responsabilidade é que finalmente abandonou o hábito dos lanchinhos noturnos. Essa paciente decidiu que da próxima vez que quebrasse a promessa feita a si mesma, teria que se jogar nas águas geladas da praia perto de sua casa. Bastou um mergulho congelante para ela aprender a manter seu compromisso.

ADAPTABILIDADE

Controlar seu ambiente pode ajudá-lo a priorizar e planejar uma alimentação e exercícios adequados. Contudo, se você vive no mundo real, sabe muito bem o que acontece com os planos mais bem elaborados... A fim de combater a inevitável imprevisibilidade da vida, prepare-se para mudar de rota utilizando seus poderes de adaptabilidade.

Cito um exemplo da minha própria vida. Quando minha carreira começou a exigir que eu viajasse cada vez mais, passei a me alimentar e treinar de maneira um tanto aleatória, uma desorganização que lentamente corroeu minha autoconfiança e meu senso de integridade pessoal. Se eu não conseguia manter intactas as minhas rotinas, como poderia esperar isso dos meus pacientes?

Agora, antes de embarcar, sempre pesquiso sobre a academia do hotel ou sobre as academias próximas para saber quais são os equipamentos disponíveis. Também incluo na programação das viagens um tempo reservado aos treinos. Meu compromisso de me exercitar nesses horários definidos é inegociável. Querendo ou não, cumpro essa agenda de treinos de acordo com o meu planejamento. Dias de viagem podem me deixar com fome. Quase sempre acordo bem cedo, depois de uma noite de sono insatisfatório. Sabendo que todos esses fatores têm o potencial de minar minha força de vontade, me preparo com antecedência. Levo saquinhos com tirinhas de carne bovina desidratada, barras de proteína ou um lanche com baixo teor de carboidratos para comer no caminho. Assim que o avião aterrissa, vou direto ao supermercado para comprar tudo que vou precisar durante a minha estadia e para a viagem de volta.

As quebras da rotina exigem adaptação. Eu costumava deixar a ideia de execução perfeita atrapalhar a minha adaptabilidade, mas a essa altura já fiz trabalho interno suficiente para traçar estratégias a fim de não cair nas minhas próprias armadilhas. E você pode fazer o mesmo! Soluções alternativas e improvisos criativos são ainda mais essenciais agora que me tornei mãe. A adaptabilidade é 100% necessária para quem cuida de outras pessoas, porque a responsabilidade de tomar conta de alguém inclui situações inesperadas que exigem de nós a capacidade de dar guinadas drásticas. O filho pequeno e adoentado está impedindo você de ir à academia? É hora de botar em prática aquele treino em casa que você já deixou pronto e alinhavado para dias com empecilhos e problemas desse tipo. Até um conjunto de faixas elásticas de resistência e talvez alguns *kettlebells* [bolas de ferro fundido que lembram uma bala de canhão com uma alça] podem fornecer as ferramentas necessárias para atingir seus objetivos de treino diário. Quando o inesperado atrapalhar seus planos, assuma consigo mesmo o compromisso de que você estará disposto a encontrar uma solução em vez de uma desculpa.

Os ideais perfeccionistas são uma areia movediça e uma bola de neve, sobretudo quando se trata de planos de bem-estar. A adaptabilidade é sua melhor defesa.

- Você foi jantar em um restaurante que não oferece a exata refeição prevista no seu plano nutricional? Faça as escolhas mais sábias que puder com base nos alimentos disponíveis.

- Todas as academias fecharam durante a sua estadia na praia? Arrume alguns sacos de areia para usar como pesos.

- Estradas e ruas com neve em excesso estão impedindo você de chegar à academia? É hora de pegar aquela pá ou encher alguns sacos de lixo, só para levantar alguma coisa.

O único limite para encontrar os meios de atingir seus objetivos é a falta de imaginação. Existem milhões de maneiras de colocar seu plano em prática.

RESILIÊNCIA

A resiliência é a capacidade de retornar aos eixos após um revés. Essa característica complicada, mas essencial, envolve o cultivo da inteligência emocional. E, como qualquer ser humano poderá lhe dizer, emoções são confusas.

Repetidas vezes vejo pessoas que, ao se deparar com alguma situação de vida desafiadora, se desviam do caminho do bem-estar e nunca mais conseguem voltar ao prumo. Desvios e contratempos surgem em todas as formas e tamanhos. Alguns se tornam verdadeiras crises, ao passo que outros problemas resultam de afrontas sutis ao nosso bem-estar emocional diário, com base nas nossas interpretações do mundo que nos rodeia. Eu descobri que a chave para retornarmos com êxito aos eixos é fazer isso rapidamente.

Pode ser que um período de férias, uma doença, uma lesão ou alguma outra interrupção em sua rotina o atrase e façam você perder o ritmo. Momentos desse tipo podem deixá-lo extremamente vulnerável a pensamentos derrotistas, que são ótimos em alimentar comportamentos autodestrutivos. Quanto mais rápido você voltar a um estado emocional fortalecido, mais alto estará no espectro de resiliência e mais sucesso terá em alcançar seus objetivos.

Por exemplo, pode ser que depois de enfim atingir seus objetivos de composição corporal, você retorne da pausa de um mês de viagem e perceba que, nesse meio-tempo, recuperou toda a gordura que havia perdido. Você não planejou isso. E agora?

Um parceiro pode ajudar. Saiba quais são as pessoas para quem você pode ligar e pedir ajuda, e entre imediatamente em contato com elas para não perder tempo sentindo-se mal consigo mesmo. Em vez disso, crie um plano de ação estratégico para seguir em frente e voltar a se alinhar com seus próprios padrões. Recentemente, liguei para meu amigo de longa data, Peter Roth, e pedi que ele me ajudasse a voltar ao caminho certo, rumo ao futuro, em vez de sentir pena de mim mesma e ficar me lamuriando em relação ao passado. "Vamos acrescentar dois dias extras de treino", eu disse a ele. "Vou estar na porta da sua casa às 6h45, cinco dias por semana, para que a gente possa treinar." Minha ligação seguinte foi para Roxy, minha amiga fantástica que me enche de energia positiva. Contei a ela sobre o meu comprometimento em relação a meu programa de dieta e treinamento, e todo dia trocávamos figurinhas para conferir o andamento das coisas. Eu compartilhava com ela a versão que tinha do meu eu futuro, como se meu eu presente já tivesse chegado aonde queria chegar.

Outra maneira rápida de aumentar a resiliência é adicionar doses de humor. Para todas as coisas, a vitamina H pode ser um baita suplemento. O humor que você consegue encontrar em uma situação complicada tem o poder de amenizar o impacto e ajudá-lo a regular suas emoções. Por exemplo, você se lembra do meu paciente Brian, o SEAL da Marinha? Toda vez que falava da perna amputada em decorrência de um acidente de moto, Brian brincava sobre como, para o resto da vida, comprar sapatos lhe custaria o dobro, porque teria que pagar por dois em vez de um só. Reconhecendo que os pensamentos negativos são incrivelmente debilitantes, os indivíduos resilientes encontrarão maneiras criativas de mudar sua mentalidade de vítima para vencedor, e farão isso rapidamente. A melhor parte da vitamina H é que ela não é um remedinho amargo. Você é capaz de encontrar motivos para rir nos momentos de crise e dificuldade da vida ou se leva muito a sério? Se tiver dificuldades para rir de si mesmo, entre em contato comigo e eu o ajudarei!

A segunda maneira mais eficiente de voltar ao eixo é se desvencilhar da negatividade. Se você não é capaz de fazer isso tomando as rédeas dos próprios pensamentos, seu corpo pode ajudar: basta realizar algumas séries de corrida ou sprints de bicicleta, flexões de braço, abdominais ou agachamentos. Use seu corpo para controlar sua mente. Quando você pega pesado nos treinos, suando a camisa e empurrando seu corpo à força para a zona do cansaço físico, descobre que não está mais lutando contra si mesmo. Em vez disso, você reconhece a liberdade da qual dispõe para escolher seus próprios pensamentos. Se você não consegue demover seus pensamentos negativos, então mova seu corpo.

10
Agora você toma as rédeas

MAXIMIZE SEU AMBIENTE

Agora que você tem seus planos de nutrição e treino, como fazer com que eles engatem?

Identificar a forma como você se relaciona com estímulos e influências externas pode motivar seu eu atual a tomar medidas em prol do seu eu futuro. Ao criar um ambiente direcionado, com gatilhos que provoquem as atitudes positivas, desencorajem as negativas e ajudem a manter seu ímpeto, você pode ter hábitos de saúde que visam à excelência.

- Exponha lembretes visuais dos objetivos que você deseja alcançar, citações que inspirem resistência mental ou atributos que você deseja incorporar.

- Coloque suas roupas e equipamentos de treino em lugares que o estimulem a se levantar e ir treinar.

- Prepare-se para um treino matinal dormindo com suas roupas de ginástica.

- Remova alimentos tentadores, mas inúteis, do seu ambiente.

Estes são apenas alguns exemplos de como blindar seu espaço físico e criar as circunstâncias que geram atitudes positivas.

Design ambiental — Responsabilidade — Amparo social
Criar um espaço propício para o sucesso vai ajudar você a colocar a mão na massa, mesmo nos dias mais difíceis.

Quando se trata de exercícios físicos, escolha o ambiente que o estimula a dar o melhor de si para obter o máximo de resultados. Isso ajuda a entender o controle que você tem do ritmo. De modo geral, as pessoas se enquadram em uma das seguintes categorias.

1. **O Exibicionista.** Você não treina bem sozinho. Pode não precisar de alguém que o observe durante todo o treino, mas dará seu máximo em um ambiente onde há outras pessoas e será visto. Você normalmente progride mais em esportes coletivos ou ambientes onde são realizados treinos em equipe, como CrossFit, em aulas de grupo ou trabalhando individualmente com um profissional. Exibicionistas que treinam sozinhos costumam ter resultados abaixo do ideal. Com esse perfil, é menos provável que você se esforce, o que o deixa aberto a um desempenho físico abaixo da média, pois você só age no automático. Se você tem um desempenho melhor em um ambiente coletivo, por que não reconhecer isso e usar a seu favor? No meu caso, depois de dar à luz meu segundo filho, eu soube que precisava de uma academia que me proporcionasse um bom ambiente. Aprendi depois do primeiro que precisaria de um apoio mais próximo no pós-parto (ainda preciso!). Então, escolho o ambiente que me leva ao desempenho máximo.

2. **O Solista.** Este é um grupo exigente e motivado internamente. Pessoas com esse perfil não precisam de estímulo externo. Para elas, o

treino costuma ser meditativo e terapêutico. Em geral, não precisam de música alta nem de ninguém por perto. Na verdade, às vezes acham tudo isso uma distração. Você se identificou?

3. **O Camaleão.** Os camaleões conseguem se esforçar em qualquer ambiente, treinando com ou sem outras pessoas. Muitos dos que trabalham na área da saúde e do bem-estar são camaleões. Você pode colocá-los em qualquer situação e eles obterão resultados. Meu querido amigo Don Saladino é assim. Você o convida para correr de última hora e ele estará lá. Treinos em grupo? Sem problemas. Essas pessoas vão aparecer e dar conta do recado.

4. **O Relutante.** Talvez você seja alguém que precise de mais privacidade. Você prefere não se exercitar na frente de outras pessoas, mas ainda assim precisa de estímulo externo? Nos Estados Unidos já existem academias em realidade virtual, que fornecem boa música, jogos divertidos e a privacidade necessária para esse perfil de usuário. Outra opção interessante já disponível em alguns países é o espelho fitness inteligente, que oferece feedback em tempo real em relação ao movimento e à intensidade do treino.

O cotidiano oferece muitas distrações que podem levar você a dar desculpas para pular os treinos. Tire proveito das dicas oferecidas pelo seu ambiente, aquelas capazes de reforçar a mensagem de que esse treino — essencial para você alcançar seus objetivos — é INEGOCIÁVEL.

Escolha o caminho difícil

Com muita frequência, e geralmente sem pensar muito, as pessoas optam por seguir o caminho mais fácil. Estamos programados para escolher fazer as coisas de maneira simples. Faz parte da nossa natureza — ou talvez do que nos tornamos enquanto indivíduos sociais. Infelizmente, optar pelo que é mais conveniente no momento não é uma estratégia duradoura e, em quase todos os casos, só dificulta as coisas mais tarde. Em vez de sempre buscar o caminho que oferece menor resistência, tente escolher fazer as coisas difíceis da vida. É isso que nos fortalece.

A Muscle-Centric Medicine® é um novo referencial para a compreensão de um padrão de saúde excepcional, orientada para os cuidados com processo de envelhecimento e reconhecendo os músculos como o maior órgão endócrino do corpo humano. A saúde muscular é o ápice, o ingrediente que falta, o andaime que sustenta as estruturas e une todos os elementos da longevidade.

À medida que me debruçava sobre pilhas de livros durante o processo necessário para trazer este livro a público, tornou-se evidente e inequívoco que a medicina coloca a obesidade como o primeiro capítulo do declínio da saúde. Mas a obesidade não é o começo. É apenas mais uma bomba no campo minado da saúde, nada diferente, nem mais nem menos importante do que outras doenças.

Rumo ao futuro, a Muscle-Centric Medicine® nos permite regressar às origens da funcionalidade do corpo humano. Essas origens baseiam-se em força e capacidade física, bem como em força mental para enfrentar nossas fraquezas e quaisquer pressões sociais ou situacionais que apareçam. Não enfrentamos mais predadores físicos, mas as armadilhas mentais são o novo inimigo. O ataque violento dos meios de comunicação, os objetivos de terceiros, a influência das redes sociais, todas essas conjunturas distorcem e desviam nossa atenção da informação real que fará a diferença em nossas vidas e nas das pessoas que amamos.

Embora o Protocolo Lyon exija atenção e esforço, é muito mais difícil viver o atual modelo de declínio previsível. A janela da juventude se fecha para todos nós, assim como a oportunidade de atingirmos nosso máximo potencial físico. O Protocolo Lyon é um estímulo para reequilibrar e recalibrar a trajetória da vida e da morte.

Fiz da minha missão de vida ajudar você. Ensinar a verdade sobre os músculos como órgão, desbravar pelo campo da nutrição, dominar a mente e triunfar por meio do treino físico — esses são veículos que busco alavancar para conduzi-lo na direção certa. Chegamos à proverbial encruzilhada da vida.

Aliviar o sofrimento é o que motiva os médicos a trabalharem. No mundo de hoje, com muita frequência o sofrimento surge como uma consequência lenta, mas previsível, de negligenciar o próprio corpo. Para você, isso muda hoje. Quer você obtenha essas informações como médico, treinador ou apenas alguém interessado em bem-estar, este livro estará ao seu lado com as informações e o incentivo necessários para ajudar você a alcançar mudanças reais.

Uma vida excepcional e a capacidade de se posicionar e contribuir para a sociedade, para a sua família e comunidade começam no nível mais básico da aptidão física. É isso que está na base do conceito de grandeza. Viver e contribuir com o mundo de forma excepcional começa com uma saúde excepcional.

O Protocolo Lyon é uma jornada de transformação. Meu objetivo é servir como seu guia, ajudando-o a se livrar da confusão mental, das falsas narrativas e dos hábitos mentais e físicos que o mantêm acorrentado a um padrão de bem-estar medíocre — ou pior.

A medicina de estilo de vida é a ferramenta que uso há mais de uma década para ajudar a perpetuar essa transformação na vida real. E lembre-se: a maneira como você faz uma coisa é a mesma com que você faz *todas* as coisas. Elaborar um plano e trabalhar *tanto* para seu músculo esquelético *quanto* para o músculo da integridade são habilidades importantes para que você leve a vida dos seus sonhos.

Só você pode ser o visionário da sua jornada de saúde. Só você pode se tornar a pessoa que deveria ser. Como a vida não dá segundas chances, o melhor momento para sair de casa e conquistar o que você merece é agora. O Protocolo Lyon está aqui para ser uma apólice de seguro definitiva, determinando como você levará sua vida e como serão suas últimas décadas.

Agora, para o *grand finale*, aqui estão minhas melhores dicas para começar a fazer exercícios e comer bem, de forma consistente:

- Não dependa de motivação. A motivação vai e vem. Ela não proporciona a consistência necessária para obter sucesso na academia, na cozinha ou na vida.

- A motivação raramente está presente quando você entra em uma zona de desconforto — mas é bem nessa zona que ocorre o crescimento.

- Em vez disso, concentre-se no desenvolvimento de uma nova identidade. Isso lhe dará a estrutura mental certa para superar obstáculos, não importa qual seja o grau de dificuldade.

E SE EU FALHAR?

Não seja um babaca consigo mesmo; isso faz parte do passado. Tenho visto pacientes se culparem diariamente por abandonarem seu plano e posso dizer que isso nunca acaba bem. O budismo nos oferece o conceito da segunda flecha. A primeira flecha é a experiência inicial de dor causada por uma falha, deslize ou ataque. Às vezes essa primeira flecha é autoinfligida, outras vezes não. De qualquer forma, a vida vai atirar essas primeiras flechas. É assim que acontece.

A segunda flecha, por outro lado, é aquela que você pode controlar. É aquela que você atira em si mesmo na forma de diálogo interno negativo, generalização, culpa, narrativas do tipo "coitadinho de mim" ou qualquer outro roteiro que tantas vezes adotamos após uma experiência dolorosa.

Quando a primeira flecha dolorosa vier, arranque-a depressa e não atire outra contra si mesmo. Não há necessidade de agravar a dor. O que aconteceu, aconteceu. Reserve um momento para lembrar todos os passos decisivos que você já deu em sua vida e que pareciam impossíveis na época. Com isso, lembre-se de que você enfrentou situações muito mais difíceis, mas você perseverou. Você vai se levantar outra vez. E desta vez estarei ao seu lado.

Agradecimentos

Foram muitas as pessoas que fizeram este livro acontecer, oferecendo-me apoio em todos os aspectos da vida. Esta não é uma lista exaustiva, pois outros tantos teriam que ser mencionados; aqui incluo apenas alguns nomes.

Don Layman, seu impacto no mundo é imenso. Sua pesquisa sobre proteínas representa um novo paradigma sobre o que é ter uma saúde ideal. Sem você, a Muscle-Centric Medicine® não existiria. Sou muito grata por nossa amizade, sua mentoria e a honra de colaborar e disseminar esse trabalho mundo afora.

Liz Lipski, minha madrinha, você é o máximo. Você me apresentou ao mundo da medicina e da nutrição. É graças a você que tenho tanto um porto seguro para onde voltar quanto asas para voar alto.

A meu marido, melhor amigo e pai dos nossos dois filhos, Aries e Leonidas, o ex-fuzileiro naval Shane Kronstedt: você me inspira todos os dias e me ensinou que mesmo um ursinho de pelúcia fofo não deixa de ser um urso. Você é a base de excelência que a todos nós aspiramos. Amo você. Aries e Leo, é por causa de vocês que eu luto para tornar o mundo melhor.

Peter Roth, sua dedicação inabalável a mim, à nossa família e à missão é inegável e insubstituível. Você me acompanha e acredita em mim há mais de uma década. Você tem um lugar especial no coração de todos nós.

AGRADECIMENTOS

Alexia Belrose, minha assistente e colega, sou grata por você ter decidido arriscar uma nova carreira. Sem você, nada disso teria sido possível. Você marca presença, parte para a ação, e é incansável no apoio que oferece a mim. Sou feliz por ter você em minha equipe.

Madeleine Novich, minha irmã e braço-direito, amo você e não poderia pedir uma mulher e ombro amigo mais nobre em minha vida.

À minha mãe, Lennie Rose. Por sua causa, eu sou uma pessoa tão exigente e disciplinada. Sem dúvida, não estaria onde estou se você não fosse minha mãe.

A Nathan Resnick, meu pai e sempre meu melhor amigo: que bom que minha carreira de comissária de bordo não deu certo. Obrigada por me dar a liberdade de explorar e por ter incutido em mim uma personalidade destemida.

Tio Howard e tia Ilene, vocês dois enxergaram meu caminho antes de mim. Sempre me encorajaram, pela vida inteira. Nada do que fiz foi fácil, e vocês sempre me escutaram em meio a lágrimas de frustração e, agora, de gratidão. Obrigada por estarem aqui desde o começo.

Kara K. Lazauskas, você é como um membro da família para mim. Nossas vidas nunca mais foram as mesmas depois que você apareceu. Como verdadeira "vai ou racha", você é uma pessoa extraordinária. Obrigada por se envolver tão profundamente em nossas vidas e corações.

Ghena Grinsphun, meu melhor amigo e padrinho de nossos filhos, você é um em um milhão. Obrigada por me amar como eu sou, sem julgamento, há tantos anos. Você é brilhante, e seu brilho só é ofuscado pelo seu coração.

Theresa Depasquale, madrinha dos meus filhos e irmã, amo você de paixão. Você é parte da nossa família, do princípio ao fim. Obrigada por me apoiar com tanta firmeza apesar de todos os meus altos e baixos, e por sempre estar presente. Você enxerga o melhor de mim e sempre traz sua visão e orientação sobre o que está por vir. E, mais importante, você sempre atende as incessantes ligações dos NOSSOS filhos no FaceTime.

Don Saladino, você é o ser humano mais generoso que já conheci. Sua energia é contagiante e, o mais importante, você se faz presente. Sei que não há nada que você não faria por nós, e vice-versa. Você é meu irmão e minha inspiração, tanto na vida pessoal quanto profissional. Amamos você, Mel e sua família. Obrigada por sempre me falar a verdade, sem rodeios. Graças a você, sou melhor como médica e comunicadora.

Ralph Esposito, você é demais. Obrigada por estar em nosso time, confiável, claro e brilhante. Você possui sabedoria e é uma força imbatível. Obrigada por ouvir e contribuir com suas ideias, informações científicas e amizade.

Elena Brower, minha irmã, obrigada por me mostrar o que é possível, libertador e autêntico, por me ouvir e escutar durante todos esses anos.

Anthony Lyon, obrigada por ser um trampolim. Aprendi muito contigo.

Jim Kochalka, sem você, minha cabeça teria simplesmente implodido, com certeza. Você me ensinou o caminho para ser a melhor versão de mim mesma e me abriu os olhos. Tenho sorte de ter sua amizade. Obrigada por sempre arrumar um tempo para mim.

Alexis Cowan, minha *best* logo de cara, você é genial, e eu valorizo e amo você por me ajudar a mudar o mundo.

Aos meus irmãos na ciência e na medicina, Alan Aragon e Ted Naiman, obrigada por me deixarem ligar, pela integridade intelectual e por serem grandes seres humanos como um todo. Vocês dois são muito sábios e bondosos.

Emily Frisella, você me inspira todos os dias com sua capacidade e dedicação. Fico ainda mais impressionada com a pessoa que você é. Com você, o trabalho de carregar o piano fica mais divertido. Sou tão grata pela nossa amizade. Em tantos dias e noites sem fim, você chegou animada, trazendo o bom humor. Sinto que alguém "me sacou". Não é uma questão de trabalho, e sim das contribuições a fazer, e ninguém entende isso melhor do que você.

Malty Maharaj, obrigada por sempre segurar as pontas de nossas vidas e de nossos filhos. Você é uma bênção, e sou muito grata por você ter passado a fazer parte de nossa vida. Este livro teria sido impossível sem sua ajuda.

Bedros Keuilian, você me mostra aquilo que é certo. Você é um ser humano incrível, repleto de caráter e carisma. Obrigada a você e Diana, por fazerem com que nos sintamos uma família, por me ajudarem a confiar em mim mesma nos negócios e a adquirir a coragem de cuidar e dar o exemplo de liderança servidora.

Jessica DuLong, você é a profissional absoluta e fez mágica com este livro, apesar de todos os pesares. Você é fantástica.

Joy Tutela, obrigada por se arriscar e por acreditar em mim. Espero que este seja o primeiro de muitos.

Beth Lipton, obrigada por me apresentar às pessoas que deram à luz este livro e pela atenção com as receitas.

A todos os meus pacientes e a você, leitor, obrigada por serem a razão da existência deste livro.

Apêndice

PLANEJAMENTO DE REFEIÇÕES E RECEITAS

PARA O PLANO OTIMIZAÇÃO DA LONGEVIDADE
Três refeições por dia

REFEIÇÃO 1

SHAKE + OVOS

Shake Mágico Roxo (pág. 376) – *27g de proteína, 22g de carboidrato, 13g de gordura, 6g de fibra*

3 ovos grandes cozidos – *18g de proteína, 0g de carboidrato, 15g de gordura, 0g de fibra*

1 clara de ovo cozido duro grande – *4g de proteína, 0g de carboidrato, 0g de gordura, 0g de fibra*

1 cracker – *1g de proteína, 10g de carboidrato, 0g de gordura, 2g de fibra*

Total – *580kcal, 50g de proteína, 32g de carboidrato, 28g de gordura, 8g de fibra*

MEXIDO DENVER

1 colher (chá) de óleo de abacate – *0g de proteína, 0g de carboidrato, 5g de gordura, 0g de fibra*

¼ de xícara de cebola picada – *0g de proteína, 4g de carboidrato, 0g de gordura, 1g de fibra*

½ xícara de pimentão picado – *1g de proteína, 5g de carboidrato, 0g de gordura, 2g de fibra*

57g de lombo suíno – *16g de proteína, 1g de carboidrato, 2g de gordura, 0g de fibra*

3 ovos grandes – *18g de proteína, 2g de carboidrato, 16g de gordura, 0g de fibra*

3 claras de ovos grandes – *12g de proteína, 1g de carboidrato, 0g de gordura, 0g de fibra*

De sobremesa, ½ xícara de frutas vermelhas – *1g de proteína, 11g de carboidrato, 0g de gordura, 2g de fibra*

1 cracker – *1g de proteína, 10g de carboidrato, 0g de gordura, 2g de fibra*

Em uma frigideira grande, aqueça o óleo de abacate em fogo médio-alto. Adicione a cebola e o pimentão e cozinhe por 4 a 5 minutos, até ficar macio. Coloque o lombo; refogue até dourar levemente. Acrescente os ovos e as claras; cozinhe até o ponto desejado. Use o biscoito e as frutas vermelhas como acompanhamento.

Total – 539kcal, 49g de proteína, 34g de carboidrato, 23g de gordura, 7g de fibra

PUDIM DE CHIA

½ xícara de iogurte grego desnatado – *13g de proteína, 5g de carboidrato, 2g de gordura, 0g de fibra*

½ xícara de água

1 ¼ *scoop* de *whey protein* em pó – *30g de proteína, 2g de carboidrato, 1g de gordura, 0g de fibra*

2 colheres (sopa) de sementes de chia – *3g de proteína, 8g de carboidrato, 6g de gordura, 7g de fibra*

Sal a gosto

⅛ de colher (chá) de canela, opcional

⅛ de colher (chá) de extrato de baunilha, opcional

1 xícara de frutas vermelhas – *1g de proteína, 21g de carboidrato, 1g de gordura, 4g de fibra*

1 colher (chá) de amêndoas fatiadas – *1g de proteína, 0g de carboidrato, 1g de gordura, 0g de fibra*

Misture o iogurte, a água, o whey protein, as sementes de chia e o sal em uma tigela pequena. Se desejar, adicione a canela e/ou a baunilha. Cubra com as frutas vermelhas e as amêndoas.

Total – 435kcal, 48g de proteína, 36g de carboidrato, 11g de gordura, 11g de fibra

REFEIÇÃO 2

WRAPS DE PERU COM ALFACE
- ¼ de xícara de purê de abacate – *1g de proteína, 5g de carboidrato, 9g de gordura, 4g de fibra*
- 2 colheres (chá) de pesto – *1g de proteína, 0g de carboidrato, 4g de gordura, 0g de fibra*
- 3 folhas grandes de alface-romana – *1g de proteína, 3g de carboidrato, 0g de gordura, 2g de fibra*
- ¼ xícara de tomate-cereja picado – *0g de proteína, 2g de carboidrato, 0g de gordura, 1g de fibra*
- 113g de peru assado orgânico – *20g de proteína, 0g de carboidrato, 0g de gordura, 0g de fibra*
- De sobremesa, ½ xícara de frutas vermelhas – *1g de proteína, 11g de carboidrato, 0g de gordura, 2g de fibra*

Espalhe o abacate e o pesto nas folhas de alface. Distribua o tomate e o peru entre as folhas; enrole e sirva.

Total – 297kcal, 24g de proteína, 21g de carboidrato, 13g de gordura, 9g de fibra

CAMARÕES SALTEADOS
- 1 ½ colher (chá) de óleo de abacate – *0g de proteína, 0g de carboidrato, 7g de gordura, 0g de fibra*
- 113g de camarão descascado e limpo – *18g de proteína, 0g de carboidrato, 1g de gordura, 0g de fibra*
- 1 colher(sopa) de coco aminos – *0g de proteína, 3g de carboidrato, 0g de gordura, 0g de fibra*
- 1 porção de Legumes Salteados (pág. 361) – *5g de proteína, 15g de carboidrato, 10g de gordura, 4g de fibra*

Aqueça o óleo de abacate em uma frigideira média em fogo médio-alto. Adicione o camarão e deixe cozinar por 2 minutos ou até ficar rosado; tempere com o coco aminos. Sirva com os legumes.

Total – 35kcal, 23g de proteína, 18g de carboidrato, 21g de gordura, 4g de fibra

SALADA DE ATUM + BETERRABA
1 porção de Salada de Beterraba e Cenoura Raladas (pág. 364) – *2g de proteína, 12g de carboidrato, 8g de gordura, 3g de fibra*
½ lata (140g) de atum light enlatado em azeite, escorrido – *18g de proteína, 0g de carboidrato, 5g de gordura, 0g de fibra*
1 cracker – *1g de proteína, 10g de carboidrato, 0g de gordura, 2g de fibra*

Total – 289kcal, 21g de proteína, 22g de carboidrato, 13g de gordura, 5g de fibra

REFEIÇÃO 3

BIFE + LEGUMES + ARROZ
1 porção de Bife do Vazio Grelhado (pág. 341) – *37g de proteína, 0g de carboidrato, 14g de gordura, 0g de fibra*
1 porção de Refogado de Radicchio e Endívia (pág. 368) – *8g de proteína, 23g de carboidrato, 5g de gordura, 14g de fibra*
1 porção de Arroz de Caldo de Ossos (pág. 362) – *4g de proteína, 22g de carboidrato, 0g de gordura, 0g de fibra*

Total – 547kcal, 49g de proteína, 45g de carboidrato, 19g de gordura, 14g de fibra

SALADA BUFFALO DE FRANGO
140g de peito de frango cozido – *43g de proteína, 0g de carboidrato, 4g de gordura, 0g de fibra*
3 talos de aipo picados – *1g de proteína, 4g de carboidrato, 0g de gordura, 2g de fibra*
2 cenouras médias picadas – *1g de proteína, 12g de carboidrato, 0g de gordura, 3g de fibra*
1 ½ colher (sopa) de maionese de óleo de abacate – *0g de proteína, 0g de carboidrato, 18g de gordura, 0g de fibra*
1 ½ colher (sopa) de molho *Buffalo* (ou outro molho picante) – *1g de proteína, 0g de carboidrato, 0g de gordura, 0g de fibra*

2 xícaras de mix de folhas verdes picadas – *1g de proteína, 2g de carboidrats, 0g de gordura, 1g de fibra*
De sobremesa, 1 maçã média – *1g de proteína, 25g de carboidrato, 0g de gordura, 4g de fibra*
Junte o frango, o aipo, a cenoura, a maionese e o molho em uma tigela média; misture. Sirva sobre o mix de folhas.

Total – 558kcal, 48g de proteína, 43g de carboidrato, 22g de gordura, 10g de fibra

TACOS DE PIMENTÃO
1 porção de Tacos de Pimentão (pág. 344) – *36g de proteína, 17g de carboidrato, 13g de gordura, 5g de fibra*
De sobremesa, ½ xícara de iogurte grego desnatado – *13g de proteína, 5g de carboidrato, 2g de gordura, 0g de fibra* + 1 colher (chá) de mel – *0g de proteína, 6g de carboidrato, 0g de gordura, 0g de fibra* + 1 xícara de frutas vermelhas – *1g de proteína, 21g de carboidrato, 1g de gordura, 4g de fibra*

Total – 540kcal, 50g de proteína, 49g de carboidrato, 16g de gordura, 9g de fibra

BACALHAU COM BATATA ASSADA
1 porção de Bacalhau com Crosta de Nozes (pág. 357) – *33g de proteína, 3g de carboidrato, 15g de gordura, 1g de fibra*
1 batata assada média (com casca) – *4g de proteína, 37g de carboidrato, 0g de gordura, 4g de fibra*
2 colheres (sopa) de iogurte grego desnatado – *3g de proteína, 1g de carboidrato, 1g de gordura, 0g de fibra*
3 fatias de bacon picadas – *8g de proteína, 0g de carboidrato, 8g de gordura, 0g de fibra*
Azeite ou óleo de abacate em spray
1 xícara de brócolis picado – *3g de proteína, 6g de carboidrato, 0g de gordura, 2g de fibra*
1 colher (chá) de tempero *lemon pepper* – *0g de proteína, 1g de carboidrato, 0g de gordura, 0g de fibra*
Sirva o bacalhau com a batata assada, coberta com o iogurte e os pedacinhos de bacon. Unte uma frigideira pequena com o azeite ou o óleo de abacate em spray e cozinhe os brócolis em fogo médio-alto por 4 a 5 minutos ou até ficarem crocantes e macios. Tempere com lemon pepper ou outro tempero.

Total – 612kcal, 51g de proteína, 48g de carboidrato, 24g de gordura, 7g de fibra

PLANO OTIMIZAÇÃO DA PERDA DE PESO COM QUALIDADE
Três refeições por dia, mais um lanche opcional após a Refeição 3

REFEIÇÃO 1

SHAKE PROTEICO
1 scoop de *whey protein* em pó – *24g de proteína, 2g de carboidrato, 1g de gordura, 0g de fibra*
½ xícara de iogurte grego desnatado – *13g de proteína, 5g de carboidrato, 2g de gordura, 0g de fibra*
1 xícara de frutas vermelhas – *1g de proteína, 21g de carboidrato, 0g de gordura, 4g de fibra*
1 colher (sopa) de óleo de MCT – *0g de proteína, 0g de carboidrato, 14g de gordura, 0g de fibra*
1 colher (chá) de extrato de baunilha – *0g de proteína, 1g de carboidrato, 0g de gordura, 0g de fibra*
Água

> *Total – 421 calorias, 38g de proteína, 29g de carboidrato, 17g de gordura, 4g de fibra*

HAMBÚRGUER + OVOS
2 ovos grandes cozidos (no vapor) – *12g de proteína, 1g de carboidrato, 11g de gordura, 0g de fibra*
1 clara de ovo cozido grande – *4g de proteína, 0g de carboidrato, 0g de gordura, 0g de fibra*
½ Hambúrguer com Ervas (pág. 346) – *21g de proteína, 0g de carboidrato, 5g de gordura, 1g de fibra*
De sobremesa, 1 ¼ de xícara de frutas vermelhas – *1g de proteína, 27g de carboidrato, 1g de gordura, 5g de fibra*

> *Total – 417kcal, 3g de proteína, 28g de carboidrato, 17g de gordura, 6g de fibra*

PUDIM DE CHIA
½ xícara de iogurte grego desnatado – *13g de proteína, 5g de carboidrato, 2g de gordura, 0g de fibra*
¼ de xícara de água

1 *scoop* de *whey protein* em pó – *24g de proteína, 2g de carboidrato, 1g de gordura, 0g de fibra*
2 colheres (sopa) de sementes de chia – *3g de proteína, 8g de carboidrato, 6g de gordura, 7g de fibra*
Sal a gosto
⅛ de colher (chá) de canela, opcional
⅛ de colher (chá) de extrato de baunilha, opcional
¾ de xícara de frutas vermelhas – *1g de proteína, 16g de carboidrato, 0g de gordura, 3g de fibra*
1 colher (chá) de amêndoas laminadas – *1g de proteína, 0g de carboidrato, 1g de gordura, 0g de fibra*
Junte o iogurte, a água, o whey protein, as sementes de chia e o sal em uma tigela pequena. Se desejar, adicione a canela e/ou a baunilha. Cubra com frutas vermelhas e amêndoas.

    Total – **382kcal, 42g de proteína, 31g de carboidrato, 10g de gordura, 10g de fibra**

REFEIÇÃO 2

Ou lanche opcional: 10-20g de proteína, < 10g de carboidrato (palitinhos de queijo ou carne).

SALADA COBB GREEN GODDESS

1 porção de Salada Cobb Green Goddess (pág. 349) – *33g de proteína, 8g de carboidrato, 13g de gordura, 4g de fibra*
1 colher (sopa) de molho extra – *0g de proteína, 1g de carboidrato, 4g de gordura, 1g de fibra*
2 crackers – *3g de proteína, 20g de carboidrato, 1g de gordura, 4g de fibra*

    Total – **422kcal, 36g de proteína, 29g de carboidrato, 18g de gordura, 9g de fibra**

CAMARÃO GRELHADO

1 ½ colher (chá) de óleo de abacate – *0g de proteína, 0g de carboidrato, 7g de gordura, 0g de fibra*
140g de camarão, descascado e limpo – *23g de proteína, 0g de carboidrato, 1g de gordura, 0g de fibra*

1 porção de Legumes Salteados (pág. 361) – *5g de proteína, 15g de carboidrato, 10g de gordura, 4g de fibra*

½ porção de Arroz de Caldo de Ossos (pág. 362) – *2g de proteína, 11g de carboidrato, 0g de gordura, 0g de fibra*

Aqueça o óleo de abacate em uma frigideira média em fogo médio-alto. Junte o camarão e deixe cozinhar por cerca de 2 minutos ou até ficar rosado. Sirva com os legumes e o arroz.

Total – 386kcal, 30g de proteína, 26g de carboidrato, 18g de gordura, 4g de fibra

HAMBÚRGUER + ARROZ

1 porção de Arroz de Caldo de Ossos (pág. 362) – *4g de proteína, 22g de carboidrato, 0g de gordura, 0g de fibra*

½ Hambúrguer com Ervas (pág. 346) – *21g de proteína, 0g de carboidrato, 5g de gordura, 1g de fibra*

14g de cheddar forte – *3g de proteína, 1g de carboidrato, 5g de gordura, 0g de fibra*

½ abacate – *1g de proteína, 6g de carboidrato, 11g de gordura, 5g de fibra*

Total – 421kcal, 29g de proteína, 29g de carboidrato, 21g de gordura, 6g de fibra

LOMBO DE PORCO + BATATA-DOCE

1 porção de Lombo de Porco Assado com Alho e Alecrim (pág. 350) – *30g de proteína, 1g de carboidrato, 7g de gordura, 0g de fibra*

½ porção de Purê de Batata-Doce Roxa com Gergelim (pág. 367) – *2g de proteína, 19g de carboidrato, 3g de gordura, 3g de fibra*

1 porção de Coleslaw Picante (pág. 366) – *1g de proteína, 7g de carboidrato, 7g de gordura, 2g de fibra*

Total – 393kcal, 33g de proteína, 27g de carboidrato, 17g de gordura, 5g de fibra

ATUM + SALADA DE BETERRABA

1 porção de Salada de Beterraba e Cenoura Raladas (pág. 364) – *2g de proteína, 12g de carboidrato, 8g de gordura, 3g de fibra*

1 ½ colher (sopa) de sementes de cânhamo – *5g de proteína, 2g de carboidrato, 8g de gordura, 1g de fibra*

½ lata (140g) de atum light enlatado em azeite, escorrido – *18g de proteína, 0g de carboidrato, 5g de gordura, 0g de fibra*

De sobremesa, ½ xícara de frutas vermelhas – *1g de proteína, 11g de carboidrato, 0g de gordura, 2g de fibra*

> **Total – 393kcal, 26g de proteína, 25g de carboidrato, 21g de gordura, 6g de fibra**

BIFE + VAGEM

1 porção de Bife do Vazio Grelhado (pág. 341) – *37g de proteína, 0g de carboidrato, 14g de gordura, 0g de fibra*

1 porção de Vagem e Chalota com Amêndoas (pág. 359) – *5g de proteína, 15g de carboidrato, 8g de gordura, 6g de fibra*

De sobremesa, ¾ de xícara de frutas vermelhas – *1g de proteína, 16g de carboidrato, 0g de gordura, 3g de fibra*

> **Total – 494kcal, 43g de proteína, 31g de carboidrato, 22g de gordura, 9g de fibra**

REFEIÇÃO 3

Lanche pós-refeição opcional: ½ xícara de frutas vermelhas (ou outra fruta com baixo teor de açúcar)

HAMBÚRGUER + ARROZ

1 porção de Arroz de Caldo de Ossos (pág. 362) – *4g de proteína, 22g de carboidrato, 0g de gordura, 0g de fibra*

1 Hambúrguer com Ervas (pág. 346) – *42g de proteína, 1g de carboidrato, 10g de gordura, 2g de fibra*

½ abacate – *1g de proteína, 6g de carboidrato, 11g de gordura, 5g de fibra*

> **Total – 498kcal, 47g de proteína, 29g de carboidrato, 21g de gordura, 7g de fibra**

SALADA BUFFALO DE FRANGO

113g de peito de frango cozido – *34g de proteína, 0g de carboidrato, 4g de gordura, 0g de fibra*

2 talos de aipo picados – *1g de proteína, 2g de carboidrato, 0g de gordura, 1g de fibra*

1 cenoura média picada – *0g de proteína, 6g de carboidrato, 0g de gordura, 2g de fibra*

1 colher (sopa) de maionese de óleo de abacate – *0g de proteína, 0g de carboidrato, 12g de gordura, 0g de fibra*

1 colher (sopa) de molho *Buffalo* (ou outro molho picante) – *0g de proteína, 0g de carboidrato, 0g de gordura, 0g de fibra*

2 xícaras de mix folhas verdes mistas picadas – *1g de proteína, 2g de carboidrato, 0g de gordura, 1g de fibra*

2 crackers – *3g de proteína, 20g de carboidrato, 1g de gordura, 4g de fibra*

Junte o frango, o aipo, a cenoura, a maionese e o molho em uma tigela média; misture. Sirva sobre o mix de folhas com os crackers de acompanhamento.

Total – 433kcal, 39g de proteína, 30g de carboidrato, 17g de gordura, 8g de fibra

CAMARÃO GRELHADO

1 ½ colher (chá) de óleo de abacate – *0g de proteína, 0g de carboidrato, 7g de gordura, 0g de fibra*

227g de camarão, descascado e limpo – *36g de proteína, 0g de carboidrato, 4g de gordura, 0g de fibra*

1 porção de Legumes Salteados (pág. 361) – *5g de proteína, 15g de carboidrato, 10g de gordura, 4g de fibra*

½ porção de Arroz de Caldo de Ossos (pág. 362) – *2g de proteína, 11g de carboidrato, 0g de gordura, 0g de fibra*

Aqueça o óleo de abacate em uma frigideira grande em fogo médio-alto. Adicione o camarão e deixe cozinhar por cerca de 2 minutos ou até ficar rosado. Sirva com os legumes e o arroz.

Total – 465kcal, 43g de proteína, 26g de carboidrato, 21g de gordura, 4g de fibra

CARNE DE PORCO + BATATA-DOCE

1 porção de Lombo de Porco Assado com Alho e Alecrim (pág. 350) – *30g de proteína, 1g de carboidrato, 7g de gordura, 0g de fibra*

1 ovo grande cozido – *6g de proteína, 0g de carboidrato, 5g de gordura, 0g de fibra*

½ porção de Purê de Batata-Doce Roxa com Gergelim (pág. 367) – *2g de proteína, 19g de carboidrato, 3g de gordura, 3g de fibra*
1 porção de Coleslaw Picante (pág. 366) – *1g de proteína, 7g de carboidrato, 7g de gordura, 2g de fibra*

Total – 462kcal, 39g de proteína, 27g de carboidrato, 22g de gordura, 5g de fibra

SALMÃO + SALADA DE BETERRABA

1 porção de Salada de Beterraba e Cenoura Raladas (pág. 364) – *2g de proteína, 12g de carboidrato, 8g de gordura, 3g de fibra*
1 porção de Salmão Escalfado (pág. 352) – *37g de proteína, 0g de carboidrato, 14g de gordura, 0g de fibra*
½ porção de Arroz de Caldo de Ossos (pág. 362) – *2g de proteína, 11g de carboidrato, 0g de gordura, 0g de fibra*
De sobremesa, ½ xícara de frutas vermelhas – *1g de proteína, 11g de carboidrato, 0g de gordura, 2g de fibra*

Total – 502kcal, 42g de proteína, 34g de carboidrato, 22g de gordura, 19g de fibra

BIFE + VAGEM

1 porção de Bife do Vazio Grelhado (pág. 341) – *37g de proteína, 0g de carboidrato, 14g de gordura, 0g de fibra*
1 porção de Vagem e Chalota com Amêndoas (pág. 359) – *5g de proteína, 15g de carboidrato, 8g de gordura, 6g de fibra*
De sobremesa, ¾ de xícara de frutas vermelhas – *1g de proteína, 16g de carboidrato, 0g de gordura, 3g de fibra*

Total – 494kcal, 43g de proteína, 31g de carboidrato, 22g de gordura, 9g de fibra

PLANO OTIMIZAÇÃO DA MUSCULATURA
Quatro refeições por dia

REFEIÇÃO 1

SHAKE + OVOS

Shake Mágico Roxo (pág. 376) – *27g de proteína, 22g de carboidrato, 13g de gordura, 6g de fibra*

3 ovos grandes cozidos – *18g de proteína, 0g de carboidrato, 15g de gordura, 0g de fibra*

1 clara de ovo grande cozido – *4g de proteína, 0g de carboidrato, 0g de gordura, 0g de fibra*

> *Total –* **536kcal, 49g de proteína, 22g de carboidrato, 28g de gordura, 6g de fibra**

PUDIM DE CHIA

½ xícara de iogurte grego desnatado – *13g de proteína, 5g de carboidrato, 2g de gordura, 0g de fibra*

⅓ de xícara de água

1 ¼ scoop de whey protein em pó – *30g de proteína, 2g de carboidrato, 1g de gordura, 0g de fibra*

2 colheres (sopa) de sementes de chia – *3g de proteína, 8g de carboidrato, 6g de gordura, 7g de fibra*

Sal a gosto

⅛ de colher (chá) de canela, opcional

⅛ de colher (chá) de extrato de baunilha, opcional

½ xícara de frutas vermelhas – *1g de proteína, 11g de carboidrato, 0g de gordura, 2g de fibra*

1 colher (chá) de amêndoas laminadas – *1g de proteína, 0g de carboidrato, 1g de gordura, 0g de fibra*

Junte o iogurte, a água, o whey protein, as sementes de chia e o sal em uma tigela pequena. Se desejar, adicione a canela e/ou a baunilha. Cubra com frutas vermelhas e amêndoas.

> *Total –* **390kcal, 49g de proteína, 26g de carboidrato, 10g de gordura, 9g de fibra**

MEXIDO DENVER

1 colher (chá) de óleo de abacate – *og de proteína, og de carboidrato, 5g de gordura, og de fibra*

¼ de xícara de cebola picada – *og de proteína, 4g de carboidrato, og de gordura, 1g de fibra*

½ xícara de pimentão picado – *1g de proteína, 5g de carboidrato, og de gordura, 2g de fibra*

57g de lombo suíno – *16g de proteína, 1g de carboidrato, 2g de gordura, og de fibra*

3 ovos grandes – *18g de proteína, 2g de carboidrato, 16g de gordura, og de fibra*

3 claras de ovo grande – *11g de proteína, 1g de carboidrato, og de gordura, og de fibra*

1 cracker – *1g de proteína, 10g de carboidrato, og de gordura, 2g de fibra*

De sobremesa, ½ xícara de frutas vermelhas – *1g de proteína, 11g de carboidrato, og de gordura, 2g de fibra*

Em uma frigideira grande, aqueça o óleo de abacate em fogo alto. Adicione a cebola e o pimentão e deixe cozinhar por 4 a 5 minutos ou até ficar macio. Acrescente o lombo; refogue até dourar levemente. Junte os ovos e as claras; deixe até o ponto desejado.

Total – 535kcal, 48g de proteína, 34g de carboidrato, 23g de gordura, 7g de fibra

REFEIÇÃO 2

SALMÃO + SALADA DE BETERRABA + ARROZ

1 porção de Salmão Escalfado (pág. 352) – *37g de proteína, og de carboidrato, 14g de gordura, og de fibra*

1 clara de ovo grande cozido – *4g de proteína, og de carboidrato, og de gordura, og de fibra*

1 porção de Salada de Beterraba e Cenoura Raladas (pág. 364) – *2g de proteína, 12g de carboidrato, 8g de gordura, 3g de fibra*

½ porção de Arroz de Caldo de Ossos (pág. 362) – *2g de proteína, 11g de carboidrato, og de gordura, og de fibra*

Total – 470kcal, 45g de proteína, 23g de carboidrato, 22g de gordura, 3g de fibra

CAMARÃO GRELHADO

227g de camarão, descascados e limpos – *36g de proteína, 0g de carboidrato, 4g de gordura, 0g de fibra*

1 ovo grande – *6g de proteína, 1g de carboidrato, 5g de gordura, 0g de fibra*

1 ½ colher (chá) de óleo de abacate – *0g de proteína, 0g de carboidrato, 7g de gordura, 0g de fibra*

1 porção de Legumes Salteados (pág. 361) – *5g de proteína, 15g de carboidrato, 10g de gordura, 4g de fibra*

½ porção de Arroz de Caldo de Ossos (pág. 362) – *2g de proteína, 11g de carboidrato, 0g de gordura, 0g de fibra*

Aqueça o azeite em uma frigideira grande em fogo médio-alto. Adicione o camarão e ovo e deixe por cerca de 2 minutos. Sirva com os legumes e o arroz.

Total – 538kcal, 49g de proteína, 27g de carboidrato, 26g de gordura, 4g de fibra

"ESPAGUETE" COM MOLHO BOLONHESA

2 xícaras de abóbora-espaguete – *2g de proteína, 20g de carboidrato, 1g de gordura, 4g de fibra*

Azeite ou óleo de abacate em spray

Sal marinho e pimenta-do-reino moída na hora

1 porção de Carne Moída Turbinada (pág. 334) – *46g de proteína, 1g de carboidrato, 18g de gordura, 0g de fibra*

½ xícara de molho de tomate sem adição de açúcar – *1g de proteína, 3g de carboidrato, 5g de gordura, 1g de fibra*

Corte a abóbora ao meio em cruz, retire as sementes; borrife com spray, tempere com sal e pimenta. Coloque a abóbora em uma assadeira forrada com papel-manteiga; leve ao forno a 200 ºC por cerca de 25 minutos ou até ficar macio. Use um garfo para ir soltando o interior da abóbora, que se desprenderá em formato parecido com o do espaguete. Retire 2 xícaras; cubra o restante e leve à geladeira. Borrife uma frigideira funda com óleo; deixe a carne até cozinhar por inteiro. Adicione o molho; deixe fervilhar. Sirva com o molho por cima da abóbora.

Total – 508kcal, 49g de proteína, 24g de carboidrato, 24g de gordura, 5g de fibra

WRAPS DE ROSBIFE COM ALFACE

6 folhas grandes de alface-romana – *2g de proteína, 6g de carboidrato, 0g de gordura, 4g de fibra*

1 colher (sopa) de mostarda Dijon – *1g de proteína, 1g de carboidrato, 1g de gordura, 1g de fibra*

170g de rosbife de alta qualidade – *40g de proteína, 0g de carboidrato, 9g de gordura, 0g de fibra*

28g de cheddar forte – *6g de proteína, 1g de carboidrato, 9g de gordura, 1g de fibra*

De sobremesa, ¾ de xícara de frutas vermelhas – *1g de proteína, 16g de carboidrato, 0g de gordura, 3g de fibra*

Espalhe a mostarda nas folhas de alface-romana e embrulhe nelas o rosbife e o cheddar.

Total – 467kcal, 50g de proteína, 24g de carboidrato, 19g de gordura, 9g de fibra

REFEIÇÃO 3

WRAPS DE ROSBIFE COM ALFACE

6 folhas grandes de alface-romana – *2g de proteína, 6g de carboidrato, 0g de gordura, 4g de fibra*

1 colher (sopa) de mostarda Dijon – *1g de proteína, 1g de carboidrato, 1g de gordura, 1g de fibra*

170g de rosbife de alta qualidade – *40g de proteína, 0g de carboidrato, 9g de gordura, 0g de fibra*

28g de cheddar forte – *6g de proteína, 1g de carboidrato, 9g de gordura, 1g de fibra*

De sobremesa, 1¾ de xícara de frutas vermelhas – *2g de proteína, 38g de carboidrato, 0g de gordura, 6g de fibra*

Espalhe a mostarda nas folhas de alface-romana e embrulhe nelas o rosbife e o cheddar.

Total – 478kcal, 51g de proteína, 46g de carboidrato, 10g de gordura, 12g de fibra

COSTELETA DE PORCO + LEGUMES

1 Costeleta de Porco "Perfeita" (pág. 356) – *32g de proteína, 0g de carboidrato, 17g de gordura, 0g de fibra*

1 porção de Couve-de-Bruxelas Assada com Cenoura e Cebola (pág. 369) – *6g de proteína, 27g de carboidrato, 11g de gordura, 9g de fibra*

½ xícara de iogurte grego desnatado – *13g de proteína, 4g de carboidrato, 1g de gordura, 0g de fibra*

De sobremesa, ½ xícara de frutas vermelhas – *1g de proteína, 11g de carboidrato, 0g de gordura, 2g de fibra*

Total – 637kcal, 52g de proteína, 42g de carboidrato, 29g de gordura, 11g de fibra

SALADA BUFFALO DE FRANGO

170g de peito de frango cozido – *51g de proteína, 0g de carboidrato, 5g de gordura, 0g de fibra*

3 talos de aipo picado – *1g de proteína, 4g de carboidrato, 0g de gordura, 2g de fibra*

2 cenouras médias picadas – *1g de proteína, 12g de carboidrato, 0g de gordura, 3g de fibra*

1 ½ colher (sopa) de maionese com óleo de abacate – *0g de proteína, 0g de carboidrato, 18g de gordura, 0g de fibra*

1 ½ colher (sopa) de molho *Buffalo* (ou outro molho) – *1g de proteína, 0g de carboidrato, 0g de gordura, 0g de fibra*

2 xícaras de mix de folhas verdes picadas – *1g de proteína, 2g de carboidrato, 0g de gordura, 1g de fibra*

De sobremesa, 1 maçã grande – *1g de proteína, 31g de carboidrato, 0g de gordura, 5g de fibra*

Junte o frango, o aipo, a cenoura, a maionese e o molho picante em uma tigela média; misture. Sirva sobre o mix de folhas.

Total – 623kcal, 56g de proteína, 49g de carboidrato, 23g de gordura, 11g de fibra

LOMBO DE PORCO + LEGUMES

2 colheres (sopa) de iogurte grego desnatado – *3g de proteína, 1g de carboidrato, 1g de gordura, 0g de fibra*

- 2 colheres (sopa) de pesto em conserva – *2g de proteína, 1g de carboidrato, 13g de gordura, 0g de fibra*
- 1 batata-doce assada pequena – *2g de proteína, 17g de carboidrato, 0g de gordura, 3g de fibra*
- 1 porção de Lombo de Porco Assado com Alho e Alecrim (pág. 350) – *30g de proteína, 1g de carboidrato, 7g de gordura, 0g de fibra*
- 1 porção de Refogado de Radicchio e Endívia (pág. 369) – *8g de proteína, 23g de carboidrato, 5g de gordura, 14g de fibra*

Misture o iogurte com o pesto em uma tigela pequena e despeje por cima da batata-doce. Sirva com carne de porco e legumes refogados.

Total – 586kcal, 45g de proteína, 43g de carboidrato, 26g de gordura, 17g de fibra

TUNA MELT (Sanduíche de atum e queijo derretido)

- 2 panquecas de couve-flor – *10g de proteína, 2g de carboidrato, 6g de gordura, 1g de fibra*
- 1 lata (140g) de atum light enlatado em água, escorrido – *33g de proteína, 0g de carboidrato, 1g de gordura, 0g de fibra*
- 3 talos de aipo picados – *1g de proteína, 4g de carboidrato, 0g de gordura, 2g de fibra*
- 3 cenouras médias picadas – *2g de proteína, 18g de carboidrato, 0g de gordura, 5g de fibra*
- 1 colher (sopa) de maionese de óleo de abacate – *0g de proteína, 0g de carboidrato, 12g de gordura, 0g de fibra*
- 28g de queijo cheddar forte, ralado – *6g de proteína, 1g de carboidrato, 9g de gordura, 1g de fibra*
- De sobremesa, 1 maçã média – *1g de proteína, 25g de carboidrato, 0g de gordura, 4g de fibra*

Descongele ou prepare as panquecas; torre levemente em uma assadeira a 180ºC. Misture o atum, o aipo, a cenoura e a maionese. Cubra as panquecas com a mistura de atum. Polvilhe com o cheddar ralado; leve ao forno até o queijo derreter e criar bolhas.

Total – 664kcal, 53g de proteína, 50g de carboidrato, 28g de gordura, 12g de fibra

BACALHAU COM BATATA ASSADA

1 porção de Bacalhau com Crosta de Nozes (pág. 357) – *33g de proteína, 3g de carboidrato, 15g de gordura, 1g de fibra*

1 batata média assada (com casca) – *4g de proteína, 37g de carboidrato, 0g de gordura, 4g de fibra*

2 colheres (sopa) de iogurte grego desnatado – *3g de proteína, 1g de carboidrato, 1g de gordura, 0g de fibra*

3 fatias de bacon – *8g de proteína, 0g de carboidrato, 8g de gordura, 0g de fibra*

Azeite ou óleo de abacate em spray

1 xícara de brócolis picado – *3g de proteína, 6g de carboidrato, 0g de gordura, 2g de fibra*

1 colher (chá) de tempero *lemon pepper* – *0g de proteína, 1g de carboidrato, 0g de gordura, 0g de fibra*

Sirva o bacalhau com a batata assada, coberta com o iogurte e bacon esfarelado. Unte uma frigideira pequena com o azeite ou o óleo de abacate em spray e cozinhe os brócolis em fogo médio-alto, até ficarem crocantes e macios, por 4 a 5 minutos. Tempere com lemon pepper ou outro tempero.

Total – 612kcal, 51g de proteína, 48g de carboidrato, 24g de gordura, 7g de fibra

REFEIÇÃO 4

COSTELETA DE PORCO + LEGUMES

1 Costeleta de Porco "Perfeita" (pág. 356) – *32g de proteína, 0g de carboidrato, 17g de gordura, 0g de fibra*

1 porção de Couve-de-Bruxelas Assada com Cenoura e Cebola (pág. 369) – *6g de proteína, 27g de carboidrato, 11g de gordura, 9g de fibra*

½ xícara de iogurte grego desnatado – *13g de proteína, 4g de carboidrato, 1g de gordura, 0g de fibra*

De sobremesa, ½ xícara de frutas vermelhas – *1g de proteína, 11g de carboidrato, 0g de gordura, 2g de fibra*

Total – 637kcal, 52g de proteína, 42g de carboidrato, 29g de gordura, 11g de fibra

SALADA BUFFALO DE FRANGO

170g de peito de frango cozido – *51g de proteína, 0g de carboidrato, 5g de gordura, 0g de fibra*

3 talos de aipo picado – *1g de proteína, 4g de carboidrato, 0g de gordura, 2g de fibra*

2 cenouras médias picadas – *1g de proteína, 12g de carboidrato, 0g de gordura, 3g de fibra*

1 ½ colher (sopa) de maionese com óleo de abacate – *0g de proteína, 0g de carboidrato, 18g de gordura, 0g de fibra*

1 ½ colher (sopa) de molho *Buffalo* (ou outro molho picante) – *1g de proteína, 0g de carboidrato, 0g de gordura, 0g de fibra*

2 xícaras de mix de folhas verdes picadas – *1g de proteína, 2g de carboidrato, 0g de gordura, 1g de fibra*

De sobremesa, 1 maçã grande – *1g de proteína, 31g de carboidrato, 0g de gordura, 5g de fibra*

Junte o frango, o aipo, a cenoura, a maionese e o molho em uma tigela média; misture. Sirva sobre o mix de folhas.

Total – 623kcal, 56g de proteína, 49g de carboidrato, 23g de gordura, 11g de fibra

LOMBO DE PORCO + LEGUMES

2 colheres (sopa) de iogurte grego desnatado – *3g de proteína, 1g de carboidrato, 1g de gordura, 0g de fibra*

2 colheres (sopa) de pesto em conserva – *2g de proteína, 1g de carboidrato, 13g de gordura, 0g de fibra*

1 batata-doce pequena assada – *2g de proteína, 17g de carboidrato, 0g de gordura, 3g de fibra*

1 porção de Lombo de Porco Assado com Alho e Alecrim (pág. 350) – *30g de proteína, 1g de carboidrato, 7g de gordura, 0g de fibra*

1 porção de Refogado de Radicchio e Endívia (pág. 368) – *8g de proteína, 23g de carboidrato, 5g de gordura, 14g de fibra*

Misture o iogurte com o pesto em uma tigela pequena e cubra a batata-doce. Sirva com carne de porco e legumes refogados.

Total – 586kcal, 45g de proteína, 43g de carboidrato, 26g de gordura, 17g de fibra

HAMBÚRGUER COM SALADA

1 porção de Carne Moída Turbinada (pág. 343) – *46g de proteína, 1g de carboidrato, 18g de gordura, 0g de fibra*

2 xícaras de mix de folhas verdes picadas – *1g de proteína, 2g de carboidrato, 0g de gordura, 1g de fibra*

2 cenouras médias picadas – *1g de proteína, 12g de carboidrato, 0g de gordura, 3g de fibra*

2 pepinos picados – *0g de proteína, 8g de carboidrato, 0g de gordura, 2g de fibra*

1 colher (sopa) de vinagrete – *0g de proteína, 1g de carboidrato, 6g de gordura, 0g de fibra*

De sobremesa, 1 xícara de frutas vermelhas – *1g de proteína, 21g de carboidrato, 0g de gordura, 4g de fibra*

Total** – **592kcal, 49g de proteína, 45g de carboidrato, 24g de gordura, 10g de fibra

RECEITAS

PROTEÍNAS

BIFE DO VAZIO GRELHADO
(BIFE + LEGUMES + ARROZ) (BIFE + VAGEM)

O bife do vazio é um corte magro de carne que tem um sabor muito rico. Quando está no ponto a malpassado, fica macio e delicioso. Caso seja preparado a uma temperatura mais alta que a média, fica muito duro e borrachudo. Feito da forma simples desta receita, pode ser saboreado à parte ou acompanhado de uma salada ou de tacos; se quiser algo diferenciado, tempere com sua marinada favorita. Procure fatiá-lo pelo lado mais fino, para obter a melhor textura.

Preparo: 5 minutos ■ Cozimento: 10 minutos ■ Serve 4 pessoas

680g de bife do vazio
Sal marinho fino e pimenta-do-reino moída na hora
1 colher (sopa) de óleo de abacate
2 dentes de alho, descascados e esmagados com a lateral de uma faca de lâmina larga

1. Deixe a carne descansar em temperatura ambiente por 30 a 60 minutos antes de preparar. Seque bem. Corte o bife ao meio ou em três, se necessário, para caber na frigideira alta.

2. Aqueça em fogo médio-alto uma frigideira grande de ferro ou de aço inoxidável com fundo triplo até ficar bem quente. Pouco antes do preparo, tempere a carne por inteiro com bastante sal e um pouco de pimenta-do-reino. Espalhe o óleo de abacate na frigideira e disponha os bifes. Deixe grelhar sem mexer por 3 a 4 minutos, até começar a queimar por baixo em alguns pontos. Vire-os. Adicione o alho. Com um pincel de silicone, pincele a carne com o óleo misturado com alho várias vezes.

3. Continue grelhando, virando e pincelando mais óleo com alho, até um termômetro de leitura instantânea, inserido na parte mais grossa, indicar 55ºC, ou ao ponto para malpassado, por mais 4 a 5 minutos, dependendo da espessura

da carne. Transfira para uma tábua de corte, cubra com papel-alumínio e deixe descansar por 5 a 10 minutos. Corte em fatias finas e sirva.

Porção: 284kcal, 37g de proteína, 0g de carboidrato, 14g de gordura, 0g de fibra

Observação: Se a sua peça de carne tiver uma ponta grossa e outra mais fina, corte-a de forma a separar essas partes. grelhe cada uma a 55ºC (o pedaço mais fino vai cozinhar mais rápido). Procure cortar no sentido contrário à direção em que as fibras musculares se alinham. É muito fácil ver as fibras do bife do vazio, que basicamente vão na mesma direção (em alguns cortes, como a costeleta, as fibras podem ter mais de uma direção na mesma peça, por isso é preciso cortá-la em pedaços antes de fatiar). Use os dedos para abrir delicadamente a carne e distinguir as fibras. Corte perpendicularmente a elas. Isso encurta as fibras, gerando uma carne mais macia e mais fácil de mastigar.

FILÉ-MIGNON COM ERVAS

Se você está procurando uma carne memorável para uma ocasião especial — ou apenas deu vontade de esbanjar um pouco —, esta receita é para você. O lombo de boi (de onde vem o filé-mignon) é o corte mais macio da carne bovina. Também é enganosamente fácil de cozinhar e, devido ao formato cilíndrico e sem ossos, é fácil de cortar. Embora seja um corte magro, é muito saboroso e delicioso. Usamos o método de "selagem reversa", em que você cozinha em fogo baixo e lentamente, até pouco antes do ponto para malpassado, e depois sela em uma frigideira quente — é infalível para resultados perfeitos. O *Molho de Cogumelos Selvagens* (pág. 375) combina perfeitamente com ele.

**Preparo: 15 minutos ■ Marinada: 1 hora
■ Cozimento: 1 hora ■ Serve 8 pessoas**

*900g de lombo de boi, seco
1 colher (sopa) e 2 colheres (chá) de óleo de abacate
2 colheres (chá) de alecrim fresco picado
1 colher (chá) de tomilho fresco picado
2 dentes de alho ralados no mandolim
Sal marinho fino e pimenta-do-reino moída na hora*

1. Esfregue as 2 colheres (chá) de óleo em toda a carne e depois esfregue o alecrim, o tomilho e o alho. Cubra e leve à geladeira por pelo menos 1 hora ou

durante a noite. Deixe a carne repousar em temperatura ambiente por 30 a 60 minutos antes de levar ao fogo.

2. Pré-aqueça o forno a 150 graus; com papel-manteiga forre uma assadeira com borda e encaixe uma grade de resfriamento. Tempere a carne generosamente com sal e pimenta. Usando barbante de cozinha, amarre a carne em intervalos de 2,5cm. Coloque a carne na assadeira e leve ao forno por 45 a 55 minutos, virando-a na metade do tempo. Tire-a do forno quando um termômetro de leitura instantânea inserido na parte mais grossa marcar 50ºC.

3. Pré-aqueça uma frigideira funda de ferro em fogo alto. Quando estiver quente, adicione 1 colher (sopa) de óleo e espalhe até cobrir o fundo da frigideira. Adicione o lombo e cozinhe por 2 a 3 minutos, virando-o com um pegador até ficar totalmente selado. Transfira a carne para uma tábua de corte, cubra de leve com papel-alumínio e deixe descansar por 10 a 15 minutos.

4. Corte o barbante, fatie o assado e sirva, ou deixe esfriar completamente, embrulhe e leve à geladeira para servir frio.

Porção: 258kcal, 35g de proteína, 0g de carboidrato,
13g de gordura, 0g de fibra

CARNE MOÍDA TURBINADA
(HAMBÚRGUER COM SALADA) ("ESPAGUETE" COM MOLHO BOLONHESA)

Adicionar um pouco de fígado à carne moída é um jeito cômodo de melhorar sua nutrição. Nem se sente o gosto do fígado, apenas um sabor mais rico, uma versão mais saborosa da carne moída que você já adora. Ralar o fígado congelado é muito mais fácil do que moê-lo; como ele descongela rapidamente, mistura-se facilmente à carne, e você pode guardar a porção não utilizada do fígado no congelador para a próxima vez, então nada se perde. Use essa mistura para hambúrgueres, na sua receita favorita de bolo de carne ou almôndega, grelhando na frigideira e adicionado ao *Molho de Tomate Picante* (pág. 373) para um molho delicioso e supernutritivo.

Preparo: 10 minutos ■ Serve 4 pessoas

57g de fígado bovino, congelado
625g de carne moída sem gordura

Usando os orifícios maiores do ralador, rale o fígado e coloque-o em uma tigela grande. Adicione a carne moída e, com as mãos, delicadamente, mas com atenção, misture bem o fígado e a carne bovina. Prepare como desejar.

Porção: 361kcal, 46g de proteína, 1g de carboidrato, 18g de gordura, 0g de fibra

TACOS DE PIMENTÃO COM CREME DE COENTRO E LIMÃO

Faça um *Taco Tuesday* (na terça-feira ou quando quiser) delicioso e rico em supernutrientes com este prato que faz o maior sucesso. Você nem vai sentir falta das *tortillas*. Um creme sem lactose, à base de castanha-de-caju e cheio de coentro e limão, valoriza o pimentão recheado e dá um sabor especial ao prato. Se preferir, você pode fazer o recheio, montar os pimentões, cobrir, levar à geladeira e deixar para assar depois. As sobras do creme ficam ótimas para pôr em cima do *Peito de Frango Escalfado* (pág. 346) e do *Camarão Grelhado* (pág. 351).

**Preparo: 25 minutos ■ Espera: 4 horas ■ Cozimento: 50 minutos
■ Serve 4 pessoas**

Creme:

1 xícara de castanhas-de-caju cruas
¾ de xícara de folhas de coentro
Raspas de 1 limão mais 3 colheres (sopa) de sumo de limão
Sal marinho fino e pimenta-do-reino moída na hora

Pimentões:

1 colher (sopa) de óleo de abacate, mais um pouco para untar
4 pimentões médios (qualquer cor)
5 cebolinhas, partes brancas e verdes picadas (cerca de ½ xícara)
Sal marinho fino
3 dentes de alho picados (cerca de 1 colher [sopa])
1 colher (sopa) de pimenta em pó
1 colher (chá) de cominho em pó
¼ de colher (chá) de páprica defumada
Pimenta-do-reino moída na hora
455g de carne moída com 5% de gordura
2 xícaras de arroz de couve-flor, descongelado (e escorrido se congelado)
1 lata (430ml) de tomate seco com pimenta, escorrido

Coberturas para tacos, como cebola em conserva, abacate, rabanete, salsa ou azeitonas maduras fatiadas (opcionais)

1. Para o creme, mergulhe as castanhas-de-caju em água fria. Cubra e leve à geladeira por pelo menos 4 horas ou uma noite. Escorra e enxágue as castanhas-de-caju; transfira para um liquidificador de alta velocidade ou processador de alimentos. Adicione o coentro, as raspas e o sumo de limão e ½ xícara de água; bata. Adicione mais água, conforme necessário, até atingir a consistência de molho. Prove e tempere com sal e pimenta-do-reino. (Rendimento: 1½ xícara. Você pode preparar o creme com até um dia de antecedência; cubra e leve à geladeira.)

2. Faça os pimentões: Pré-aqueça o forno a 180°C. Unte levemente uma assadeira de 33 x 23 cm. Corte um pimentão ao meio no sentido do comprimento, tirando o caule. Retire as sementes e as membranas; disponha as metades do pimentão com os lados cortados para cima em uma assadeira. Repita o procedimento com os pimentões restantes. Aqueça 1 colher (sopa) de óleo em uma frigideira grande em fogo médio. Adicione as cebolinhas, salgue e cozinhe por cerca de 2 minutos, mexendo de vez em quando, até ficar macio. Junte o alho; refogue por 1 minuto, até começar a cheirar. Acrescente a pimenta em pó, o cominho, a páprica e algumas pitadas de pimenta-do-reino; refogue por 1 minuto. Junte a carne, tempere com sal e deixe por 3 a 4 minutos, abrindo a carne, até cozinhar quase por inteiro. Adicione o arroz de couve-flor; refogue por 2 minutos se descongelado ou 4 minutos se fresco, até esquentar por igual. Junte os tomates; retire do fogo. Prove e tempere com sal e pimenta-do-reino. (Rendimento: cerca de 6 xícaras.)

3. Use a mistura de carne bovina para rechear pimentões, distribuindo em porções iguais. Cubra com papel-alumínio e leve ao forno por 35 a 40 minutos, até os pimentões ficarem macios. Tenha cuidado ao abrir; o vapor que escapa pode queimar. Espere esfriar um pouco. Regue cada um com 1 colher (sopa) do creme, acrescente as coberturas de taco desejadas e sirva.

Porção: 328 kcal, 36g de proteína, 17g de carboidrato, 13g de gordura, 5g de fibra

Observação: Se você não encontrar tomate seco enlatado com pimenta, tire as sementes, pique uma pimenta jalapeño fresca e junte à cebolinha na frigideira.

HAMBÚRGUER COM ERVAS
(HAMBÚRGUER + OVOS) (HAMBÚRGUER + ARROZ)

As ervas transformam um hambúrguer simples em algo especial. Esta também é uma receita perfeita para usar a *Carne Moída Turbinada* (pág. 343), ainda mais se você estiver cozinhando para alguém que não gosta de miúdos. As ervas escondem completamente o sabor forte do fígado. Saboreie esses hambúrgueres enrolados em uma folha de alface ou acompanhados de uma salada.

Preparo: 20 minutos ■ Cozimento: 1 hora ■ Serve 4 pessoas

600g de carne moída com 5% de gordura

¼ de xícara de salsa fresca picada

3 colheres (sopa) de manjericão fresco picado

1 ½ colher (chá) de orégano seco

1 ½ colher (chá) de sal marinho fino

½ colher (chá) de pimenta-do-reino moída na hora

Óleo de abacate

Alface-romana picada ou outra alface para servir, opcional

1. Em uma tigela grande, misture a carne, a salsa, o manjericão, o orégano, o sal e a pimenta-do-reino; misture delicadamente, mas com cuidado, com as mãos para espalhar as ervas por igual. Divida em quatro porções; disponha no formato de hambúrguer (dica: pressione a carne entre duas tampas de iogurte para não trabalhar demais a carne).

2. Aqueça uma frigideira grande em fogo médio-alto; despeje o óleo de abacate. Grelhe os hambúrgueres até o ponto desejado, durante 2 a 4 minutos por lado para ficar malpassado (um termômetro de leitura instantânea inserido no hambúrguer deve indicar 55°C). Sirva-os com a alface-romana, se desejar.

Porção: 267kcal, 42g de proteína, 1g de carboidrato, 10g de gordura, 0g de fibra

PEITO DE FRANGO ESCALFADO

Escalfar é um método (*poaching*, em inglês, e *poché*, em francês) de cozinhar devagar, submergindo os alimentos em um líquido com pouca ou nenhuma gordura. É prático, porque quase não exige intervenção e, no caso do frango, você terá uma carne levemente aromatizada, que pode ser usada em muitas situações diferentes. Pique e coloque na salada de frango, desfie e adicione à sopa ou misture com molho barbecue sem açúcar ou molho picante e saboreie com legumes, para uma refeição rápida e rica em proteínas. Prepare uma quantidade maior no domingo para aproveitar por até quatro dias.

Preparo: 10 minutos ■ Cozimento: 25 minutos ■ Serve 4 pessoas

680g de peito de frango desossado e sem pele
3 xícaras de caldo de ossos de galinha
Água filtrada
½ colher (chá) de sal marinho fino
2 dentes de alho grandes ou 3 pequenos, descascados e esmagados com a lateral de uma faca de lâmina larga
¼ de colher (chá) de pimenta-do-reino inteira
3 raminhos de tomilho fresco

1. Seque o frango e coloque-o em uma frigideira larga e funda aquecida em fogo baixo. Jogue o caldo por cima, adicione água suficiente até que o frango fique submerso e misture com sal. Adicione o alho, a pimenta e o tomilho; coloque-os no líquido em volta do frango.

2. Aumente o fogo para médio e deixe ferver (uma leitura instantânea de um termômetro inserido na água deve mostrar entre 75ºC e 80ºC). Reduza o fogo, vire o frango com delicadeza, tampe a frigideira e deixe-o cozinhando, sem mexer, por 10 minutos.

3. Coloque um termômetro de leitura instantânea na parte mais grossa do frango; deve marcar 75ºC. Se ainda não chegou lá, tampe de novo a frigideira, deixe por mais 2 minutos e verifique novamente. Quando o frango atingir 75ºC, retire a frigideira do fogo, tampe e deixe descansar por 5 minutos. Retire o frango do líquido e fatie-o ou desfie-o. Ou então deixe o frango esfriar, tampe e leve à geladeira para usar depois.

**Porção: 210kcal, 40g de proteína, 0g de carboidrato,
5g de gordura, 0g de fibra**

Observações: *Se o frango for muito mais grosso de um lado, antes de escalfar, coloque-o entre duas folhas de papel-manteiga e bata levemente do lado mais grosso com um rolo de macarrão ou garrafa de vinho, até os lados ficarem mais iguais.*

Demora um pouco para o líquido atingir 75°C; é assim mesmo. Resista ao impulso de aumentar o fogo para atingir a temperatura mais rapidamente. O cozimento bem lento garantirá um frango macio e úmido; rapidez e fogo alto o deixarão seco e borrachudo.

Esse líquido de escalfar é bastante neutro, permitindo aproveitar o frango de várias maneiras. Fique à vontade para dar sabor ao líquido se a intenção for usar o frango em uma receita específica; por exemplo, tire o tomilho e coloque mais alho e lâminas de gengibre para um prato de inspiração asiática ou adicione lâminas de alho e jalapeños para um prato mexicano.

Você pode coar o líquido de escalfar e usá-lo como base para uma sopa ou um molho ou para fazer arroz.

COXAS DE FRANGO CROCANTES

Cinco minutos de preparo e cozimento quase sem esforço — exatamente o que você deseja para um jantar nos dias de semana agitados. Além disso, embora a carne mais magra leve toda a boa fama, a carne mais gorda tem suas vantagens: junto ao ótimo sabor, a coxa de frango possui mais ferro, zinco e vitaminas B do que o peito. Também é mais econômico comprar carne gorda, com osso e pele.

Preparo: 5 minutos ■ Cozimento: 28 minutos ■ Serve 4 pessoas

2 colheres (chá) de alho em pó
¾ de colher (chá) de páprica defumada
900g de coxas de frango escorridas com osso e pele (4 a 8 unidades, dependendo do tamanho)
Sal marinho fino e pimenta-do-reino moída na hora
1 colher (sopa) de óleo de abacate

1. Pré-aqueça o forno a 220°C. Ponha uma frigideira grande de ferro fundido no forno enquanto ele pré-aquece. Em uma tigela pequena, misture o alho em pó e a páprica.

2. Tempere o frango com bastante sal e pimenta-do-reino. Esfregue por inteiro com a mistura de alho. Quando o forno atingir a temperatura correta, retire com cuidado a frigideira e coloque em fogo médio. Espalhe o óleo de abacate na frigideira e adicione o frango, com a pele para baixo. Recorra a uma tampa antirrespingos ou cubra levemente com papel-alumínio e deixe até a pele ficar dourada e crocante e solte facilmente da frigideira, por 6 a 8 minutos.

3. Vire as coxas do frango e volte a frigideira ao forno. Deixe até o frango assar por igual (uma leitura instantânea do termômetro, inserido na parte mais grossa, longe do osso, deve mostrar 75°C), por 15 a 20 minutos. Sirva quente.

Porção: 411kcal, 29g de proteína, 5g de carboidrato,
32g de gordura, 1g de fibra

Observação: Você pode fazer essas coxas de frango na air-fryer, se quiser. Pré-aqueça a 200°C. Borrife o recipiente com azeite ou óleo de abacate em spray. Coloque o frango temperado com especiarias na air-fryer com a pele para baixo; deixe uns 8 a 10 minutos, até dourar e ficar crocante. Vire o frango e deixe até a temperatura interna atingir 75°C, por mais 8 a 12 minutos (dependendo do tamanho de cada coxa).

SALADA COBB GREEN GODDESS

Se você gosta de preparar as refeições com antecedência, esta é a salada perfeita para você. Fique à vontade para alterar os ingredientes da salada com base no que você tem disponível: sobras de vagem ou brócolis cozido podem compor o prato; troque o camarão por frango, substitua a alface por outro tipo — sempre dá para fazer uma salada Cobb diferente. O molho Green Goddess dá trabalho (colher todas aquelas ervas!), mas vale a pena — embora, é lógico, você possa comprar uma versão industrial de alta qualidade, se tiver pouco tempo.

Preparo: 30 minutos ■ Cozimento: 30 minutos ■ Serve 4 pessoas

Molho:

2 colheres (sopa) de azeite extravirgem
1 dente de alho picado (cerca de 1 colher [chá])
1 abacate maduro pequeno
3 colheres (sopa) de cebolinha picada
2 colheres (sopa) de estragão fresco picado
¼ de xícara de folhas frescas de salsa
¼ de xícara de manjericão fresco picado
2 colheres (sopa) de sumo de limão-siciliano
2 colheres (sopa) de maionese de óleo de abacate
2 colheres (chá) de coco aminos
Sal marinho fino e pimenta-do-reino moída na hora

Salada:

6 xícaras de alface-romana picada
2 fatias de bacon, cozidas até ficar crocante e esfarelar
2 ovos grandes, cozidos até o ponto desejado, cortados em quartos
340g de peito de frango desossado e sem pele, cozido e cortado em cubos (veja Peito de Frango Escalfado, página 346)
2 xícaras de tomates-cereja cortados ao meio
3 colheres (sopa) de azeitonas pretas maduras fatiadas

1. Para o molho, misture o azeite e o alho em uma pequena frigideira sem aquecer. Leve ao fogo baixo e deixe por cerca de 30 segundos, até começar a chiar. Transfira para uma xícara para esfriar. Bata o abacate, a cebolinha, o estragão, a salsa, o manjericão, o sumo de limão-siciliano, a maionese e o coco aminos em um liquidificador de alta velocidade ou processador pequeno. Adicione a mistura de alho resfriada e bata até ficar homogêneo. Dilua com água se necessário para atingir a consistência desejada. Prove e tempere com sal e pimenta-do-reino. (Rendimento: 1¼ de xícara. Você pode fazer o molho com até dois dias de antecedência; tampe e leve à geladeira.)

2. Para a salada, misture a alface-romana com ¼ de xícara de molho. (Misture de novo com mais molho, se desejar.) Divida entre quatro tigelas Sobre a alface, monte camadas de bacon, ovos, frango, tomates e azeitonas, dividindo os ingredientes uniformemente. Regue com mais molho, se desejar, e sirva.

Porção: 283kcal, 33g de proteína, 8g de carboidrato,
13g de gordura, 4g de fibra

LOMBO DE PORCO ASSADO COM ALHO E ALECRIM
(CARNE DE PORCO + BATATA-DOCE) (LOMBO DE PORCO + LEGUMES)

Deixar o lombo de porco em salmoura confere muito sabor e uma textura verdadeiramente agradável. Não exceda 4 horas, para não ficar mole. Não é preciso salgar a carne depois; a salmoura dá conta disso.

**Preparo: 15 minutos ■ Salmoura: 1 a 4 horas ■ Cozimento: 20 minutos
■ Serve 4 pessoas**

6 colheres (sopa) de sal kosher
2 folhas de louro secas
570g de lombo de porco, seca e sem capa de gordura
1 colher (chá) de raspas de limão-siciliano
1 colher (chá) de alecrim fresco picado
2 dentes de alho picados (cerca de 2 colheres [chá])
1 colher (sopa) mais ½ colher (chá) de óleo de abacate
⅛ de colher (chá) de pimenta-do-reino moída na hora

1. Em uma tigela grande, misture o sal com 2 xícaras de água; mexa para dissolvê-lo. Junte 2 xícaras de água fria e as folhas de louro. Adicione a carne de porco; empurre para submergir na salmoura. Tampe e leve à geladeira por 1 a 4 horas.

2. Pré-aqueça o forno a 200°C; coloque uma frigideira grande de ferro fundido no forno enquanto ele pré-aquece. Misture as raspas, o alecrim, o alho, ½ colher (chá) de azeite e a pimenta-do-reino em uma tábua de corte. Pique tudo com uma faca afiada, sempre misturando até ter uma consistência quase pastosa. Retire a carne de porco da salmoura; seque bem.

3. Tire com cuidado a frigideira quente do forno; ponha em fogo médio-alto e adicione 1 colher (sopa) de óleo. Grelhe a carne por 2 a 3 minutos de cada lado, virando com uma pinça. Retire do fogo e cubra-a com a pasta. Leve a frigideira ao forno e asse por 14 a 17 minutos, até um termômetro de leitura instantânea, inserido na parte mais grossa, indicar 55°C a 60°C. Transfira para uma tábua, cubra com papel-alumínio e deixe descansar por 10 minutos (a temperatura interna continuará a subir enquanto a carne descansa). Fatie e sirva.

**Porção: 192kcal, 30g de proteína, 1g de carboidrato,
7g de gordura, 0g de fibra**

CAMARÃO GRELHADO

Diga adeus para sempre ao camarão cozido demais e borrachudo. Assando-o por apenas alguns minutos, você obterá camarões macios e crocantes. Aprecie-os quentes ou deixe-os esfriar, tampe e leve à geladeira para o melhor coquetel de camarão. Além de absolutamente saborosos, os camarões são uma ótima fonte de minerais como selênio, iodo, zinco e magnésio.

Preparo: 5 minutos ■ Cozimento: 10 minutos ■ Serve 4 pessoas

900g de camarão médio, descascado e limpo
1½ colher (sopa) de azeite ou óleo de abacate
Sal marinho fino e pimenta-do-reino moída na hora

1. Pré-aqueça o forno a 200°C. Forre duas assadeiras de borda alta com papel-manteiga.

2. Seque bem os camarões. Coloque-os em uma tigela, adicione o azeite ou o óleo de abacate e tempere com sal e pimenta-do-reino. Espalhe o camarão em uma camada única nas assadeiras e asse por 8 a 10 minutos, até ficarem um pouco cozidos (rosados e ligeiramente enrolados em forma de C). Sirva quente, ou deixe esfriar, coloque em um recipiente, tampe e leve à geladeira para servir frio.

Porção: 205kcal, 30g de proteína, 4g de carboidrato, 9g de gordura, 0g de fibra

SALMÃO ESCALFADO
(SALMÃO + SALADA + ARROZ) (SALMÃO + SALADA DE BETERRABA)

O salmão escalfado é elegante e versátil, fácil de preparar para muita gente, mas também é possível escalfar uma porção só para você. Sirva no brunch ou no jantar, quente ou frio ou saboreie com molho (*Molho de Iogurte e Endro*, página 373, e *Pesto de Coentro*, página 371, são boas opções). Escalfar também é uma ótima opção se você acha complicado fazer peixe: é simples e não deixa sua cozinha cheirando a peixe (juramos que é verdade!).

Preparo: 10 minutos ■ Cozimento: 15 minutos ■ Serve 4 pessoas

1 limão siciliano fatiado em rodelas finas
½ colher (chá) de pimenta-do-reino em grãos
2 xícaras de vinho branco seco
1 folha de louro seca
680g de salmão selvagem, sem pele e cortado em 4 pedaços
1 colher (sopa) de azeite extravirgem
Sal marinho fino

1. Coloque as rodelas de limão-siciliano e os grãos de pimenta-do-reino em uma frigideira grande e alta. Despeje o vinho e 2 xícaras de água; adicione a folha de louro. Leve à fervura em fogo médio-alto e depois reduza para médio-baixo.

2. Seque bem o salmão. Regue com o azeite e tempere por inteiro com sal. Insira um termômetro de leitura instantânea no líquido de escalfar; deve mostrar entre 75°C e 80°C. Posicione o salmão na frigideira por cima das rodelas de limão-siciliano. Adicione água quente, se necessário, o suficiente para cobrir o salmão.

3. Cubra e escalfe até que o salmão esteja cozido (pressione a parte mais grossa com um garfo; ela deve lascar facilmente), por 8 a 12 minutos, dependendo da espessura. Acerte o sal. Sirva o salmão quente ou deixe esfriar, tampe e leve à geladeira para servir frio.

Porção: 284kcal, 37g de proteína, 0g de carboidrato,
14g de gordura, 0g de fibra

BACALHAU ASSADO COM MOLHO DE ALCAPARRAS E LIMÃO

Esta é uma receita muito rápida que funciona bem para a janta da semana, mas sofisticada o bastante para uma recepção com convidados. O molho parece mais um *relish* do que um molho tradicional; se você preferir menos espesso, adicione cerca de ¼ de xícara de vinho branco e reduza pela metade antes de adicionar a manteiga fria.

Preparo: 10 minutos ■ Cozimento: 15 minutos ■ Serve 4 pessoas

680g de bacalhau
2 colheres (sopa) de azeite extravirgem
Sal marinho fino e pimenta-do-reino moída na hora
2 colheres (sopa) de manteiga sem sal
1 chalota pequena picada (cerca de ¼ de xícara)
1 dente de alho picado (cerca de 1 colher [chá])
1 colher (sopa) de alcaparras escorridas, picadas grosseiramente
1 colher (chá) de raspas de limão-siciliano
2 colheres (sopa) de sumo de limão-siciliano
1 colher (sopa) de salsa fresca picada

1. Pré-aqueça o forno a 200°C; forre uma assadeira grande com papel-manteiga. Seque bem o peixe com papel-toalha. Esfregue-o por inteiro com 1 colher (sopa) de azeite; tempere com sal e pimenta-do-reino. Asse o bacalhau até que esteja cozido e lasque facilmente com um garfo, por 12 a 15 minutos, dependendo da espessura.

2. Enquanto isso, prepare o molho: derreta 1 colher (sopa) de manteiga com a colher (sopa) de azeite restante em uma frigideira pequena em fogo médio. (Devolva a outra colher (sopa) de manteiga à geladeira.) Adicione a chalota e uma pitada de sal; cozinhe por 2 a 3 minutos, mexendo ocasionalmente, até que a chalota fique macia. Adicione alho e alcaparras; refogue por cerca de 1 minuto, até que o alho e as alcaparras fiquem perfumados. Junte as raspas e o sumo de limão-siciliano. Retire do fogo e adicione 1 colher (sopa) da manteiga restante, um pedaço de cada vez, até que o molho incorpore bem. Misture a salsinha, prove e acerte o sal e a pimenta-do-reino.

3. Divida o peixe em quatro pratos, regue com o molho e sirva.

Porção: 251kcal, 30g de proteína, 2g de carboidrato, 14g de gordura, 1g de fibra

OVOS MEXIDOS

Existem zilhões de maneiras de fazer ovos, mas essas três são aquelas a que mais recorremos. Prestar atenção na temperatura e outras sutilezas em cada método produzirá os melhores resultados: ovos mexidos bonitos e fofos, em vez de uma mistureba seca e borrachuda, por exemplo. Um ovo grande contém 6 gramas de proteína; então mesmo três no prato não são o suficiente para atingir sua meta por refeição. Para completar o prato, acompanhe algumas lascas de salmão defumado, um hambúrguer, sobras de frango ou outra proteína.

Serve 1 pessoa

3 ovos grandes
1 colher (chá) de ghee, óleo de abacate ou azeite
Sal marinho fino

Em uma tigela média, bata os ovos até incorporar bem. Derreta o *ghee* (ou aqueça o óleo de abacate ou o azeite) em uma frigideira média antiaderente em fogo médio-baixo. Despeje os ovos, tempere com sal e cozinhe, mexendo lenta, mas constantemente com uma espátula de silicone. O ideal é evitar que os ovos grudem na frigideira, mas deixe formar grumos grandes e fofos. Deixe por 1 a 3 minutos, até o ponto desejado. Sirva quente.

Porção: 247kcal, 18g de proteína, 0g de carboidrato, 19g de gordura, 0g de fibra

Observações: *O fogo médio-baixo é o ideal para os ovos ficarem na consistência certa. O Fogo baixo deixa os ovos bem cremosos, o que é bom, porém é muito mais demorado. O fogo alto leva a um cozimento desigual, deixando os ovos mexidos secos. Tempere-os a seu gosto. Uma pitada de sal marinho é tudo de que se necessita, mas fique à vontade para adicionar pimenta-do-reino, ervas frescas ou secas.*

OVOS FRITOS
Serve 1 pessoa

1 colher (sopa) de ghee
2 a 3 ovos grandes
Sal marinho fino

Derreta o *ghee* em uma frigideira antiaderente média em fogo médio. Quebre os ovos cuidadosamente na frigideira (ou em uma xícara para depois levar para a frigideira); tempere com sal. Cozinhe, inclinando levemente a frigideira, colocando colheradas de *ghee* sobre as claras, até que estas estejam firmes e as gemas ainda líquidas, por cerca de 3 minutos. Sirva quente.

**Porção (3 ovos grandes): 292kcal, 18g de proteína,
3g de carboidrato, 25g de gordura, 0g de fibra**

Observações: *O* ghee *tem um gosto especialmente bom aqui, mas qualquer gordura em alta temperatura funciona. O óleo de abacate também é uma boa opção. Se preferir as gemas mais duras, pode regá-las com a gordura, como feito com as claras, ou virá-las e deixar endurecerem por 1 a 2 minutos.*

OVOS COZIDOS NO VAPOR
(SHAKE + OVOS) (SALMÃO + SALADA + ARROZ)
Serve 6 pessoas

6 ovos grandes

Ferva dois dedos de água em uma panela grande em fogo médio-alto. Posicione um cesto de cozimento a vapor na água. Adicione os ovos, tampe bem a panela e deixe-os cozinharem até o ponto desejado: por 8 a 9 minutos para gemas moles, 10 a 11 minutos para gemas mais firmes, porém ainda moles, ou 12 a 13 minutos para gemas duras. Pouco antes de os ovos ficarem prontos, encha uma tigela com água gelada. Com uma escumadeira, transferia-os da panela para a água gelada. Deixe esfriar, descasque e sirva, ou não retire ainda as cascas e leve-os à geladeira para consumir depois.

**Porção (1 ovo grande): 70kcal, 6g de proteína,
0g de carboidrato, 5g de gordura, 0g de fibra**

Observação: O vapor é a melhor maneira de cozinhar ovos, muito melhor do que os submergir em água fervente. No mínimo, porque ficam muito mais fáceis de descascar sem arrancar um pedaço enorme da clara sem ter que tirar um centímetro de casca de cada vez. O vapor também é um método de cozimento mais suave, que evita aquele anel cinzento feioso em volta da gema. Depois de experimentar o vapor, você nunca mais voltará à água fervente.

COSTELETA DE PORCO "PERFEITA"
(COSTELETA DE PORCO + LEGUMES)

Uma costeleta de porco com osso é uma maravilha; existe algo de visceral em uma bela costeleta cozida até o osso. Não pule a etapa da salmoura, que infunde sabor nas costeletas e as deixa bem macias. Até 30 minutos de salmoura já fazem diferença.

**Preparo: 10 minuto ■ Salmoura: 30 minutos ■ Cozimento: 12 minutos
■ Serve 4 pessoas**

4 xícaras de água fria
2 colheres (sopa) de sal marinho fino
1 folha de louro seca
1 dente de alho descascado e esmagado com a lateral de uma faca de lâmina larga
4 costeletas de porco com osso e corte central (2 a 2,5cm de espessura)
1 colher (sopa) de óleo de abacate
Pimenta-do-reino moída na hora
Sal marinho em flocos, opcional

1. Ferva 1 xícara de água em uma panela. Retire do fogo e acrescente o sal até dissolver. Adicione a folha de louro e o alho. Junte as 3 xícaras de água restantes

(se a salmoura ainda estiver quente, adicione alguns cubos de gelo e deixe que derretam antes de continuar). Coloque as costeletas em um prato grande e raso; despeje a salmoura por cima. Cubra e leve à geladeira por pelo menos 30 minutos ou até 8 horas. Retire as costeletas da salmoura; seque bem. Deixe-as descansarem em temperatura ambiente por 30 minutos.

2. Pré-aqueça o forno a 200°C; leve ao forno uma frigideira grande e funda, de fundo grosso, enquanto pré-aquece. Esfregue todas as costeletas com o óleo de abacate; tempere com pimenta-do-reino. Remova cuidadosamente a frigideira quente do forno e leve ao fogo médio-alto. Adicione as costeletas e cozinhe por 3 a 4 minutos, sem mexer, até dourarem por baixo. Vire e transfira a frigideira de novo para o forno.

3. Deixe as costeletas por 4 a 7 minutos, dependendo da espessura, até que um termômetro de leitura instantânea, inserido na parte mais grossa de uma das costeletas, longe do osso, marque 65°C. Transfira as costeletas para uma tábua de corte, cubra com papel-alumínio e deixe descansar por 5 a 10 minutos antes de servir. Se desejar, polvilhe levemente com sal marinho em flocos logo antes de servir.

Porção: 285kcal, 32g de proteína, 0g de carboidrato, 17g de gordura, 0g de fibra

Observação: Com o líquido da frigideira, você pode fazer um molho rápido. Refogue uma cebola picada na frigideira e despeje 1 a 2 colheres (sopa) de vinho branco ou vinagre; esfregue os pedaços dourados no fundo da frigideira. Quando evaporar quase completamente, adicione ⅓ de xícara de caldo e ½ a 1 colher (chá) de mostarda Dijon. Vá mexendo até o molho reduzir e engrossar. Prove e, se necessário, misture um pouco de mel e/ou tempere com sal e pimenta.

BACALHAU COM CROSTA DE NOZES
(BACALHAU COM BATATA ASSADA)

As nozes, mais alguns itens básicos da despensa, conferem muito sabor e textura ao bacalhau. É um prato fácil o suficiente para o jantar da semana, mas sofisticado o bastante para uma recepção com convidados. Se não houver bacalhau disponível, você pode trocar por outro peixe de carne firme, como hadoque, merluza ou badejo.

Preparo: 15 minutos ■ Cozimento: 12 minutos ■ Serve 4 pessoas

½ xícara de nozes picadas
1 colher (chá) de endro seco
½ colher (chá) de raspas de limão-siciliano
¼ de colher (chá) de alho em pó
¼ de colher (chá) de páprica
Sal marinho fino e pimenta-do-reino moída na hora
1 colher (chá) de maionese de óleo de abacate
2 colheres (chá) de mostarda Dijon
680g de bacalhau, cortado em 4 pedaços, descongelado (e escorrido se congelado)
1 colher (sopa) de azeite extravirgem

1. Pré-aqueça o forno a 200°C. Forre uma assadeira de borda alta com papel-manteiga.

2. Em uma tábua de corte, coloque as nozes, o endro, as raspas de limão-siciliano, o alho em pó, a páprica e uma pitada de sal e pimenta-do-reino. Pique bem fino, virando a mistura várias vezes para ter certeza de incorporar tudo (se você tiver um processador de alimentos pequeno, bata os ingredientes até ficarem bem picados e combinados). Em uma xícara, misture a maionese e a mostarda.

3. Seque bem o peixe, tempere com sal e pimenta-do-reino e coloque-o na assadeira. Espalhe uma camada bem fina da mistura de mostarda sobre cada pedaço. Divida a mistura de nozes entre os pedaços de peixe, pressionando-a para entranhar. Regue o peixe com o azeite.

4. Leve ao forno por 10 a 12 minutos, até o peixe assar por inteiro (deve lascar facilmente com um garfo). Sirva quente.

**Porção: 277kcal, 33g de proteína, 3g de carboidrato,
15g de gordura, 1g de fibra**

ACOMPANHAMENTOS

VAGEM E CHALOTA COM AMÊNDOAS
(BIFE + VAGEM)

A vagem comum ganha sofisticação ao ser acompanhada por amêndoas laminadas e chalotas, em um prato que chega à mesa em menos de 30 minutos. A vagem ideal para esta receita é a verde bem fininha, conhecida em francês como *haricot vert* (que significa apenas "feijão verde"). Cozinhar — "branquear" — rapidamente em água salgada fervendo tira o amargor; depois é só terminar de preparar na frigideira.

Preparo: 15 minutos ■ Cozimento: 10 minutos ■ Serve 4 pessoas

Sal marinho fino
455g de vagem fina, aparada
1½ colher (sopa) de ghee
3 colheres (sopa) de amêndoas laminadas
3 chalotas pequenas ou 2 médias picadas (cerca de ¾ de xícara)
2 dentes de alho picados (cerca de 2 colheres [chá])
1 colher (sopa) de sumo de limão-siciliano
Pimenta-do-reino moída na hora

1. Ponha uma panela de água salgada para ferver. Adicione a vagem e cozinhe por 2 a 3 minutos, até ela ficar brilhante, macia e crocante. Escoe.

2. Derreta 1 colher (sopa) de *ghee* em uma frigideira grande em fogo médio. Adicione as amêndoas e mexa por 1 a 2 minutos, até torrar levemente. Adicione as chalotas e uma pitada de sal; mexa por cerca de 1 minuto, até as chalotas amolecerem. Adicione o alho; refogue por cerca de 1 minuto, até levantar aroma.

3. Adicione a vagem à frigideira junto a ½ colher (sopa) de *ghee* restante e o sumo de limão-siciliano; tempere levemente com sal. Mexa até revestir a vagem, de forma que tudo fique bem misturado e quente. Prove e tempere com mais pimenta-do-reino e sal, se necessário. Sirva quente.

Porção: 134kcal, 5g de proteína, 15g de carboidrato, 8g de gordura, 6g de fibra

RABANETE ASSADO COM FOLHAS DE RABANETE

Se você acha que não gosta de rabanete, e nunca o experimentou assado, terá uma surpresa. Esse modo de preparo reduz o ardido e confere uma textura semelhante à da batata comum de casca fina. As folhas, que em geral vêm junto, também são deliciosas, com um toque levemente amargo que é suavizado com o cozimento e um toque de acidez. Usamos vinagre de sidra, mas você pode trocar por limão-siciliano, se preferir.

Preparo: 25 minutos ■ Cozimento: 30 minutos ■ Serve 2 a 4 pessoas

3 maços de rabanete com folhas (cerca de 30 rabanetes e 2 xícaras de folhas)
1 colher (sopa) de óleo de abacate
Sal marinho fino e pimenta-do-reino moída na hora
½ colher (chá) de alho em pó
1 colher (chá) de alecrim seco, levemente esmagado com os dedos
1 colher (chá) de vinagre de sidra

1. Pré-aqueça o forno a 230°C. Coloque uma panela grande de fundo grosso ou frigideira de ferro fundido no forno enquanto pré-aquece.

2. Use uma tesoura de cozinha para separar as folhas dos rabanetes. Apare e corte os rabanetes no meio (em quatro ou em seis, se forem grandes) e coloque em uma tigela grande (reserve as folhas). Regue os rabanetes com o óleo de abacate; tempere generosamente com sal e pimenta-do-reino e polvilhe o alho em pó e o alecrim. Misture bem os rabanetes com o óleo e os temperos. Retire com cuidado a frigideira quente do forno e espalhe os rabanetes em uma única camada. Asse os rabanetes por 20 a 25 minutos, agitando na metade, até ficarem bem macios e caramelizados em alguns pontos.

3. Enquanto os rabanetes assam, encha uma tigela com água fria e adicione as folhas de rabanete. Agite-as para remover qualquer pedrinha. Retire com delicadeza as folhas da água; seque bem (uma opção é usar um centrifugador de salada para lavar e secar bem). Pique-as grosseiramente.

4. Retire com cuidado a frigideira quente do forno e leve-a ao fogo médio. Adicione as verduras, coloque o vinagre e o sal e mexa por 1 a 2 minutos, até as folhas murcharem. Experimente e acerte o sal e a pimenta-do-reino, se necessário. Sirva quente (rende cerca de 3 xícaras).

**Porção: 78kcal, 1g de proteína, 4g de carboidrato,
7g de gordura, 2g de fibra**

Observações: *É um prato delicioso quente, em temperatura ambiente ou frio. Experimente-o com o* Pesto de Coentro *(pág. 371) ou o* Tahine com Limão e Ervas *(pág. 372) ou ainda coberto com uma colherada de iogurte grego. Use todas as sobras em uma salada.*

Se você comprar os rabanetes com as folhas e não as prepar no mesmo dia, corte as folhas perto do topo e guarde-as à parte (lave e seque bem, enrole-as em um papel-toalha ligeiramente umedecido e guarde em um saco plástico na geladeira). Se você deixar as folhas juntas, elas sugam a umidade do rabanete. Isso também vale para beterraba e cenoura.

LEGUMES SALTEADOS
(CAMARÃO GRELHADO)

Saltear é um método de cozimento em fogo alto que é muito rápido. Por isso, cheque se todos os ingredientes estão preparados e à mão antes de ligar o fogão. Ter tudo picado, cortado e separado — um processo que os chefs chamam de *mise en place* — evitará que você deixe os legumes por tempo demais no fogo. Legumes salteados bem-feitos são cheios de sabor, bem cozidos, mas ainda assim crocantes e macios.

Preparo: 25 minutos ■ Cozimento: 12 minutos ■ Serve 4 pessoas

3 colheres (sopa) de coco aminos
1 colher (chá) de vinagre de arroz sem tempero
½ colher (chá) de araruta
2 colheres (sopa) de óleo de abacate
150g de chapéus de shiitake fatiados (cerca de 3 xícaras)
Sal marinho fino
6 cebolinhas, partes brancas e verde-claras fatiadas; fatiar e reservar as partes verde-escuras para enfeitar (cerca de 1 xícara), opcional
1 pimentão vermelho pequeno, sem sementes e picado (cerca de ¾ de xícara)
1 molho de aspargos (cerca de 450g), sem as pontas, cortados na diagonal em pedaços de 5cm (cerca de 4 xícaras)
3 dentes de alho picados (cerca de 1 colher [sopa])
1 colher (sopa) de gengibre fresco picado
2 colheres (chá) de óleo de gergelim torrado
Molho de pimenta sriracha, opcional

1. Em uma tigela pequena, misture o coco aminos, o vinagre de arroz e a araruta.

2. Esquente 1 colher (sopa) de óleo de abacate em uma frigideira grande em fogo médio-alto. Adicione os cogumelos e tempere com sal. Deixe por 5 a 7 minutos, mexendo de vez em quando até soltarem líquido e começarem a dourar em alguns pontos. Acrescente o óleo de abacate restante, a cebolinha, o pimentão e os aspargos; tempere com sal e deixe por 2 a 3 minutos, mexendo até começar a amolecer.

3. Junte o alho e o gengibre; refogue por 30 segundos a 1 minuto, até levantar o aroma. Adicione a mistura de coco aminos; cozinhe por cerca de 1 minuto, mexendo constantemente, até o molho engrossar e revestir os legumes. Retire do fogo, regue com o óleo de gergelim e a *sriracha*, se desejar, e sirva. (Rende cerca de 5 xícaras.)

Porção: 152kcal, 5g de proteína, 15g de carboidrato,
10g de gordura, 4g de fibra

ARROZ DE CALDO DE OSSOS
(CAMARÃO GRELHADO) (SALMÃO + SALADA DE BETERRABA)
(HAMBÚRGUER + ARROZ) (BIFE + LEGUMES + ARROZ)
(SALMÃO + SALADA + ARROZ)

Cozinhar arroz em caldo de ossos não só fornece alguns nutrientes essenciais, mas também confere ao arroz puro um sabor rico e satisfatório. Aproveite como acompanhamento único ou com *Legumes Salteados* (pág. 361) e sua proteína preferida. O caldo de ossos de galinha é meu favorito para o arroz, mas o de carne de boi ou qualquer outro tipo também servem.

Preparo: 5 minutos ■ Cozimento: 23 minutos
■ Rende cerca de 4 xícaras

1 xícara de arroz branco de grão longo
1¾ xícara de caldo de ossos de galinha
1 colher (sopa) de manteiga sem sal, opcional
½ colher (chá) de sal marinho fino

1. Coloque o arroz em uma peneira fina. Enxágue com água fria, mexendo-o com os dedos, até que a água no fundo fique menos turva (caso não consiga

ver direito, coloque uma tigela embaixo da peneira para verificar a água coletada).

2. Coloque o caldo em uma panela média; adicione a manteiga, se desejar. Aumente o fogo para médio e ponha o caldo para ferver. Junte o arroz e o sal. Ponha a água novamente para ferver, reduza o fogo (o mais baixo possível), tampe a panela e cozinhe por 18 a 22 minutos sem mexer, até que o caldo seja absorvido e o arroz fique macio. Para verificar que todo o líquido foi absorvido, não mexa: incline levemente a panela e verifique se há excesso de líquido; se houver, tampe a panela e deixe em fogo baixo, checando em intervalos de 2 minutos até que o líquido seja absorvido. Não mexa.

3. Assim que todo o caldo for absorvido, retire a panela do fogo, tampe e deixe descansar por 5 minutos. Afofe o arroz com um garfo e sirva. Se preferir, transfira para uma tigela, deixe esfriar, tampe e leve à geladeira para consumir mais tarde.

Porção (½ xícara cozida): 110kcal, 4g de proteína, 22g de carboidrato, 0g de gordura, 0g de fibra

CORAÇÕES DE ALCACHOFRA NA AIR-FRYER

Alcachofras — parte da família dos cardos — podem ser um pouco complicadas de preparar. Por isso os corações de alcachofra em conserva ou em lata são tão populares. Felizmente, os corações são repletos de antioxidantes, então você pode comê-los crus, sem receio de perder o valor nutritivo do resto da planta. Na air-fryer, eles ficam agradavelmente crocantes e viram um aperitivo gostoso. Experimente mergulhá-los no *Molho de Iogurte e Endro* (pág. 373).

Preparo: 10 minutos ■ Cozimento: 9 minutos ■ Serve 2 a 4 pessoas

1 lata (400g) de corações de alcachofra cortados em cruz, escorridos
2 colheres (chá) de azeite extravirgem
1 colher (chá) de tempero italiano
1 pitada de flocos de pimenta esmagados, opcional
Sal marinho fino e pimenta-do-reino moída na hora
Azeite ou óleo de abacate em spray

1. Pré-aqueça a air-fryer a 200°C. Seque bem os corações de alcachofra. Coloque-os em uma tigela, acrescente o azeite, o tempero italiano e os flocos de

pimenta, se desejar, e misture bem. Tempere levemente com sal e pimenta-do-reino.

2. Borrife o recipiente da air-fryer com o azeite ou o óleo de abacate em spray. Distribua os corações em uma única camada e deixe por cerca de 4 minutos até começarem a ficar crocantes e dourados em alguns pontos. Vire os corações de alcachofra e deixe que fiquem inteiramente crocantes e dourados, por 3 a 5 minutos a mais. Sirva quente.

Porção: 101kcal, 3g de proteína, 14g de carboidrato, 5g de gordura, 7g de fibra

Observações: Se não encontrar corações de alcachofra cortados em quatro, compre-os inteiros ou cortados ao meio e corte-os em quatro.

Eis um jeito de ter corações de alcachofra crocantes nas bordas e por fora, mas macios por dentro: vire-os novamente e espere por mais 3 a 6 minutos para que fiquem mais crocantes (tire-os à medida que douram para evitar que queimem).

Você pode dobrar ou triplicar a receita facilmente para servir mais gente, contudo, precisará prepará-los em levas para obter aquela cor dourada e crocante. Coloque uma grade de resfriamento em cima de uma assadeira e pré-aqueça o forno a 95ºC. À medida que cada grupo terminar de cozinhar, espalhe os corações de alcachofra na grelha do forno para mantê-los aquecidos enquanto o restante cozinha.

Eles perdem a crocância rapidamente depois de saírem da air-fryer, então procure prepará-los logo antes de comer.

SALADA DE BETERRABA E CENOURA RALADAS COM VINAGRETE DE COMINHO E LARANJA
(ATUM + SALADA DE BETERRABA) (SALMÃO + SALADA DE BETERRABA)
(SALMÃO + SALADA DE BETERRABA + ARROZ)

Costuma-se fazer beterraba no vapor ou assada, mas na verdade ela já é muito boa crua. Seu sabor natural combina muito bem com o adocicado da cenoura, e um vinagrete fácil de fazer, com suco de laranja e cominho, confere camadas de sabor. Usamos uma tâmara picada, no lugar das passas tradicionais, na salada de cenoura; basta um leve toque doce, e o conjunto fica ótimo com pistaches salgados e crocantes por cima. Sirva com carne grelhada, peixe ou qualquer proteína que quiser. Atenção ao preparar: a beterraba mancha as roupas claras.

Preparo: 20 minutos ■ Serve 4 pessoas

½ colher (chá) de mostarda Dijon
½ colher (chá) de raspas de laranja
2 colheres (sopa) de suco de laranja
1 colher (sopa) de vinagre de cidra de maçã
½ colher (chá) de mel cru
¼ colher (chá) de cominho em pó
1 pitada de pimenta-caiena, opcional
2 colheres (sopa) de azeite extravirgem
Sal marinho fino e pimenta-do-reino moída na hora
2 beterrabas pequenas ou 1 grande, descascadas e raladas (cerca de 2 xícaras)
3 cenouras médias, raladas (cerca de 2 xícaras)
1 tâmara seca sem caroço, picada
2 colheres (sopa) de pistache torrado e salgado finamente picado

1. Faça o molho: em uma tigela média, misture a mostarda, as raspas e o suco de laranja, o vinagre, o mel, o cominho e, se desejar, a pimenta-caiena. Enquanto mistura, regue com o azeite. Continue mexendo até ficar bem encorpado. Prove e tempere com sal e pimenta-do-reino. (Rende ¼ de xícara.)

2. Coloque a beterraba ralada em uma peneira fina; enxágue lentamente com água fria. Seque bem e coloque em uma tigela média. Adicione as cenouras e a tâmara; misture delicadamente. Adicione 3 colheres (sopa) do molho e misture novamente (adicione o molho restante se a salada parecer seca). Prove e acerte o sal e a pimenta-do-reino. Deixe a salada repousar em temperatura ambiente durante pelo menos 20 minutos para que os legumes fiquem mais tenros, e os sabores, mais fortes. (Rende cerca de 3 xícaras.)

3. Misture novamente a salada, polvilhe com o pistache e sirva.

Porção: 121kcal, 2g de proteína, 12g de carboidrato, 8g de gordura, 3g de fibra

Observações: Se tiver, use um processador de alimentos com lâmina capaz de ralar as cenouras e beterrabas. Um ralador resolve, mas no caso da beterraba a cozinha pode ficar um pouco suja.

Se a salada descansar muito tempo, vai acumular líquido no fundo. Ao servir, retire o líquido (ou sirva com um pegador).

COLESLAW PICANTE
(CARNE DE PORCO + BATATA DOCE)

O *coleslaw* sempre é uma unanimidade. Usar uma mistura que já vem pronta, com repolho e cenoura ralados, torna ainda mais fácil preparar essa receita. (*Dica de profissional:* também dá para refogar o mix de *coleslaw* para fazer uma tigela rápida de rolinho de ovo.) Deixar a cebolinha descansar no vinagre por alguns minutos a deixa um pouco menos forte, para não ofuscar os sabores do restante da tigela.

Preparo: 20 minutos ■ Serve 6 pessoas

1 cebolinha, partes brancas e verde-claras cortadas em fatias finas na diagonal (cerca de 2 colheres [sopa])
3 colheres (sopa) de vinagre de cidra de maçã
1 pacote (400g) de mix de coleslaw (cerca de 7 xícaras de repolho e cenoura picados)
1 pimentão vermelho pequeno, sem sementes e cortado em fatias finas (cerca de 1 xícara)
1 colher (sopa) de mostarda Dijon
2 colheres (chá) de coco aminos
2 colheres (chá) de mel cru
1 colher (chá) de sementes de aipo moídas
3 colheres (sopa) de azeite extravirgem
Sal marinho fino e pimenta-do-reino moída na hora

1. Em uma xícara pequena, misture a cebolinha e o vinagre; deixe descansar pelo menos 15 minutos.

2. Em uma tigela grande, misture o *coleslaw* e o pimentão. Em uma tigela pequena, misture a mostarda, o coco aminos, o mel e as sementes de aipo. Retire a cebolinha do vinagre e adicione à tigela com a mistura de *coleslaw*. Em seguida, ponha o vinagre na mistura de mostarda. Mexendo constantemente, coloque o azeite até ficar bem misturado e emulsionado. Prove e tempere com sal e pimenta-do-reino.

3. Adicione a mistura de vinagre à mistura de *coleslaw* e misture bem com um pegador. Acerte o sal e a pimenta-do-reino, se necessário. Sirva. (Rende cerca de 5 ½ xícaras.)

Porção: 97kcal, 1g de proteína, 7g de carboidrato, 7g de gordura, 2g de fibra

Observação: *Entre a acidez do vinagre e o sal, o repolho assenta muito rapidamente quando o mix de* coleslaw *é combinado ao molho. Caso queira prepará-lo com antecedência, mas conservar todo o sabor na hora de servir, faça a mistura de vegetais e o molho, tampe separadamente e misture logo antes de servir.*

PURÊ DE BATATA-DOCE ROXA COM GERGELIM
(CARNE DE PORCO + BATATA-DOCE)

Pense em um prato dramático: a cor viva das batatas-doces não só é incrível, mas também indica que o prato está carregado de pigmentos de antocianina, que estimulam o sistema imunológico e os antioxidantes que combatem inflamações. Assar, em vez de ferver, demora mais, porém o sabor fica muito mais rico, e este método preserva melhor a belíssima cor. O tahine e o óleo de gergelim conferem riqueza e complexidade de sabor ao prato.

Preparo: 15 minutos ■ Cozimento: 1 hora e 30 minutos
■ Serve 8 pessoas

900g de batata-doce roxa limpa e seca
1 xícara de leite de sua preferência (eu uso de amêndoa)
¼ de xícara de tahine
1 colher (chá) de gengibre em pó
2 colheres (chá) de coco aminos
1 colher (chá) de óleo de gergelim torrado
Sal marinho fino
Sementes de gergelim para enfeitar, opcionais

1. Pré-aqueça o forno a 200°C. Enrole as batatas-doces em uma camada de papel-manteiga, coberta por uma folha de papel-alumínio. Coloque em uma grande assadeira de borda alta e leve ao forno até que as batatas-doces fiquem bem perfumadas e macias (uma faca inserida na parte mais grossa deve entrar facilmente), cerca de 1 hora a 1 hora e meia.

2. Em uma panela média, misture o leite, o tahine e o gengibre; leve para ferver em fogo médio-baixo, sempre mexendo. Retire do fogo.

3. Desembrulhe as batatas-doces com cuidado, apare as bordas e corte-as ao meio longitudinalmente. Separe a polpa das cascas e adicione-a à frigideira, junto ao coco aminos e ao óleo de gergelim. Use um espremedor de batata, um

garfo ou um liquidificador de imersão para amassar as batatas-doces e junte todos os ingredientes. Prove e tempere com sal. Transfira para uma tigela, polvilhe com sementes de gergelim, se desejar, e sirva. (Rende cerca de 4 xícaras.)

Porção (½ xícara): 211kcal, 4g de proteína, 37g de carboidrato, 5g de gordura, 5g de fibra

REFOGADO DE RADICCHIO E ENDÍVIA
(LOMBO DE PORCO + LEGUMES) (BIFE + LEGUMES + ARROZ)

Associamos o braseado a cortes de carne mais duros, mas cozinhar verduras lentamente em fogo baixo, em um pouco de caldo, confere-lhes um ótimo sabor. Tanto o radicchio quanto a endívia são verduras amargas, e a combinação do braseado, um toque de mel e a leve acidez do limão suavizam esse amargor, deixando uma espécie de versão agridoce sofisticada. Se preferir, use só endívia ou só radicchio, em vez dos dois juntos.

Preparo: 10 minutos ■ Cozimento: 50 minutos ■ Serve 4 pessoas

1 colher (sopa) de ghee
3 cabeças de endívia, aparadas, cortadas ao meio no sentido do comprimento e sem as folhas externas que estejam marrons ou danificadas
3 cabeças pequenas de radicchio, aparadas, cortadas ao meio no sentido do comprimento e sem as folhas externas que estejam marrons ou danificadas
2 colheres (sopa) de sumo de limão-siciliano
1 colher (chá) de mel cru
⅓ de xícara de caldo de osso de galinha
Sal marinho fino

1. Corte um pedaço de papel-manteiga de modo a caber em uma frigideira refratária grande com tampa ou um "forno holandês". Pré-aqueça o forno a 190°C.

2. Derreta o *ghee* na frigideira, em fogo médio. Adicione a endívia e o radicchio, com o lado do corte para baixo. Borrife o sumo de limão-siciliano e regue com o mel. Em seguida, despeje com cuidado o caldo (nas laterais da frigideira, e não sobre as verduras). Tempere os legumes com sal. Leve para ferver.

3. Coloque delicadamente o papel-manteiga sobre os vegetais e tampe a frigideira. Leve-a ao forno e refogue por 30 a 40 minutos, ou até ficar bem macio e com o fundo dourado.

4. Volte com cuidado a frigideira ao fogo médio. Destampe e tire o papel-manteiga. Vire as verduras com um pegador e deixe mais 5 a 10 minutos, ou até ficarem com manchas douradas por toda parte e o líquido evaporar, virando mais uma ou duas vezes. Prove e acerte o sal, se necessário. Sirva quente ou deixe esfriar, tampe e leve à geladeira para servir frio.

Porção: 147kcal, 8g de proteína, 23g de carboidrato, 5g de gordura, 14g de fibra

COUVE-DE-BRUXELAS ASSADA COM CENOURA E CEBOLA
(COSTELETA DE PORCO + LEGUMES)

Assar legumes torna-os tenros e realça seu adocicado, graças à caramelização. Esta é uma receita que dá muita liberdade; sinta-se à vontade para trocar os legumes, dependendo do que estiver disponível e do seu gosto. Experimente pastinaca ou abóbora em vez de cenoura, e brócolis ou couve-flor em vez da couve-de-bruxelas, qualquer outro tipo de cebola em vez da amarela (certifique-se de cortar as cebolas em fatias grossas para que não dourem enquanto os outros vegetais cozinham). Além disso, use tomilho em vez de alecrim, ou ambos.

Preparo: 20 minutos ■ Cozimento: 45 minutos ■ Serve 4 pessoas

455g de couve-de-bruxelas, aparada e cortada em quartos (ou ao meio se forem pequenas)
455g de cenouras, cortadas na diagonal
2 cebolas amarelas médias, cortadas em fatias grossas
3 colheres (sopa) de óleo de abacate
1 colher (sopa) de vinagre de sidra
2 colheres (chá) de alho em pó
Sal marinho fino e pimenta-do-reino moída na hora
4 raminhos de alecrim fresco

1. Pré-aqueça o forno a 200°C; coloque duas assadeiras de borda alta no forno enquanto ele pré-aquece.

2. Em uma tigela grande, misture a couve-de-bruxelas, a cenoura e a cebola. Regue com o óleo de abacate e o vinagre, polvilhe com o alho em pó e tempere generosamente com sal e pimenta-do-reino; sacuda até todos os ingredientes ficarem revestidos pela mistura.

3. Divida os legumes em porções pelas assadeiras quentes, formando uma única camada, e espalhe os raminhos de alecrim. Asse por 40 a 45 minutos, até os legumes ficarem macios e caramelizados em manchas, mexendo uma ou duas vezes enquanto assam e trocando a posição das assadeiras na metade do tempo. Retire os raminhos de alecrim e sirva quente. Se preferir, espere esfriar, tampe e leve à geladeira para servir frio. (Rende cerca de 6 xícaras.)

Porção: 214kcal, 6g de proteína, 27g de carboidrato, 11g de gordura, 9g de fibra

Observações: *Preste atenção ao cortar os legumes; o ideal é que todos cozinhem ao mesmo tempo. Os mais resistentes, como a couve-de-bruxelas e a abóbora, devem ser cortados em tamanho menor do que os mais leves, como a cebola.*

Você pode saborear assim mesmo ou regar os legumes quentes com seu vinagrete favorito ou com o Pesto de Coentro ou o Tahine com Limão e Ervas (pág. 372).

Se sobrar, guarde para regar a salada, ou pique mais fino e coloque no ovo mexido ou na fritada.

MOLHOS

PESTO DE COENTRO

Tradicionalmente, o pesto é feito com manjericão e nozes, mas esta versão dá uma atualizada e uma leve picância, com coentro, sementes de abóbora e pimenta *jalapeño*. Deixe as sementes da *jalapeño* se preferir ainda mais picante. Sementes de cânhamo ajudam a imitar a textura do queijo (esta versão não contém laticínios) e adicionam um pouco de fibra, minerais como magnésio e zinco e vitamina E.

Preparo: 20 minutos ■ Rende cerca de 1 xícara

2 xícaras de coentro fresco
½ xícara de salsa fresca
⅓ de xícara de sementes de abóbora torradas e salgadas
¼ de xícara de sementes de cânhamo
1 colher (chá) de raspas de limão
¼ de xícara de sumo de limão fresco
½ jalapeño *médio, sem sementes e cortado em cubos (cerca de 2 colheres [sopa])*
1 dente de alho picado (cerca de 1 colher [chá])
½ xícara de azeite extravirgem
Sal marinho fino e pimenta-do-reino moída na hora

Em um processador de alimentos, misture o coentro, a salsa, as sementes de abóbora, as sementes de cânhamo, as raspas e o sumo de limão, a *jalapeño* e o alho; pulse várias vezes para picar. Com a máquina ligada, regue com azeite. Processe até que a mistura vire uma emulsão de consistência mais suave. Prove e tempere com sal e pimenta-do-reino. Guarde as sobras tampadas na geladeira por até uma semana.

Porção (1 colher [sopa]): 90kcal, 2g de proteína, 1g de carboidrato, 9g de gordura, 0g de fibra

Observação: *Você pode congelar o pesto. Coloque em uma fôrma de gelo e congele; depois, retire os cubos e passe para um saco para freezer. Retire o ar, sele e deixe congelado por até 3 meses.*

TAHINE COM LIMÃO E ERVAS

O tahine — uma pasta de gergelim do Oriente Médio — vem passando por um renascimento nos últimos anos, aparecendo em todos os tipos de receitas, tanto salgadas quanto doces. Tem um sabor rico e delicioso e é um excelente substituto para a manteiga de amendoim. Aqui, ele é combinado com sumo de limão-siciliano e ervas frescas para um molho saboroso, cheio de nutrientes saudáveis e versátil. Se você o deixar espesso, ele serve como uma pastinha. Ou então dilua com um pouco de água e tempere de novo para virar um delicioso molho para a salada ou para legumes cozidos no vapor ou assados.

Preparo: 25 minutos ■ Cozimento: 2 minutos ■ Rende cerca de 1 xícara

1 colher (sopa) de azeite
2 dentes de alho picados (cerca de 2 colheres [chá])
⅓ de xícara de tahine
1 colher (chá) de raspas de limão-siciliano
¼ de xícara de sumo de limão-siciliano
¼ de xícara de salsa fresca
3 colheres (sopa) de manjericão fresco picado
1 colher (sopa) de hortelã fresca picada
½ colher (chá) de mel cru
1 pitada de páprica defumada
⅔ de xícara de água quente
Sal marinho fino e pimenta-do-reino moída na hora

1. Em uma frigideira pequena e não aquecida, misture o azeite e o alho. Cozinhe em fogo baixo até a mistura começar a chiar. Deixe chiar por 30 segundos sem mexer e transfira para uma tigela pequena para esfriar.

2. Em um pequeno liquidificador ou processador de alimentos, misture o tahine, as raspas e o sumo de limão-siciliano, a salsa, o manjericão, a hortelã, o mel e a páprica; pulse para misturar e picar. Adicione a mistura de alho, pulse algumas vezes e misture até ficar bem homogêneo. Despeje água quente, 1 colher de cada vez, até a mistura atingir a consistência de molho. Prove e tempere com sal e pimenta-do-reino.

**Porção (1 colher [sopa]): 40kcal, 1g de proteína,
2g de carboidrato, 4g de gordura, 1g de fibra**

MOLHO DE IOGURTE E ENDRO

Iogurte grego e endro são uma combinação clássica, e por um bom motivo: a riqueza do iogurte e o frescor do endro se equilibram perfeitamente. Acompanhe com legumes ou cordeiro, peixe ou frango. Fica pronto em poucos minutos, então deixe preparado para qualquer momento. Guarde-o na geladeira, e você verá como pode usá-lo para alegrar todo tipo de prato.

Preparo: 15 minutos ■ Cozimento: 2 minutos
■ Rende cerca de ⅔ de xícara

2 colheres (chá) de azeite extravirgem
2 dentes de alho picados (cerca de 2 colheres [chá])
½ xícara de iogurte grego desnatado natural
½ colher (chá) de raspas de limão-siciliano
1 colher (sopa) de sumo de limão-siciliano
2 colheres (sopa) de endro fresco picado
1 colher (chá) de hortelã fresca picada
Sal marinho fino e pimenta-do-reino moída na hora

1. Em uma frigideira pequena e não aquecida, misture o azeite e o alho. Cozinhe em fogo baixo até a mistura começar a chiar. Deixe chiar por 30 segundos sem mexer e transfira para uma tigela pequena para esfriar.

2. Em uma tigela média, misture o iogurte, as raspas e o sumo de limão-siciliano, o endro e a hortelã. Junte a mistura de alho resfriada. Prove e tempere com sal e pimenta-do-reino. Sirva ou tampe e leve à geladeira para servir mais tarde. (Faça esse molho com até dois dias de antecedência; deixe tampado e refrigerado. Mexa antes de servir.)

Porção (1 colher [sopa]): 19kcal, 1g de proteína,
1g de carboidrato, 1g de gordura, 0g de fibra

Observação: Caso você tenha um liquidificador ou um processador de alimentos pequeno e prefira um molho mais suave, misture todos os ingredientes, exceto o sal e a pimenta-do-reino, e bata até ficar homogêneo, experimente e tempere.

MOLHO DE TOMATE PICANTE

É lógico que você pode comprar molho de tomate pronto — e não é vergonha nenhuma usar um alimento bom e prático. Porém, preparar o seu próprio é surpreendentemente fácil, e a recompensa para você será uma versão de sabor mais complexo, que é de outro nível. Uma cenoura adiciona doçura sem açúcar (você nem vai notar no molho final), e tostar ligeiramente a pasta de tomate reforça o sabor umami. Para deixar mais ou menos picante, a seu gosto, use pimenta-malagueta em flocos.

Preparo: 15 minutos ■ Cozimento: 1 hora ■ Rende cerca de 4 xícaras

2 colheres (sopa) de azeite extravirgem
1 cebola amarela pequena cortada em cubos (cerca de 1 xícara)
Sal marinho fino
1 cenoura pequena ralada (cerca de ⅓ de xícara)
3 dentes de alho picados (cerca de 1 colher [sopa])
1 colher (sopa) de massa de tomate
½ a 1 colher (chá) de malagueta em flocos
1 colher (chá) de orégano seco
¾ de xícara de caldo de frango ou de osso de boi
1 lata (800g) de purê de tomate
Pimenta-do-reino moída na hora

1. Aqueça o azeite em uma panela grande em fogo médio-baixo. Adicione a cebola, salgue e cozinhe por 6 a 7 minutos, mexendo de vez em quando, até ficar bem macio. Junte a cenoura, salgue e refogue por 1 a 2 minutos, até ficar macio. Acrescente o alho e refogue por cerca de 1 minuto, até levantar o aroma. Junte a massa de tomate e cozinhe por cerca de 1 minuto, mexendo, até tostar levemente. Adicione a malagueta em flocos e o orégano.

2. Adicione ¼ de xícara de caldo; cozinhe, mexendo para tirar qualquer pedacinho queimado do fundo da panela. Quando quase todo o caldo tiver evaporado, adicione o purê de tomate e o restante de caldo. Aumente o fogo para médio-alto e, assim que ferver, reduza-o para médio-baixo, tampe e deixe 40 a 45 minutos, até o molho engrossar. Experimente e acerte o sal e a pimenta-do-reino, se necessário. Sirva ou deixe esfriar, tampe e leve à geladeira.

Porção (½ xícara): 79kcal, 3g de proteína, 10g de carboidrato, 4g de gordura, 2g de fibra

Observação: Caso você não use flocos de pimenta, pode trocá-los por harissa (uma pasta apimentada do Oriente Médio), em vez de massa de tomate, para mais picância e um toque especial no sabor. Use a mesma quantidade e toste como faria com a massa de tomate.

MOLHO DE COGUMELOS SELVAGENS

Os cogumelos são uma verdadeira dádiva: além de saborosos, versáteis e com um sabor repleto de umami, fazem bem à saúde, com relevantes poderes anti-inflamatórios e antioxidantes. Este molho clássico junta-os à chalota, ao alho, a um toque de vinho branco e a um pouco de caldo de ossos para realçar o sabor. Use este molho no *Filé-Mignon com Ervas* (pág. 342) no *Peito de Frango Escalfado* (pág. 346), nas *Coxas de Frango Crocantes* (pág. 348), ou em qualquer bife, frango ou peixe para torná-lo sofisticado.

Preparo: 15 minuto ■ **Cozimento: 15 minutos** ■ **Rende cerca de 1 xícara**

½ a 1 colher (chá) de araruta
1 xícara de caldo de ossos de galinha
1 colher (sopa) de óleo de abacate
113g de cogumelos selvagens (como shiitake, ostra e faia), picados (cerca de 2 xícaras)
Sal marinho fino
1 chalota média picada (cerca de ⅓ de xícara)
2 dentes de alho picados (cerca de 2 colheres[chá])
¼ de xícara de vinho branco seco
1 colher (sopa) de manteiga sem sal fria, cortada em pedaços
1 colher (sopa) de salsa fresca picada

1. Junte ½ colher (chá) de araruta e ½ colher (chá) de água em um copo medidor. Junte o caldo. Aqueça o óleo em uma frigideira grande em fogo médio-alto. Adicione os cogumelos, salgue e espalhe em uma única camada. Cozinhe, mexendo muito pouco e espalhando os cogumelos em uma única camada, por 4 a 6 minutos, até que eles soltem líquido e comecem a dourar em alguns pontos. Reduza o fogo para médio, adicione a cebola, salgue e deixe por 2 a 3 minutos, mexendo até amaciar. Adicione o alho; refogue por cerca de 1 minuto, até levantar o aroma.

2. Despeje o vinho e mexa, desprendendo os pedacinhos dourados do fundo da frigideira. Cozinhe por cerca de 1 minuto, mexendo até o vinho evaporar. Despeje o caldo e, assim que ferver, reduza o fogo e deixe por cerca de 1 minuto, mexendo até o molho começar a engrossar. Adicione a manteiga, um ou dois pedaços por vez, mexendo vigorosamente até incorporar bem e o molho engrossar (se quiser mais espesso, dissolva o restante de araruta em ½ colher (chá) de água, misture no molho e deixe cozinhando até engrossar).

3. Retire do fogo. Prove e acerte o sal. Polvilhe com salsa e sirva.

**Porção (2 colheres [sopa]): 51kcal, 2g de proteína,
3g de carboidrato, 3g de gordura, 1g de fibra**

SMOOTHIES

SHAKE MÁGICO ROXO
(SHAKE + OVOS)

Este divertido smoothie é uma fonte de nutrientes, que junta a espirulina azul em pó, as amoras e as sementes de romã. O abacate e o óleo MCT fornecem lipídios saudáveis, e o *whey*, proteínas de alta qualidade. Mas o que é verdadeiramente surpreendente neste smoothie é que ele tem gosto de *creamsicle* — um coquetel à base de licor de laranja e creme de baunilha —, algo totalmente inesperado, considerando sua intensa tonalidade roxa. Beba ou despeje em uma fôrma de picolé e congele para se presentear no desaquecimento pós-treino.

Preparo: 10 minutos ■ Rende 1 ½ xícara ■ Serve 2 pessoas

¼ abacate médio maduro
½ xícara de leite de sua preferência (usei o de amêndoas)
2 colheres (chá) de espirulina azul em pó
1 xícara de amoras congeladas
¼ de xícara de sementes de romã
2 colheres (chá) de raspas de laranja
1 colher (sopa) de óleo MCT
2 scoops (4 colheres (sopa)) *de* whey protein *em pó*
1 colher (chá) de extrato de baunilha
Sal marinho fino a gosto
Adoçante monkfruit ou estévia, opcional

Junte o abacate, o leite, a espirulina em pó, as amoras, as sementes de romã, as raspas de laranja, o óleo MCT, o *whey protein* em pó, a baunilha e o sal no liquidificador; bata até ficar homogêneo. Experimente e adoce com monkfruit ou estévia, se necessário. Sirva na hora ou despeje em fôrmas de picolé e congele.

**Porção: 305kcal, 27g de proteína, 22g de carboidrato,
13g de gordura, 6g de fibra**

Notas

INTRODUÇÃO

1. Alyson A. Miller e Sarah J. Spencer. "Obesity and Neuroinflammation: A Pathway to Cognitive Impairment", *Brain, Behavior, and Immunity* 42 (nov. 2014): p. 10-21, https://doi.org/10.1016/j.bbi.2014.04.001; Joy Jones Buie, Luke S. Watson, Crystal J. Smith e Catrina Sims-Robinson, "Obesity-Related Cognitive Impairment: The Role of Endothelial Dysfunction", *Neurobiology of Disease* 132 (dez. 2019): 104580, https://doi.org/10.1016/j.nbd.2019.104580.

2. Carol Dweck. *Mindset: The New Psychology of Success* (Nova York: Ballantine, 2016), 16. [Ed. bras.: *Mindset – A nova psicologia do sucesso*. Tradução de S. Duarte. Rio de Janeiro: Objetiva, 2017.]

CAPÍTULO 1: DEIXE DE LADO O PARADIGMA COM FOCO NA GORDURA

1. "Physical Activity Guidelines Resources", ACSM_CMS, acesso em 4 maio 2023, https://www.acsm.org/education-resources/trending-topics-resources/physical-activity-guidelines.

2. R. R. Wolfe. "Metabolic Interactions between Glucose and Fatty Acids in Humans", *American Journal of Clinical Nutrition* 67, n° 3 (mar. 1998): p. 519S-526S, https://doi.org/10.1093/ajcn/67.3.519S.

3. Kim A. Sjøberg, Christian Frøsig, Rasmus Kjøbsted, Lykke Sylow, Maximilian Kleinert, Andrew C. Betik, Christopher S. Shaw *et al.* "Exercise Increases Human Skeletal Muscle Insulin Sensitivity via Coordinated Increases in Microvascular Perfusion and Molecular Signaling", *Diabetes* 66, n° 6 (mar. 2017): p. 1.501-1.510, https://doi.org/10.2337/db16-1327.

4. Mohsen Mazidi, Ana M. Valdes, José M. Ordovás, Wendy L. Hall, Joan C. Pujol, Jonathan Wolf, George Hadjigeorgiou et al. "Meal-Induced Inflammation: Postprandial Insights from the Personalised Responses to Dietary Composition Trial (Predict) Study in 1000 Participants", *American Journal of Clinical Nutrition* 114, nº 3 (set. 2021): p. 1028-1038, https://doi.org/10.1093/ajcn/nqab132.
5. Craig S. Stump, Erik J. Henriksen, Yongzhong Wei e James R. Sowers. "The Metabolic Syndrome: Role of Skeletal Muscle Metabolism", *Annals of Medicine* 38, nº 6 (2006): p. 389-402, https://doi.org/10.1080/07853890600888413.
6. Ralph A. DeFronzo e Devjit Tripathy. "Skeletal Muscle Insulin Resistance Is the Primary Defect in Type 2 Diabetes", *Diabetes Care* 32, suplemento 2 (nov. 2009): p. S157-S163, https://doi.org/10.2337/dc09-s302.
7. Hong-Kyu Kim e Chul-Hee Kim. "Quality Matters as Much as Quantity of Skeletal Muscle: Clinical Implications of Myosteatosis in Cardiometabolic Health", *Endocrinology and Metabolism* 36, nº 6 (dez. 2021): p. 1161-1174, https://doi.org/10.3803/enm.2021.1348.
8. M. C. K. Severinsen e B. K. Pedersen. "Muscle-Organ Crosstalk: The Emerging Roles of Myokines", *Endocrine Reviews* 41, nº 4 (2020): p. 594-609, https://doi.org/10.1210/endrev/bnaa016.
9. Bente Klarlund Pedersen, Thorbjörn C. Akerström, Anders R. Nielsen e Christian P. Fischer. "Role of Myokines in Exercise and Metabolism", *Journal of Applied Physiology* 103, nº 3 (set. 2007): p. 1093-1098, https://doi.org/10.1152/japplphysiol.00080.2007.
10. Tsubasa Tomoto, Jie Liu, Benjamin Y. Tseng, Evan P. Pasha, Danilo Cardim, Takashi Tarumi, Linda S. Hynan, C. Munro Cullum e Rong Zhang. "One-Year Aerobic Exercise Reduced Carotid Arterial Stiffness and Increased Cerebral Blood Flow in Amnestic Mild Cognitive Impairment", *Journal of Alzheimer's Disease* 80, nº 2 (mar. 2021): p. 841-853, https://doi.org/10.3233/jad-201456.
11. P. Z. Liu e R. Nusslock. "Exercise-Mediated Neurogenesis in the Hippocampus via BDNF", *Frontiers in Neuroscience* 12 (fev. 2018), https://doi.org/10.3389/fnins.2018.00052.
12. Kirk I. Erickson, Michelle W. Voss, Ruchika Shaurya Prakash, Chandramallika Basak, Amanda Szabo, Laura Chaddock, Jennifer S. Kim et al. "Exercise Training Increases Size of Hippocampus and Improves Memory", *Proceedings of the National Academy of Sciences* 108, nº 7 (31 jan. 2011): p. 3.017-3.022, https://doi.org/10.1073/pnas.1015950108.

CAPÍTULO 2: EVITE AS DOENÇAS

1. Kyle Strimbu e Jorge A. Tavel. "What Are Biomarkers?", *Current Opinion in HIV and AIDS* 5, nº 6 (nov. 2010): p. 463-466, https://doi.org/10.1097/coh.0b013e32833ed177 .

2. Pedro L. Valenzuela, Nicola A. Maffiuletti, Gabriella Tringali, Alessandra De Col e Alessandro Sartorio. "Obesity-Associated Poor Muscle Quality: Prevalence and Association with Age, Sex, and Body Mass Index", *BMC Musculoskeletal Disorders* 21, nº 200 (mar. 2020), https://doi.org/10.1186/s12891-020-03228-y.

3. Eric S. Orwoll, Katherine E. Peters, Marc Hellerstein, Steven R. Cummings, William J. Evans e Peggy M. Cawthon. "The Importance of Muscle versus Fat Mass in Sarcopenic Obesity: A Re-evaluation Using D3-Creatine Muscle Mass versus DXA Lean Mass Measurements", *Journals of Gerontology: Series A* 75, nº 7 (jul. 2020): p. 1.362-1.368, https://doi.org/10.1093/gerona/glaa064.

4. "The Innate and Adaptive Immune Systems", NCBI (Centro Nacional de Informação Biotecnológica), https://www.ncbi.nlm.nih.gov/books/NBK279396/

5. Rita Polito, Vincenzo Monda, Ersilia Nigro, Antonietta Messina, Girolamo Di Maio, Maria Teresa Giuliano, Stefania Orrù *et al.* "The Important Role of Adiponectin and Orexin-A, Two Key Proteins Improving Healthy Status: Focus on Physical Activity", *Frontiers in Physiology* 11 (abr. 2020), https://doi.org/10.3389/fphys.2020.00356

6. Polito *et al.* "The Important Role of Adiponectin and Orexin-A."

7. Neil M. Johannsen, Damon L. Swift, William D. Johnson, Vishwa D. Dixit, Conrad P. Earnest, Steven N. Blair e Timothy S. Church. "Effect of Different Doses of Aerobic Exercise on Total White Blood Cell (WBC) and WBC Subfraction Number in Postmenopausal Women: Results from DREW", *PLOS ONE* 7, nº 2 (fev. 2012): e31319, https://doi.org/10.1371/journal.pone.0031319.

8. Kassem Sharif, Abdulla Watad, Nicola Luigi Bragazzi, Micheal Lichtbroun, Howard Amital e Yehuda Shoenfeld. "Physical Activity and Autoimmune Diseases: Get Moving and Manage the Disease", *Autoimmunity Reviews* 17, nº 1 (jan. 2018): p. 53-72, https://doi.org/10.1016/j.autrev.2017.11.010.

9. Luiz Augusto Perandini, Ana Lúcia de Sá-Pinto, Hamilton Roschel, Fabiana Braga Benatti, Fernanda Rodrigues Lima, Eloisa Bonfá e Bruno Gualano. "Exercise as a Therapeutic Tool to Counteract Inflammation and Clinical Symptoms in Autoimmune Rheumatic Diseases", *Autoimmunity Reviews* 12, nº 2 (dez. 2012): p. 218-224, https://doi.org/10.1016/j.autrev.2012.06.007.

10. "Global Cancer Facts & Figures", Associação Americana do Câncer, https://www.cancer.org/research/cancer-facts-statistics/global.html.

11. "Diet and Cancer Prevention", *Tufts Health & Nutrition Letter* (1 dez. 2020), https://www.nutritionletter.tufts.edu/special-reports/diet-and-cancer-prevention/.

12. Veronica Wendy Setiawan, Hannah P. Yang, Malcolm C. Pike, Susan E. McCann, Herbert Yu, Yong-Bing Xiang, Alicja Wolk *et al.* "Type I and II Endometrial Cancers: Have They Different Risk Factors?" *Journal of Clinical Oncology* 31, nº 20 (jun. 2013): p. 2.607-2.618, https://doi.org/10.1200/jco.2012.48.2596.

13. Cathrine Hoyo, Michael B. Cook, Farin Kamangar, Neal D. Freedman, David C. Whiteman, Leslie Bernstein, Linda M. Brown et al. "Body Mass Index in Relation to Oesophageal and Oesophagogastric Junction Adenocarcinomas: A Pooled Analysis from the International Beacon Consortium", *International Journal of Epidemiology* 41, nº 6 (nov. 2012): p. 1706-1718, https://doi.org/10.1093/ije/dys176.

14. Yi Chen, Lingxiao Liu, Xiaolin Wang, Jianhua Wang, Zhiping Yan, Jieming Cheng, Gaoquan Gong e Guoping Li. "Body Mass Index and Risk of Gastric Cancer: A Meta-Analysis of a Population with More Than Ten Million from 24 Prospective Studies", *Cancer Epidemiology, Biomarkers & Prevention* 22, nº 8 (mai. 2013): p. 1.395-1.408, https://doi.org/10.1158/1055-9965.epi-13-0042.

15. Jeanine M. Genkinger, Donna Spiegelman, Kristin E. Anderson, Leslie Bernstein, Piet A. van den Brandt, Eugenia E. Calle, Dallas R. English et al. "A Pooled Analysis of 14 Cohort Studies of Anthropometric Factors and Pancreatic Cancer Risk", *International Journal of Cancer* 129, nº 7 (mar. 2011): p. 1.708-1.717, https://doi.org/10.1002/ijc.25794.

16. Yanlei Ma, Yongzhi Yang, Feng Wang, Peng Zhang, Chenzhang Shi, Yang Zou, e Huanlong Qin. "Obesity and Risk of Colorectal Cancer: A Systematic Review of Prospective Studies", *PLOS ONE* 8, nº 1 (jan. 2013), https://doi.org/10.1371/journal.pone.0053916.

17. "Diet, Nutrition, Physical Activity and Gallbladder Cancer", Fundo Mundial de Pesquisa em Câncer, https://www.wcrf.org/wp-content/uploads/2021/02/gallbladder-cancer-report.pdf; Liqing Li, Yong Gan, Wenzheng Li, Chunmei Wu e Zuxun Lu. "Overweight, Obesity and the Risk of Gallbladder and Extrahepatic Bile Duct Cancers: A Meta-Analysis of Observational Studies", *Obesity* 24, nº 8 (jul. 2016): p. 1.786-1.802, https://doi.org/10.1002/oby.21505.

18. Andrew G. Renehan, Margaret Tyson, Matthias Egger, Richard F. Heller e Marcel Zwahlen. "Body-Mass Index and Incidence of Cancer: A Systematic Review and Meta-Analysis of Prospective Observational Studies", *The Lancet* 371, nº 9.612 (fev. 2008): p. 569-578, https://doi.org/10.1016/s0140-6736(08)60269-x.

19. Mark F. Munsell, Brian L. Sprague, Donald A. Berry, Gary Chisholm e Amy Trentham-Dietz. "Body Mass Index and Breast Cancer Risk According to Postmenopausal Estrogen-Progestin Use and Hormone Receptor Status", *Epidemiologic Reviews* 36, nº 1 (2014): p. 114-136, https://doi.org/10.1093/epirev/mxt010.

20. "Ovarian Cancer and Body Size: Individual Participant Meta-Analysis Including 25,157 Women with Ovarian Cancer from 47 Epidemiological Studies", *PLOS Medicine* 9, nº 4 (abr. 2012), https://doi.org/10.1371/journal.pmed.1001200.

21. Lee W. Jones, Laurel A. Habel, Erin Weltzien, Adrienne Castillo, Dipti Gupta, Candyce H. Kroenke, Marilyn L. Kwan et al. "Exercise and Risk of Cardiovascular Events in

Women with Nonmetastatic Breast Cancer", *Journal of Clinical Oncology* 34, nº 23 (ago. 2016): p. 2.743-2.749, https://doi.org/10.1200/jco.2015.65.6603.

22. Michael J. Tisdale. "The 'Cancer Cachectic Factor'", *Supportive Care in Cancer* 11, nº 2 (fev. 2003): p. 73-78, https://doi.org/10.1007/s00520-002-0408-6.

23. Josep M. Argilés, Sílvia Busquets, Britta Stemmler e Francisco J. Lopez-Soriano. "Cancer Cachexia: Understanding the Molecular Basis", *Nature Reviews Cancer* 14, nº 11 (out. 2014): p. 754-762, https://doi.org/10.1038/nrc3829.

24. Eric J. Roeland, Kari Bohlke, Vickie E. Baracos, Eduardo Bruera, Egidio del Fabbro, Suzanne Dixon, Marie Fallon *et al.* "Management of Cancer Cachexia: asco Guideline", *Journal of Clinical Oncology* 38, nº 21 (jul. 2020): p. 2438-2453, https://doi.org/10.1200/jco.20.00611.

25. R. Donato *et al.* "Functions of S100 Proteins", *Current Molecular Medicine* 13, nº 1 (jan. 2013): p. 24-57, https://pubmed.ncbi.nlm.nih.gov/22834835.

26. Justin P. Hardee, Melissa J. Puppa, Dennis K. Fix, Song Gao, Kimbell L. Hetzler, Ted A. Bateman e James A. Carson. "The Effect of Radiation Dose on Mouse Skeletal Muscle Remodeling", *Radiology and Oncology* 48, nº 3 (jul. 2014): p. 247-256, https://doi.org/10.2478/raon-2014-0025.

27. Georgios Mavropalias, Marc Sim, Dennis R. Taaffe, Daniel A. Galvão, Nigel Spry, William J. Kraemer, Keijo Hakkinen e Robert U. Newton. "Exercise Medicine for Cancer Cachexia: Targeted Exercise to Counteract Mechanisms and Treatment Side Effects", *Journal of Cancer Research and Clinical Oncology* 148, nº 6 (jan. 2022): p. 1.389-1.406, https://doi.org/10.1007/s00432-022-03927-0.

28. Mitsuharu Matsumoto, Yusuke Kitada e Yuji Naito. "Endothelial Function Is Improved by Inducing Microbial Polyamine Production in the Gut: A Randomized Placebo-Controlled Trial", *Nutrients* 11, nº 5 (maio 2019): p. 1188, https://doi.org/10.3390/nu11051188.

29. Kristin L. Campbell, Kerri M. Winters-Stone, Joachim Wiskemann, Anne M. May, Anna L. Schwartz, Kerry S. Courneya, David S. Zucker *et al.* "Exercise Guidelines for Cancer Survivors: Consensus Statement from International Multidisciplinary Roundtable", *Medicine & Science in Sports & Exercise* 51, nº 11 (nov. 2019): p. 2.375--2.390, https://doi.org/10.1249/mss.0000000000002116.

30. Fatma Alzahraa H. Kamel, Maged A. Basha, Ashwag S. Alsharidah e Amr B. Salama. "Resistance Training Impact on Mobility, Muscle Strength and Lean Mass in Pancreatic Cancer Cachexia: A Randomized Controlled Trial", *Clinical Rehabilitation* 34, nº 11 (jul. 2020): p. 1.391-1.399, https://doi.org/10.1177/0269215520941912.

31. Mavropalias *et al.* "Exercise Medicine for Cancer Cachexia".

32. Mavropalias *et al.* "Exercise Medicine for Cancer Cachexia".

33. Manit Saeteaw, Phitjira Sanguanboonyaphong, Jukapun Yoodee, Kaitlyn Craft, Ratree Sawangjit, Nuttapong Ngamphaiboon, Prapimporn Chattranukulchai Shantavasinkul, Suphat Subongkot e Nathorn Chaiyakunapruk. "Efficacy and Safety of Pharmacological Cachexia Interventions: *BMJ Supportive & Palliative Care* Systematic Review and Network Meta-Analysis", 11, nº 1 (nov. 2020): p. 75-85, https://doi.org/10.1136/bmjspcare-2020-002601.

34. Kathryn H. Schmitz, Anna M. Campbell, Martijn M. Stuiver, Bernardine M. Pinto, Anna L. Schwartz, G. Stephen Morris, Jennifer A. Ligibel *et al*. "Exercise Is Medicine in Oncology: Engaging Clinicians to Help Patients Move through Cancer", *CA: A Cancer Journal for Clinicians* 69, nº 6 (out. 2019): p. 468-484, https://doi.org/10.3322/caac.21579.

35. Martin Prince, Renata Bryce, Emiliano Albanese, Anders Wimo, Wagner Ribeiro e Cleusa P. Ferri. "The Global Prevalence of Dementia: A Systematic Review and Metaanalysis", *Alzheimer's & Dementia* 9, nº 1 (jan. 2013): p. 63, https://doi.org/10.1016/j.jalz.2012.11.007.

36. Subbiah Pugazhenthi, Limei Qin e P. Hemachandra Reddy. "Common Neurodegenerative Pathways in Obesity, Diabetes, and Alzheimer's Disease", *Biochimica et Biophysica Acta (BBA) — Molecular Basis of Disease* 1863, nº 5 (maio 2017): p. 1.037-1.045, https://doi.org/10.1016/j.bbadis.2016.04.017.

37. T. Kelly, W. Yang, C.-S. Chen, K. Reynolds e J. He. "Global Burden of Obesity in 2005 and Projections to 2030", *International Journal of Obesity* 32, nº 9 (jul. 2008): p. 1.431-1.437, https://doi.org/10.1038/ijo.2008.102.

38. Mika Kivimäki, Ritva Luukkonen, G. David Batty, Jane E. Ferrie, Jaana Pentti, Solja T. Nyberg, Martin J. Shipley *et al*. "Body Mass Index and Risk of Dementia: Analysis of Individual-Level Data from 1.3 Million Individuals", *Alzheimer's & Dementia* 14, nº 5 (nov. 2017): p. 601-609, https://doi.org/10.1016/j.jalz.2017.09.016.

39. "Evidence Profile: Weight Reduction and Cognitive Decline or Dementia", *Risk Reduction of Cognitive Decline and Dementia: WHO Guidelines*, https://www.ncbi.nlm.nih.gov/books/NBK542803/.

40. Emily Balcetis. *Clearer, Closer, Better: How Successful People See the World* (Nova York: Ballantine, 2020).

CAPÍTULO 3: BLINDE SEU CORPO EM TRANSFORMAÇÃO PARA TER FORÇA EM TODAS AS IDADES

1. "New Research Uncovers Concerning Increases in Youth Living with Diabetes in the U.S.", Centro de Controle e Prevenção de Doenças (CDC), 24 ago. de 2021, https://www.cdc.gov/media/releases/2021/p0824-youth-diabetes.html.

2. Laura Reiley. "USDA Announces Rigorous New School Nutrition Standards", *The Washington Post*, 3 fev. 2023, https://www.washingtonpost.com/business/2023/02/03/school-meals-dietary-guidelines/.

3. Mark D. Peterson, Peng Zhang, William A. Saltarelli, Paul S. Visich e Paul M. Gordon. "Low Muscle Strength Thresholds for the Detection of Cardiometabolic Risk in Adolescents", *American Journal of Preventive Medicine* 50, nº 5 (maio 2016): p. 593--599, https://doi.org/10.1016/j.amepre.2015.09.019.

4. Laura D. Brown. "Endocrine Regulation of Fetal Skeletal Muscle Growth: Impact on Future Metabolic Health", *Journal of Endocrinology* 221, nº 2 (fev. 2014): p. 13-29, https://doi.org/10.1530/joe-13-0567.

5. Marcus Moberg, Malene E. Lindholm, Stefan M. Reitzner, Björn Ekblom, Carl-Johan Sundberg e Niklas Psilander. "Exercise Induces Different Molecular Responses in Trained and Untrained Human Muscle", *Medicine & Science in Sports & Exercise* 52, nº 8 (ago. 2020): p. 1.679-1.690, https://doi.org/10.1249/mss.0000000000002310.

6. Paul R. Stricker, Avery D. Faigenbaum, Teri M. McCambridge, Cynthia R. LaBella, M. Alison Brooks, Greg Canty, Alex B. Diamond *et al.* "Resistance Training for Children and Adolescents", *Pediatrics* 145, nº 6 (jun. 2020), https://doi.org/10.1542/peds.2020-1011

7. Joshua L. Hudson, Jamie I. Baum, Eva C. Diaz e Elisabet Borsheim. "Dietary Protein Requirements in Children: Methods for Consideration", *Nutrients* 13, nº 5 (maio 2021): p. 1.554, https://doi.org/10.3390/nu13051554.

8. Minghua Tang. "Protein Intake during the First Two Years of Life and Its Association with Growth and Risk of Overweight", *International Journal of Environmental Research and Public Health* 15, nº 8 (ago. 2018): p. 1.742, https://doi.org/10.3390/ijerph15081742

9. Masoud Rahmati, John J. McCarthy e Fatemeh Malakoutinia. "Myonuclear Permanence in Skeletal Muscle Memory: A Systematic Review and Meta-Analysis of Human and Animal Studies", *Journal of Cachexia, Sarcopenia and Muscle* 13, nº 5 (ago. 2022): p. 2.276-2.297, https://doi.org/10.1002/jcsm.13043.

10. Kristian Gundersen. "Muscle Memory and a New Cellular Model for Muscle Atrophy and Hypertrophy", *Journal of Experimental Biology* 219, nº 2 (jan. 2016): p. 235-242, https://doi.org/10.1242/jeb.124495.

11. A. A. Sayer, H. Syddall, H. Martin, H. Patel, D. Baylis e C. Cooper. "The Developmental Origins of Sarcopenia", *Journal of Nutrition Health and Aging* 12, nº 7 (ago. 2008): p. 427-432, https://doi.org/10.1007/bf02982703.

12. Barbara E. Kahn e Robert E. Brannigan. "Obesity and Male Infertility", *Current Opinion in Urology* 27, nº 5 (set. 2017): p. 441-445, https://doi.org/10.1097/mou.0000000000000417.

13. Thibault Sutter, Hechmi Toumi, Antoine Valery, Rawad El Hage, Antonio Pinti e Eric Lespessailles. "Relationships between Muscle Mass, Strength and Regional Bone Mineral Density in Young Men", *PLOS ONE* 14, nº 3 (mar. 2019), https://doi.org/10.1371/journal.pone.0213681.

14. W. Ombelet, I. Cooke, S. Dyer, G. Serour e P. Devroey. "Infertility and the Provision of Infertility Medical Services in Developing Countries", *Human Reproduction Update* 14, nº 6 (set. 2008): p. 605-621, https://doi.org/10.1093/humupd/dmn042

15. A. B. Jose-Miller, J. W. Boyden e K. A. Frey. "Infertility", *American Family Physician* 75 (mar. 2007): p. 849-856.

16. E. Silvestris, G. de Pergola, R. Rosania e G. Loverro. "Obesity as Disruptor of the Female Fertility", *Reproductive Biology and Endocrinology* 16, nº 22 (mar. 2018), https://doi.org/10.1186/s12958-018-0336-z; L. Currie, "Fall and Injury Prevention", *Patient Safety and Quality: An Evidence-Based Handbook for Nurses*, R. G. Hughes (Org.) (Rockville, Maryland: Agência de Pesquisa e Qualidade em Saúde, 2008), cap. 10, https://pubmed.ncbi.nlm.nih.gov/21328752/.

17. Laura E. McBreairty, Philip D. Chilibeck, Julianne J. Gordon, Donna R. Chizen e Gordon A. Zello. "Polycystic Ovary Syndrome Is a Risk Factor for Sarcopenic Obesity: A Case Control Study", *BMC Endocrine Disorders* 19, nº 70 (jul. 2019), https://doi.org/10.1186/s12902-019-0381-4.

18. Tara McDonnell, Leanne Cussen, Marie McIlroy e Michael W. O'Reilly. "Characterizing Skeletal Muscle Dysfunction in Women with Polycystic Ovary Syndrome", *Therapeutic Advances in Endocrinology and Metabolism* 13 (jan. 2022), https://doi.org/10.1177/20420188221113140.

19. Solvejg L. Hansen, Pernille F. Svendsen, Jacob F. Jeppesen, Louise D. Hoeg, Nicoline R. Andersen, Jonas M. Kristensen, Lisbeth Nilas *et al.* "Molecular Mechanisms in Skeletal Muscle Underlying Insulin Resistance in Women Who Are Lean with Polycystic Ovary Syndrome", *Journal of Clinical Endocrinology & Metabolism* 104, nº 5 (dez. 2018): p. 1.841-1.854, https://doi.org/10.1210/jc.2018-01771.

20. Ulla Kampmann, Sine Knorr, Jens Fuglsang e Per Ovesen. "Determinants of Maternal Insulin Resistance during Pregnancy: An Updated Overview", *Journal of Diabetes Research* 2019 (nov. 2019): p. 1-9, https://doi.org/10.1155/2019/5320156.

21. "Gestational Diabetes", Associação Norte-Americana de Diabetes, https://diabetes.org/diabetes/gestational-diabetes.

22. H. David McIntyre, Patrick Catalano, Cuilin Zhang, Gernot Desoye, Elisabeth R. Mathiesen e Peter Damm. "Gestational Diabetes Mellitus", *Nature Reviews Disease Primers* 5, nº 1 (jul. 2019), https://doi.org/10.1038/s41572-019-0098-8.

23. Raul Narvaez-Sanchez, Juan C. Calderón, Gloria Vega, Maria Camila Trillos e Sara Ospina. "Skeletal Muscle as a Protagonist in the Pregnancy Metabolic Syndrome", *Medical Hypotheses* 126 (maio 2019): p. 26-37, https://doi.org/10.1016/j.mehy.2019.02.049.

24. Narvaez-Sanchez *et al.* "Skeletal Muscle."
25. Yaping Xie, Huifen Zhao, Meijing Zhao, Huibin Huang, Chunhong Liu, Fengfeng Huang e Jingjing Wu. "Effects of Resistance Exercise on Blood Glucose Level and Pregnancy Outcome in Patients with Gestational Diabetes Mellitus: A Randomized Controlled Trial", BMJ *Open Diabetes Research & Care* 10, nº 2 (abr. 2022), https://doi.org/10.1136/bmjdrc-2021-002622.
26. Behzad Hajizadeh Maleki, Bakhtyar Tartibian e Mohammad Chehraz. "Effectiveness of Exercise Training on Male Factor Infertility: A Systematic Review and Network Meta-Analysis", *Sports Health: A Multidisciplinary Approach* 14, nº 4 (nov. 2021): p. 508-517, https://doi.org/10.1177/19417381211055399.
27. Behzad Hajizadeh Maleki and Bakhtyar Tartibian. "Resistance Exercise Modulates Male Factor Infertility through Anti-Inflammatory and Antioxidative Mechanisms in Infertile Men: A RCT", *Life Sciences* 203 (jun. 2018): p. 150-160, https://doi.org/10.1016/j.lfs.2018.04.039.
28. Nicholas A. Christakis e James H. Fowler. "The Spread of Obesity in a Large Social Network over 32 Years", *New England Journal of Medicine* 357, nº 4 (jul. 2007): p. 370-379, https://doi.org/10.1056/nejmsa066082.
29. Kirk L. English e Douglas Paddon-Jones. "Protecting Muscle Mass and Function in Older Adults during Bed Rest", *Current Opinion in Clinical Nutrition and Metabolic Care* 13, nº 1 (jan. 2010): p. 34-39, https://doi.org/10.1097/mco.0b013e328333aa66; Mauro Zamboni *et al.* "Sarcopenic Obesity: A New Category of Obesity in the Elderly", *Nutrition, Metabolism and Cardiovascular Diseases* 18, nº 5 (2008): p. 388-395.
30. Micah J. Drummond, Jared M. Dickinson, Christopher S. Fry, Dillon K. Walker, David M. Gundermann, Paul T. Reidy, Kyle L. Timmerman *et al.* "Bed Rest Impairs Skeletal Muscle Amino Acid Transporter Expression, mtorc1 Signaling, and Protein Synthesis in Response to Essential Amino Acids in Older Adults", *American Journal of Physiology-Endocrinology and Metabolism* 302, nº 9 (maio 2012), https://doi.org/10.1152/ajpendo.00603.2011.
31. David M. Almeida, Jonathan Rush, Jacqueline Mogle, Jennifer R. Piazza, Eric Cerino e Susan T. Charles. "Longitudinal Change in Daily Stress across 20 Years of Adulthood: Results from the National Study of Daily Experiences", *Developmental Psychology* 59, nº 3 (mar. 2023): p. 515-523, https://doi.org/10.1037/dev0001469; C. Allen, P. Glasziou e C. Del Mar. "Bed Rest: A Potentially Harmful Treatment Needing More Careful Evaluation", *The Lancet* 354, nº 9.186 (out. 1999): p. 1.229-1.233, https://doi.org/10.1016/s0140-6736(98)10063-6.
32. Sumito Ogawa, Mitsutaka Yakabe e Masahiro Akishita. "Age-Related Sarcopenia and Its Pathophysiological Bases", *Inflammation and Regeneration* 36, nº 1 (set. 2016), https://doi.org/10.1186/s41232-016-0022-5.

33. Nkechinyere Chidi-Ogbolu e Keith Baar. "Effect of Estrogen on Musculoskeletal Performance and Injury Risk", *Frontiers in Physiology* 9 (jan. 2019), https://doi.org/10.3389/fphys.2018.01834.
34. William Chen, David Datzkiw e Michael A. Rudnicki. "Satellite Cells in Ageing: Use It or Lose It", *Open Biology* 10, nº 5 (maio 2020), https://doi.org/10.1098/rsob.200048; Mitsutaka Yakabe, Sumito Ogawa e Masahiro Akishita. "Clinical Manifestations and Pathophysiology of Sarcopenia", *Biomedical Sciences* 1, nº 2 (jul. 2015): p. 10-17.
35. Chidi-Ogbolu and Baar. "Effect of Estrogen."
36. Chen *et al.* "Satellite Cells."
37. Currie. "Fall and Injury."
38. Pedro Lopez, Ronei Silveira Pinto, Regis Radaelli, Anderson Rech, Rafael Grazioli, Mikel Izquierdo e Eduardo Lusa Cadore. "Benefits of Resistance Training in Physically Frail Elderly: A Systematic Review", *Aging Clinical and Experimental Research* 30, nº 8 (nov. 2017): p. 889-899, https://doi.org/10.1007/s40520-017-0863-z.
39. M. Sun, L. Min, N. Xu, L. Huang e X. Li. "The Effect of Exercise Intervention on Reducing the Fall Risk in Older Adults: A Meta-Analysis of Randomized Controlled Trials", *International Journal of Environmental Research and Public Health*, 18, nº 23 (2021), p. 12.562, https://doi.org/10.3390/ijerph182312562.

CAPÍTULO 4: ABRACE DE VEZ O SUCESSO COM A CIÊNCIA NUTRICIONAL

1. Dariush Mozaffarian, Irwin Rosenberg e Ricardo Uauy. "History of Modern Nutrition Science — Implications for Current Research, Dietary Guidelines, and Food Policy", BMJ (jun. 2018), https://doi.org/10.1136/bmj.k2392.
2. Arne Astrup, Faidon Magkos, Dennis M. Bier, J. Thomas Brenna, Marcia C. de Oliveira Otto, James O. Hill, Janet C. King *et al.* "Saturated Fats and Health: A Reassessment and Proposal for Food-Based Recommendations", *Journal of the American College of Cardiology* 76, nº 7 (ago. 2020): p. 844-857, https://doi.org/10.1016/j.jacc.2020.05.077
3. Jeffrey Heydu. "Cultural Modeling in Two Eras of U.S. Food Protest: Grahamites (1830s) and Organic Advocates (1960s-70s)", *Social Problems* 58, nº 3 (ago. 2011): p. 461--487, https://www.academia.edu/21735004/Cultural%20_Modeling_in_Two_Eras_of_U_S_Food_Protest_Grahamites_1830s_and_Organic_Advocates_1960s_70s_.
4. "World War II Veterans by the Numbers", VA Fact Sheet, https://dig.abclocal.go.com/ktrk/ktrk_120710_WWIIvetsfactsheet.pdf.
5. Cari Romm. "The World War II Campaign to Bring Organ Meats to the Dinner Table", *The Atlantic*, 25 set. 2014, https://www.theatlantic.com/health/archive/2014/09/the-world-war-ii-campaign-to-bring-organ-meats-to-the-dinner-table/380737/.

6. Catherine Price. "The Age of Scurvy", *Distillations*, 14 ago. 2017, https://www.sciencehistory.org/distillations/the-age-of-scurvy.
7. "Divorce Rate in Maine Correlates with per Capita Consumption of Margarine (US)", Spurious Correlations, https://www.tylervigen.com/view_correlation?id=1703.
8. Julia Faria. "PepsiCo: Ad Spend in the U.S. 2014-2021", *Statista*, 6 jan. 2023, https://www.statista.com/statistics/585833/pepsico-ad-spend-usa/#:~:text=In%202021%2C%20PepsiCo%20invested%201.96,increased%20by%20around%2012%20percent.
9. Ronald W. Ward. "Commodity Checkoff Programs and Generic Advertising", *Choices* 21, nº 2 (2006): p. 55-60, https://www.choicesmagazine.org/2006-2/checkoff/2006-2-02.htm.
10. "Research & Promotion Programs", Departamento de Agricultura dos Estados Unidos (USDA), https://www.ams.usda.gov/rules-regulations/research-promotion.
11. Justin McCarthy e Scott DeKoster. "Nearly One in Four in U.S. Have Cut Back on Eating Meat", *Gallup*, 27 jan. 2020, https://news.gallup.com/poll/282779/nearly-one-four-cut-back-eating-meat.aspx.
12. "Livestock and Meat Domestic Data", Departamento de Agricultura dos Estados Unidos (USDA), https://www.ers.usda.gov/data-products/livestock-and-meat-domestic-data/.
13. Florent Vieux, Didier Remond, Jean-Louis Peyraud e Nicole Darmon. "Approximately Half of Total Protein Intake by Adults Must Be Animal-Based to Meet Nonprotein, Nutrient-Based Recommendations, with Variations Due to Age and Sex", *Journal of Nutrition* 152, nº 11 (nov. 2022): p. 2.514-2.525, https://doi.org/10.1093/jn/nxac150.
14. Joséphine Gehring, Mathilde Touvier, Julia Baudry, Chantal Julia, Camille Buscail, Bernard Srour, Serge Hercberg, Sandrine Peneau, Emmanuelle Kesse-Guyot e Benjamin Alles. "Consumption of Ultra-Processed Foods by Pesco-Vegetarians, Vegetarians, and Vegans: Associations with Duration and Age at Diet Initiation", *Journal of Nutrition* 151, nº 1 (jan. 2021): p. 120-131, https://doi.org/10.1093/jn/nxaa196.
15. "Food Availability and Consumption", Departamento de Agricultura dos Estados Unidos (USDA), https://www.ers.usda.gov/data-products/ag-and-food-statistics-charting-the-essentials/food-availability-and-consumption/.
16. Heather J. Leidy, Peter M. Clifton, Arne Astrup, Thomas P. Wycherley, Margriet S. Westerterp-Plantenga, Natalie D. Luscombe-Marsh, Stephen C. Woods e Richard D. Mattes. "The Role of Protein in Weight Loss and Maintenance", *American Journal of Clinical Nutrition* 101, nº 6 (jun. 2015): p. 13.205-13.295, https://doi.org/10.3945/ajcn.114.084038.
17. Zhilei Shan, Colin D. Rehm, Gail Rogers, Mengyuan Ruan, Dong D. Wang, Frank B. Hu, Dariush Mozaffarian, Fang Fang Zhang, and Shilpa N. Bhupathiraju. "Trends in

Dietary Carbohydrate, Protein, and Fat Intake and Diet Quality among us Adults, 1999--2016", *JAMA* 322, nº 12 (set. 2019): p. 1.178, https://doi.org/10.1001/jama.2019.13771.

18. Stephan van Vliet, James R. Bain, Michael J. Muehlbauer, Frederick D. Provenza, Scott L. Kronberg, Carl F. Pieper e Kim M. Huffman. "A Metabolomics Comparison of Plant-Based Meat and Grass-Fed Meat Indicates Large Nutritional Differences Despite Comparable Nutrition Facts Panels", *Scientific Reports* 11, 1º 13828 (jul. 2021), https://doi.org/10.1038/s41598-021-93100-3.

19. Frédéric Leroy, Fabien Abraini, Ty Beal, Paula Dominguez-Salas, Pablo Gregorini, Pablo Manzano, Jason Rowntree e Stephan van Vliet. "Animal Board Invited Review: Animal Source Foods in Healthy, Sustainable, and Ethical Diets — An Argument against Drastic Limitation of Livestock in the Food System", *Animal* 16, 1º mar. 2022: p. 100457, https://doi.org/10.1016/j.animal.2022.100457.

20. C. Biltekoff. *Eating Right in America: The Cultural Politics of Food and Health* (Durham, Carolina do Norte: Duke University Press, 2013); Frédéric Leroy e Adele H. Hite. "The Place of Meat in Dietary Policy: An Exploration of the Animal/Plant Divide", *Meat and Muscle Biology* 4, nº 2 (jul. 2020), https://doi.org/10.22175/mmb.9456.

21. Frédéric Leroy. "Meat as a Pharmakon: An Exploration of the Biosocial Complexities of Meat Consumption", in *Advances in Food and Nutrition Research*, vol. 87, Fidel Toldra (Org.) (Cambridge, Massachusetts: Academic Press, 2019), p. 409-446.

22. Maria Chiorando. "Plant-Based Brand Oatly Addresses Controversy over Selling Oat Residue to Pig Farm", *Plant-Based News* (out. 2020), https://plantbasednews.org/lifestyle/plant-based-oatly-addresses-controversy-selling-oat-residue-pig-farm/.

23. Frank Mitloehner. "Livestock's Contributions to Climate Change: Facts and Fiction", University of California, https://cekern.ucanr.edu/files/256942.pdf.

24. Robin R. White e Mary Beth Hall. "Nutritional and Greenhouse Gas Impacts of Removing Animals from us Agriculture", *Proceedings of the National Academy of Sciences* 114, nº 48 (nov. 2017): p. E1.0301-E1.0308, https://doi.org/10.1073/pnas.1707322114.

25. "Inventory of u.s. Greenhouse Gas Emissions and Sinks", Agência de Proteção Ambiental dos EUA (EPA), https://www.epa.gov/ghgemissions/inventory-us-greenhouse-gas-emissions-and-sinks.

26. White e Hall. "Nutritional and Greenhouse Gas Impacts".

27. White e Hall. "Nutritional and Greenhouse Gas Impacts".

28. W. R. Teague. "Forages and Pastures Symposium: Cover Crops in Livestock Production: Whole-System Approach: Managing Grazing to Restore Soil Health and Farm Livelihoods", *Journal of Animal Science* 96, nº 4 (fev. 2018): p. 1.519-1.530, https://doi.org/10.1093/jas/skx060.

29. R. Lal. "Soil Erosion Impact on Agronomic Productivity and Environment Quality", *Critical Reviews in Plant Sciences* 17, nº 4 (jul. 1998): p. 319-464, https://doi.org/10.1080/07352689891304249.
30. "Sources of Greenhouse Gas Emissions", Agência de Proteção Ambiental dos EUA (EPA), https://www.epa.gov/ghgemissions/sources-greenhouse-gas-emissions
31. Lal. "Soil Erosion Impact."
32. "Adult Obesity Facts", Centers for Disease Control and Prevention, https://www.cdc.gov/obesity/data/adult.html.
33. Viktor E. Frankl, Ilse Lasch, Harold S. Kushner e William J. Winslade. *Man's Search for Meaning* (Boston: Beacon, 2019).

CAPÍTULO 5: PROTEÍNAS: MAIS DO QUE SIMPLES MACRONUTRIENTES

1. Donald K. Layman. "Dietary Guidelines Should Reflect New Understandings about Adult Protein Needs", *Nutrition & Metabolism* 6, nº 1 (mar. 2009): p. 12, https://doi.org/10.1186/1743-7075-6-12.
2. M. C. Devries, A. Sithamparapillai, K. S. Brimble, L. Banfield, R. W. Morton e S. M. Phillips. "Changes in Kidney Function Do Not Differ between Healthy Adults Consuming Higher-Compared with Lower- or Normal-Protein Diets: A Systematic Review and Meta-Analysis", *Journal of Nutrition* 148, nº 11 (2018): p. 1.760-1.775, https://doi.org/10.1093/jn/nxy197.
3. M. E. Van Elswyk, C. A. Weatherford e S. H. McNeill. "A Systematic Review of Renal Health in Healthy Individuals Associated with Protein Intake above the US Recommended Daily Allowance in Randomized Controlled Trials and Observational Studies", *Advances in Nutrition* 9, nº 4 (2018): p. 404-418, https://doi.org/10.1093/advances/nmy026.
4. Jess A. Gwin, David D. Church, Robert R. Wolfe, Arny A. Ferrando e Stefan M. Pasiakos. "Muscle Protein Synthesis and Whole-Body Protein Turnover Responses to Ingesting Essential Amino Acids, Intact Protein, and Protein-Containing Mixed Meals with Considerations for Energy Deficit", *Nutrients* 12, nº 8 (ago. 2020): p. 2.457, https://doi.org/10.3390/nu12082457.
5. Louise A. Berner, Gabriel Becker, Maxwell Wise e Jimmy Doi. "Characterization of Dietary Protein among Older Adults in the United States: Amount, Animal Sources, and Meal Patterns", *Journal of the Academy of Nutrition and Dietetics* 113, 1º jun. 2013: p. 809-815, https://doi.org/10.1016/j.jand.2013.01.014.
6. Ulrika J. Gunnerud, Cornelia Heinzle, Jens J. Holst, Elin M. Ostman e Inger M. Bjorck. "Effects of Pre-Meal Drinks with Protein and Amino Acids on Glycemic and Metabolic Responses at a Subsequent Composite Meal", *PLOS ONE* 7, nº 9 (set. 2012), https://doi.org/10.1371/journal.pone.0044731.

7. Ralf Jäger, Chad M. Kerksick, Bill I. Campbell, Paul J. Cribb, Shawn D. Wells, Tim M. Skwiat, Martin Purpura *et al.* "International Society of Sports Nutrition Position Stand: Protein and Exercise", *Journal of the International Society of Sports Nutrition* 14, nº 1 (jan. 2017), https://doi.org/10.1186/s12970-017-0177-8.
8. Mathijs Drummen, Lea Tischmann, Blandine Gatta-Cherifi, Tanja Adam e Margriet Westerterp-Plantenga. "Dietary Protein and Energy Balance in Relation to Obesity and Co-Morbidities", *Frontiers in Endocrinology* 9 (ago. 2018), https://doi.org/10.3389/fendo.2018.00443.
9. A Dra. Heather Leidy realizou trabalhos fundamentais nessa área. Heather J. Leidy, Richard D. Mattes e Wayne W. Campbell. "Effects of Acute and Chronic Protein Intake on Metabolism, Appetite, and Ghrelin during Weight Loss", *Obesity* 15, nº 5 (2007): p.1.215-1.225, https://doi.org/10.1038/oby.2007.143.

CAPÍTULO 6: CARBOIDRATOS E GORDURAS DIETÉTICAS: DESMISTIFICANDO OS QUERIDINHOS DA CIÊNCIA NUTRICIONAL

1. David S. Ludwig e Cara B. Ebbeling. "The Carbohydrate-Insulin Model of Obesity", *JAMA Internal Medicine* 178, nº 8 (ago. 2018): p. 1.098, https://doi.org/10.1001/jamainternmed.2018.2933.
2. Shan *et al.* "Trends in Dietary Carbohydrate, Protein, and Fat Intake."
3. Mary C. Gannon e Frank Q. Nuttall. "Amino Acid Ingestion and Glucose Metabolism — A Review", *IUBMB Life* 62, nº 9 (set. 2010): p. 660-668, https://doi.org/10.1002/iub.375.
4. S. Sonia, F. Witjaksono e R. Ridwan. "Effect of Cooling of Cooked White Rice on Resistant Starch Content and Glycemic Response", *Asia Pacific Journal of Clinical Nutrition* 24, nº 4 (2015): p. 620-625, https://doi.org/10.6133/apjcn.2015.24.4.13.
5. M. Leeman, E. Ostman e I. Bjorck. "Vinegar Dressing and Cold Storage of Potatoes Lowers Postprandial Glycaemic and Insulinaemic Responses in Healthy Subjects", *European Journal of Clinical Nutrition* 59, nº 11 (nov. 2005): p. 1.266-1.271, https://doi.org/10.1038/sj.ejcn.1602238.
6. Kitt Falk Petersen, Sylvie Dufour, David B. Savage, Stefan Bilz, Gina Solomon, Shin Yonemitsu, Gary W. Cline *et al.* "The Role of Skeletal Muscle Insulin Resistance in the Pathogenesis of the Metabolic Syndrome", *Proceedings of the National Academy of Sciences* 104, nº 31 (jul. 2007): p. 12.587-12.594, https://doi.org/10.1073/pnas.0705408104.
7. Stuart M. Phillips, Douglas Paddon-Jones e Donald K. Layman. "Optimizing Adult Protein Intake during Catabolic Health Conditions", *Advances in Nutrition* 11, nº 4 (2020): p. s1.058-s1.069, https://doi.org/10.1093/advances/nmaa047.

8. Maximilian Andreas Storz e Alvaro Luis Ronco. "Nutrient Intake in Low-Carbohydrate Diets in Comparison to the 2020-2025 Dietary Guidelines for Americans: A Cross-Sectional Study", *British Journal of Nutrition* 129, nº 6 (2023): p. 1.023-1.036, https://doi.org/10.1017/S0007114522001908.

9. Mark Cucuzzella, Adele Hite, Kaitlyn Patterson, Laura Saslow e Rory Heath. "A Clinician's Guide to Inpatient Low-Carbohydrate Diets for Remission of Type 2 Diabetes: Toward a Standard of Care Protocol", *Diabetes Management* 9, nº 1 (2019): p. 7-19.

10. Paula Byrne, Maryanne Demasi, Mark Jones, Susan M. Smith, Kirsty K. O'Brien e Robert DuBroff. "Evaluating the Association between Low-Density Lipoprotein Cholesterol Reduction and Relative and Absolute Effects of Statin Treatment: A Systematic Review and Meta-analysis", *JAMA Internal Medicine* 182, nº 5 (maio 2022): p. 474-481, https://doi.org/10.1001/jamainternmed.2022.0134.

11. Cara B. Ebbeling, Janis F. Swain, Henry A. Feldman, William W. Wong, David L. Hachey, Erica Garcia-Lago e David S. Ludwig. "Effects of Dietary Composition on Energy Expenditure during Weight-Loss Maintenance", *JAMA* 307, nº 24 (2012): p. 2.627-2.634, https://doi.org/10.1001/jama.2012.6607

12. Andrew P. DeFilippis e Laurence S. Sperling. "Understanding Omega-3's", *American Heart Journal* 151, nº 3 (mar. 2006): p. 564-570, https://doi.org/10.1016/j.ahj.2005.03.051.

13. Chris McGlory, Philip C. Calder e Everson A. Nunes. "The Influence of Omega-3 Fatty Acids on Skeletal Muscle Protein Turnover in Health, Disuse, and Disease", *Frontiers in Nutrition* 6 (ago. 2019), https://doi.org/10.3389/fnut.2019.00144.

14. Artemis Simopoulos. "An Increase in the Omega-6/Omega-3 Fatty Acid Ratio Increases the Risk for Obesity", *Nutrients* 8, nº 3 (mar. 2016): p. 128, https://doi.org/10.3390/nu8030128.

15. Frank M. Sacks, Alice H. Lichtenstein, Jason H. Y. Wu, Lawrence J. Appel, Mark A. Creager, Penny M. Kris-Etherton, Michael Miller *et al.* "Dietary Fats and Cardiovascular Disease: A Presidential Advisory from the American Heart Association", *Circulation* 136, nº 3 (jul. 2017), https://doi.org/10.1161/cir.0000000000000510.

16. R. Micha, J. L. Penalvo, F. Cudhea, F. Imamura, C. D. Rehm e D. Mozaffarian. "Association between Dietary Factors and Mortality from Heart Disease, Stroke, and Type 2 Diabetes in the United States", *JAMA* 317, nº 9 (2017): p. 912-924, https://doi.org/10.1001/jama.2017.0947.

17. Gay Hendricks. *The Big Leap: Conquer Your Hidden Fear and Take Life to the Next Level* (Nova York: HarperCollins, 2010).

CAPÍTULO 7: OS PLANOS ALIMENTARES DO PROTOCOLO LYON

1. Alex Leaf e Jose Antonio. "The Effects of Overfeeding on Body Composition: The Role of Macronutrient Composition — A Narrative Review", *International Journal of Exercise Science* 10, nº 8 (dez. 2017).
2. Leroy *et al.* "Animal Board Invited Review."
3. A. P. Simopoulos, H. A. Norman e J. E. Gillaspy. "Purslane in Human Nutrition and Its Potential for World Agriculture", *World Review of Nutrition and Dietetics* 77 (1995): p. 47-74, https://doi.org/10.1159/000424465.
4. T. van Vliet e M. B. Katan. "Lower Ratio of N-3 to N-6 Fatty Acids in Cultured Than in Wild Fish", *American Journal of Clinical Nutrition* 51, nº 1 (jan. 1990): p. 1-2, https://doi.org/10.1093/ajcn/51.1.1.
5. A. P. Simopoulos e N. Salem. "Egg Yolk as a Source of Long-Chain Polyunsaturated Fatty Acids in Infant Feeding", *American Journal of Clinical Nutrition* 55, nº 2 (fev. 1992): p. 411-414, https://doi.org/10.1093/ajcn/55.2.411.
6. Stuart M. Phillips, Stephanie Chevalier e Heather J. Leidy. "Protein 'Requirements' beyond the RDA: Implications for Optimizing Health", *Applied Physiology, Nutrition, and Metabolism* 41, nº 5 (maio 2016): p. 565-572, https://doi.org/10.1139/apnm-2015-0550.
7. Juergen Bauer, Gianni Biolo, Tommy Cederholm, Matteo Cesari, Alfonso Cruz-Jentoft, John Morley, Stuart Phillips, Cornel Sieber, Peter Stehle, Daniel Teta, Renuka Visvanathan, Elena Volpi e Yves Boirie. "Evidence-Based Recommendations for Optimal Dietary Protein Intake in Older People: A Position Paper from the PROT-AGE Study Group", *Journal of the American Medical Directors Association* 14 (2013), https://doi.org/10.1016/j.jamda.2013.05.021.
8. R. Jäger, C. M. Kerksick, B. I. Campbell, P. J. Cribb, S. D. Wells, T. M. Skwiat, M. Purpura, T. N. Ziegenfuss, A. A. Ferrando, S. M. Arent, A. E. Smith-Ryan, J. R. Stout, P. J. Arciero, M. J. Ormsbee, L. W. Taylor, C. D. Wilborn, D. S. Kalman, R. B. Kreider, D. S. Willoughby, J. R. Hoffman e J. Antonio. "International Society of Sports Nutrition Position Stand: Protein and Exercise", *Journal of the International Society of Sports Nutrition* 14, nº 20 (2017), https://doi.org/10.1186/s12970-017-0177-8.
9. Eric R. Helms, Alan A. Aragon e Peter J. Fitschen. "Evidence-Based Recommendations for Natural Bodybuilding Contest Preparation: Nutrition and Supplementation", *Journal of the International Society of Sports Nutrition* 11, nº 1 (ago. 2014), https://doi.org/10.1186/1550-2783-11-20.
10. Helms *et al.* "Evidence-Based Recommendations."
11. Chad M. Kerksick, Shawn Arent, Brad J. Schoenfeld, Jeffrey R. Stout, Bill Campbell, Colin D. Wilborn, Lem Taylor *et al.* "International Society of Sports Nutrition Position

Stand: Nutrient Timing", *Journal of the International Society of Sports Nutrition* 14, nº 1 (ago. 2017), https://doi.org/10.1186/s12970-017-0189-4.

12. Abdullah Alghannam, Javier Gonzalez e James Betts. "Restoration of Muscle Glycogen and Functional Capacity: Role of Post-Exercise Carbohydrate and Protein Co-Ingestion", *Nutrients* 10, nº 2 (fev. 2018): p. 253, https://doi.org/10.3390 /nu10020253.

13. Matthew Morrison, Shona L. Halson, Jonathon Weakley e John A. Hawley. "Sleep, Circadian Biology and Skeletal Muscle Interactions: Implications for Metabolic Health", *Sleep Medicine Reviews* 66 (dez. 2022): p. 101700, https://doi.org/10.1016/j.smrv.2022.101700.

14. Alan Aragon. *Flexible Dieting: A Science-Based, Reality-Tested Method for Achieving and Maintaining Your Optimal Physique, Performance and Health* (Las Vegas, Nevada: Victory Belt Publishing, 2022).

CAPÍTULO 8: AVALIAÇÃO DE BASE: EM QUE PÉ VOCÊ ESTÁ?

1. "Assessing Your Weight and Health Risk", Instituto Nacional do Coração, Pulmão e Sangue, Institutos Nacionais de Saúde, https://www.nhlbi.nih.gov/health/educational/lose_wt/risk.htm.

2. "Assessing Your Weight and Health Risk."

3. R. Ross, I. J. Neeland, S. Yamashita *et al.* "Waist Circumference as a Vital Sign in Clinical Practice: A Consensus Statement from the IAS and ICCR Working Group on Visceral Obesity", *Nature Reviews Endocrinology* 16 (fev. 2020): p. 177-189, https://doi.org/10.1038/s41574-019-0310-7.

4. Ross *et al.* "Waist Circumference."

5. M. Ashwell, P. Gunn e S. Gibson. "Waist-to-Height Ratio Is a Better Screening Tool Than Waist Circumference and bmi for Adult Cardiometabolic Risk Factors: Systematic Review and Meta-Analysis", *Obesity Reviews* 13, nº 3 (mar. 2012): p. 275-286, https://doi.org/10.1111/j.1467-789X.2011.00952.x.

6. Margaret Ashwell e Sigrid Gibson, "Waist-to-Height Ratio as an Indicator of 'Early Health Risk': Simpler and More Predictive Than Using a 'Matrix' Based on BMI and Waist Circumference", *BMJ Open* 6, nº 3 (2016): p. e010159, https://doi.org/10.1136/bmjopen-2015-010159.

7. Richard A. Dickey, D. Bartuska, George W. Bray, C. Wayne Callaway, Eugene T. Davidson, Stanley Feld, Robert T. Ferraro *et al.* "AACE/ACE Position Statement on the Prevention, Diagnosis, and Treatment of Obesity (1998 Revision)", *Endocrine Practice* 4, nº 5 (1998): p. 297-350.

8. Fanny Buckinx, Francesco Landi, Matteo Cesari, Roger A. Fielding, Marjolein Visser, Klaus Engelke, Stefania Maggi *et al.* "Pitfalls in the Measurement of Muscle Mass: A

Need for a Reference Standard", *Journal of Cachexia, Sarcopenia and Muscle* 9, nº 2 (jan. 2018): p. 269-278, https://doi.org/10.1002/jcsm.12268.

9. M. A. Czeck, C. J. Raymond-Pope, P. R. Stanforth, A. Carbuhn, T. A. Bosch, C. W. Bach, J. M. Oliver e D. R. Dengel. "Total and Regional Body Composition of NCAA Division I Collegiate Female Softball Athletes", *International Journal of Sports Medicine* 40, nº 10 (set. 2019): p. 645-649, https://doi.org/10.1055/a-0962-1283; T. A. Bosch, A. F. Carbuhn, P. R. Stanforth, J. M. Oliver, K. A. Keller e D. R. Dengel. "Body Composition and Bone Mineral Density of Division 1 Collegiate Football Players: A Consortium of College Athlete Research Study", *Journal of Strength and Conditioning Research* 33, nº 5 (maio 2019): p. 1.339-1.346, https://doi.org/10.1519/JSC.0000000000001888; K. Y. Cheng, S. K. Chow, V. W. Hung, C. H. Wong, R. M. Wong, C. S. Tsang, T. Kwok e W. H. Cheung. "Diagnosis of Sarcopenia by Evaluating Skeletal Muscle Mass by Adjusted Bioimpedance Analysis Validated with Dual-Energy X-Ray Absorptiometry", *Journal of Cachexia, Sarcopenia and Muscle* 12, nº 6 (dez. 2021): p. 2.163-2.173, https://doi.org/10.1002/jcsm.12825; R. N. Baumgartner, K. M. Koehler, D. Gallagher, L. Romero, S. B. Heymsfield, R. R. Ross, P. J. Garry e R. D. Lindeman. "Epidemiology of Sarcopenia among the Elderly in New Mexico", *American Journal of Epidemiology* 147, nº 8 (abr. 1998): p. 755-763, https://doi.org/10.1093/oxfordjournals.aje.a009520, erratum in *American Journal of Epidemiology* 149, nº 12 (jun. 1999): p. 1161.; D. Gallagher, M. Visser, R. E. De Meersman, D. Sepulveda, R. N. Baumgartner, R. N. Pierson, T. Harris e S. B. Heymsfield. "Appendicular Skeletal Muscle Mass: Effects of Age, Gender, and Ethnicity", *Journal of Applied Physiology* 83, nº 1 (jul. 1997): p. 229-239, https://doi.org/10.1152/jappl.1997.83.1.229.

10. Pablo Esteban Morales, José Luis Bucarey e Alejandra Espinosa. "Muscle Lipid Metabolism: Role of Lipid Droplets and Perilipins", *Journal of Diabetes Research* 2017 (jun. 2017): p. 1-10, https://doi.org/10.1155/2017/1789395.

11. William E. Kraus, Joseph A. Houmard, Brian D. Duscha, Kenneth J. Knetzger, Michelle B. Wharton, Jennifer S. McCartney, Connie W. Bales *et al.* "Effects of the Amount and Intensity of Exercise on Plasma Lipoproteins", *New England Journal of Medicine* 347, nº 19 (nov. 2002): p. 1.483-1.492, https://doi.org/10.1056/nejmoa020194.

12. "Causes of High Cholesterol", Associação Americana do Coração, https://www.heart.org/en/health-topics/cholesterol/causes-of-high-cholesterol.

13. Gina Wood, Anna Murrell, Tom van der Touw e Neil Smart. "HIIT Is Not Superior to MICT in Altering Blood Lipids: A Systematic Review and Meta-Analysis", *BMJ Open Sport & Exercise Medicine* 5, nº 1 (dez. 2019), https://doi.org/10.1136/bmjsem-2019-000647

14. David J. Jenkins. "Effects of a Dietary Portfolio of Cholesterol-Lowering Foods vs. Lovastatin on Serum Lipids and c-Reactive Protein", *JAMA* 290, nº 4 (jul. 2003): p. 502, https://doi.org/10.1001/jama.290.4.502.

15. Giuseppe Pilia, Wei-Min Chen, Angelo Scuteri, Marco Orru, Giuseppe Albai, Mariano Dei, Sandra Lai et al. "Heritability of Cardiovascular and Personality Traits in 6,148 Sardinians", PLOS *Genetics* 2, nº 8 (ago. 2006), https://doi.org/10.1371/journal.pgen.0020132.

16. Elisa Fabbrini, Shelby Sullivan e Samuel Klein. "Obesity and Nonalcoholic Fatty Liver Disease: Biochemical, Metabolic, and Clinical Implications", *Hepatology* 51, nº 2 (fev. 2009): p. 679-689, https://doi.org/10.1002/hep.23280.

17. Christoph Gasteyger, Thomas Meinert Larsen, Frank Vercruysse e Arne Astrup. "Effect of a Dietary-Induced Weight Loss on Liver Enzymes in Obese Subjects", *American Journal of Clinical Nutrition* 87, nº 5 (maio 2008): p. 1.141-1.147, https://doi.org/10.1093/ajcn/87.5.1141.

18. Jaimy Villavicencio Kim e George Y. Wu. "Body Building and Aminotransferase Elevations: A Review", *Journal of Clinical and Translational Hepatology* 8, nº 2 (2020): p. 161, https://doi.org/10.14218/JCTH.2020.00005.

19. Omair Yousuf, Bibhu D. Mohanty, Seth S. Martin, Parag H. Joshi, Michael J. Blaha, Khurram Nasir, Roger S. Blumenthal e Matthew J. Budoff. "High-Sensitivity C-Reactive Protein and Cardiovascular Disease", *Journal of the American College of Cardiology* 62, nº 5 (jul. 2013): p. 397-408, https://doi.org/10.1016/j.jacc.2013.05.016.

20. Shari S. Bassuk, Nader Rifai e Paul M. Ridker. "High-Sensitivity c-Reactive Protein", *Current Problems in Cardiology* 29, nº 8 (ago. 2004): p. 439-493, https://doi.org/10.1016/j.cpcardiol.2004.03.004.

21. Yousuf et al. "High-Sensitivity C-Reactive Protein."

22. Joseph W. Beals, Nicholas A. Burd, Daniel R. Moore e Stephan van Vliet. "Obesity Alters the Muscle Protein Synthetic Response to Nutrition and Exercise", *Frontiers in Nutrition* 6 (jun. 2019), https://doi.org/10.3389/fnut.2019.00087.

23. Paul M. Ridker. "The Jupiter Trial", *Circulation: Cardiovascular Quality and Outcomes* 2, nº 3 (ago. 2009): p. 279-285, https://doi.org/10.1161/circoutcomes.109.868299.

24. "Blood Glucose (Sugar) Test", Cleveland Clinic, https://my.clevelandclinic.org/health/diagnostics/12363-blood-glucose-test.

25. Melissa L. Erickson, Nathan T. Jenkins e Kevin K. McCully. "Exercise after You Eat: Hitting the Postprandial Glucose Target", *Frontiers in Endocrinology* 8 (set. 2017), https://doi.org/10.3389/fendo.2017.00228.

26. Lluis Campins, Marcella Camps, Ariadna Riera, Eulogio Pleguezuelos, Juan Carlos Yebenes e Mateu Serra-Prat. "Oral Drugs Related with Muscle Wasting and Sarcopenia: A Review", *Pharmacology* 99, nºˢ 1-2 (ago. 2016): p. 1-8, https://doi.org/10.1159/000448247.

27. Edward R. Laskowski. "What's a Normal Resting Heart Rate?", Mayo Clinic, https://www.mayoclinic.org/healthy-lifestyle/fitness/expert-answers/heart-rate/faq-20057979.

CAPÍTULO 9: TREINAMENTO: A DOSE MÍNIMA E EFICAZ PARA ALCANÇAR O RESULTADO MÁXIMO

1. Jinger S. Gottschall, Joshua J. Davis, Bryce Hastings e Heather J. Porter. "Exercise Time and Intensity: How Much Is Too Much?" *International Journal of Sports Physiology and Performance* 15, nº 6 (fev. 2020): p. 808-815, https://doi.org/10.1123/ijspp.2019-0208
2. Jozo Grgic, Luke C. McIlvenna, Jackson J. Fyfe, Filip Sabol, David J. Bishop, Brad J. Schoenfeld e Zeljko Pedisic. "Does Aerobic Training Promote the Same Skeletal Muscle Hypertrophy as Resistance Training? A Systematic Review and Meta-Analysis", *Sports Medicine* 49, nº 2 (out. 2018): p. 233-254, https://doi.org/10.1007/s40279-018-1008-z.
3. Gottschall *et al.* "Exercise Time and Intensity."
4. Gottschall *et al.* "Exercise Time and Intensity."
5. Brian G. Sutton. NASM *Essentials of Personal Fitness Training* (Burlington, Massachusetts: Jones & Bartlett Learning, 2022).
6. Julien Robineau, Nicolas Babault, Julien Piscione, Mathieu Lacome e André X. Bigard, "Specific Training Effects of Concurrent Aerobic and Strength Exercises Depend on Recovery Duration", *Journal of Strength and Conditioning Research* 30, nº 3 (mar. 2016): p. 672-683, https://doi.org/10.1519/jsc.0000000000000798.
7. Paul T. Reidy, Ziad S. Mahmassani, Alec I. McKenzie, Jonathan J. Petrocelli, Scott A. Summers e Micah J. Drummond. "Influence of Exercise Training on Skeletal Muscle Insulin Resistance in Aging: Spotlight on Muscle Ceramides", *International Journal of Molecular Sciences* 21, 1º 4 (fev. 2020): p. 1.514, https://doi.org/10.3390/ijms21041514
8. Kelly McGonigal. *The Upside of Stress: Why Stress Is Good for You, and How to Get Good at It* (Nova York: Avery, 2016). [Ed. bras.: *O lado bom do estresse – Entenda por que o estresse pode ser bom para você e como aproveitá-lo*. Rio de Janeiro: Réptil, 2012.].

Índice remissivo

A

A1C (hemoglobina glicada), 242-243
abacate, 164, 172
abóbora espaguete, 164. *Veja também* "espaguete" com molho bolonhesa
abobrinha, 164
absormetria de raios-X de dupla energia. *Veja* varredura DEXA
Academia Americana de Pediatria (AAP), 67
Academia Nacional de Ciências Alimentares e Conselho de Nutrição (NAS-FNB), 110-111
Academia Nacional de Ciências, 160, 167
Academia Nacional de Medicina Esportiva, 271
acelga, 163
acidente vascular cerebral/AVC (derrame)
    fatores de estilo de vida em, 23
    gorduras trans e, 176
    inflamação e, 239
    tecido adiposo intramuscular e, 42
    triglicerídeos e, 226
ácido alfa-linolênico (ALA), 173, 198
ácido aspártico, 137
ácido docosahexaenoico (DHB), 150, 173
ácido eicosapentaenoico (EPA), 121, 173
ácido glutâmico, 137

ácidos graxos de cadeia longa, 121
ácidos graxos essenciais, 172, 176
ácidos graxos livres, 75
ácidos graxos ômega-3, 172-173, 176, 198, 234
ácidos graxos ômega-6, 172-173, 198
ácidos graxos, 37
    de cadeia longa, 121
    essenciais, 173, 174-177
    livres, 76
    ômega-3, 173-174, 176, 197, 232
    ômega-6, 173-174, 197
    oxidação de, 32, 33
acompanhamento do progresso do treinamento, 298
ACSM (Colegiado Americano de Medicina Esportiva), 26, 261, 264
açúcar no sangue, 31, 32, 44, 45. *Veja também* glicose
    avaliação da regulação, 241-243
    carboidratos e, 160, 161, 163, 208, 241
    colesterol HDL e, 233
    exercícios cardiovasculares e, 263
    proteína e, 133, 241
    regulação muscular do, 27, 39-40, 166
açúcar, 160
adaptabilidade, 300, 305-306

adenocarcinoma esofágico, 56
adiposidade visceral, 224
administração de Alimentos dos EUA, 102
adrenalina, 131
agachamento taça, 257
agachamento
    Air squats (Agachamento livre usando o peso corporal), 36
    DB *Split Squat* (Agachamento unilateral com halteres), 281
    Goblet Squat (Agachamento taça), 288
agachamentos, 36
Agência de Proteção Ambiental dos EUA (EPA), 123
aipo, 164
ALA. *Veja* ácido alfa-linolênico
alanina aminotransferase (ALT), 238
alanina, 137
alcachofra, 363
alface romana, 164, 323, 335, 346, 350
alface, 164
alimentação hedônica, 199
alimentos de origem animal, 115, 142/143, 147. *Veja também* laticínios; ovos; carne
    alimentos de origem vegetal em comparação com, 145
    de animais selvagens, 200
    gorduras saturadas em, 174
    nutrientes encontrados apenas em, 149
    preconceito contra, 123
alimentos de origem vegetal e animais selvagens, 196
alimentos de origem vegetal, 118, 119. *Veja também* dietas veganas; dietas vegetarianas
    ácidos graxos ômega-3 em, 173
    alimentos de origem animal em comparação a145
    aminoácidos em, 143
    "carne", 104, 106, 113, 120, 123
    de plantas selvagens, 200
    gorduras saturadas em, 174
    preocupações ambientais e, 122, 124
    primeiros movimentos de promoção dos, 102

substituição da carne por, 120
alimentos processados, 111, 114
almoço, proteína no, 152
alongamento dos flexores do quadril, 279
ALT (alanina aminotransferase), 238-239
alterações climáticas, 123
Alternating DB *Chest Press* (Supino alternado com pesos livres), 279-280
Alternating DB *Chest Press* (Supino alternado com pesos livres), 279-281
Alternating DB *Shoulder Press* (Desenvolvimento de ombros com halteres), 292-293
Alternating DB *Shoulder Press* (Desenvolvimento de ombros com halteres), 292-293
Alternating db Shoulder Press (Desenvolvimento de ombros com halteres), 292
Alternating Lunges (*Lunges* alternadas ou agachamento afundo)
Alternating Lunges (*Lunges* alternadas ou agachamento afundo), 292
alvo de rapamicina em mamíferos (mTOR), 139, 14
amêndoas, 172
amido resistente, 162-163
amidos, 158-159, 162-163
aminoácidos condicionalmente essenciais, 137
aminoácidos de cadeia ramificada (em inglês, BCAAs), 138
aminoácidos essenciais, 135, 141-142, 144, 258
    ciência dos, 138-139
    condicionalmente, 137-138
    dica mnemônica PVT TIM HALL, 139
    fonte de, 136
    Protocolo Lyon para, 183
aminoácidos não essenciais, 137
aminoácidos, 30, 33, 35,0 37, 40, 116, 130, 131, 135-145, 257
    alimentos ricos em, 141-144
    cadeia ramificada, 137
    conversão em glicose, 161, 242
    cura de queimadura e, 51
    dois propósitos principais dos, 135

ÍNDICE REMISSIVO

em alimentos para a construção muscular, 144
essenciais. *Veja* aminoácidos essenciais
horário das refeições e, 151
idade e, 79, 80
na síntese proteica muscular. *Veja* síntese proteica muscular
não essenciais, 136, 137-139
número de, 136
anabolismo, 48
analisador *InBody*, 213, 226, 227, 228
análise de bioimpedância elétrica (BIA), 226
andar do urso, 278
andropausa, 88-89
anserina, 149
ânsias alimentares, 32, 133, 155, 195. *Veja também* controle da fome
anticorpos, 49-50, 131
anti-histamínicos, 244
antioxidantes, 135, 363, 367, 375
antipsicóticos, 244
António, José, 192
apneia do sono, 67
apolipoproteína B, 237
Apple Watch, 227
aquecimento global, 123, 125
aquecimento, 272, 276, 278, 285-286, 291, 297
arginina, 137-138
armadura corporal (músculo esquelético), 27, 61-62, 257
arroz de caldo de ossos (receita), 362-363
arroz, 162
arroz (planos de refeições). *Veja* hambúrguer + arroz; salmão + salada de beterraba + arroz; bife + vegetais + arroz
artrite reumatoide, 25, 52
asparagina, 137
aspargos, 163
aspartato aminotransferase (AST), 238, 239
Associação Americana de Diabetes (ADA), 166
Associação Americana do Coração, 175, 224, 234, 235

ataque cardíaco
inflamação e, 239
triglicerídeos e, 231
atividades de vida diária (AVD), 91
atributos, cinco fundamentais, 300-309
atum + salada de beterraba (plano alimentar), 206, 210, 328-329, 364
atum albacora, 143, 144
autodisciplina, 300, 304-305
autoestima, 94, 127-128, 245-247
avaliação básica inicial, 223-355
circunferência abdominal (circunferência da cintura), 223
enzimas hepáticas, 238-239
forma física, 244-245
frequência cardíaca em repouso, 249-250
hemoglobina glicada, 242-243
marcadores inflamatórios, 239-240
massa muscular, 226-230
percentual de gordura corporal, 226-227
performance física, 247-249
pressão arterial, 223
razão cintura-altura, 224
regulação do açúcar no sangue, 241-244
regulação lipídica, 230-238
resposta de glicose pós-refeição, 243
temperatura de autoestima, 245-246
avaliação da forma física, 245
avaliação da frequência cardíaca em repouso, 293
avaliação da regulação lipídica, 232-238
avaliação de desempenho físico, 247-249
avaliação de enzimas hepáticas, 238
avelãs, 172
azeite de dendê, 174
azeitonas, 172

B

bacalhau assado com molho de alcaparras e limão (receita), 353-354
bacalhau com batata assada (plano alimentar), 206, 217, 325, 338, 357
bacalhau com crosta de nozes (receita), 357-358

balança de cozinha Etekcity, 227
balanças de cozinha, 227
Balcetis, Emily, 62
banana, 163
batata-doce (plano alimentar). *Veja* carne de porco + batata doce
batata (plano de refeições). *Veja* bacalhau com batata assada
batata, 118, 162
BDNF (fator neurotrófico derivado do cérebro), 42
beldroega ,198
bens de consumo embalados (CPGs), 112, 113-114
beribéri, 104
berinjela, 163
Berner, Louise A.
betabloqueadores, 244
beterraba (planos de refeições). *Veja* salmão + salada de beterraba; salmão + salada de beterraba + arroz; atum + salada de beterraba
beterraba, 163
biblioteca de exercícios
　dia 1, 277-283
　dia 3, 285-289
　dia 5, 291-295
bife + vagem (plano de refeições), 211, 328, 330, 341, 359
bife + vegetais + arroz (plano de refeições), 206, 324, 341, 367
bife do vazio grelhado (receita), 341-342
bife, 117
Big Leap, The (Hendricks), 178
bloqueadores de receptores da angiotensina (BRA), 244
brócolis, 162, 164
búfalo, 147
Burger King, 120

C

café da manhã, proteína em, 150, 194-195
cálcio, 118
calculadora de taxa metabólica basal Harris--Benedict, 190-191

calorias vazias, 105
calorias
　cálculo da necessidade diária, 238-239
　carboidratos como percentual de, 119-120, 159
　em gorduras saturadas, 175
　em gorduras, 176
　gorduras como um percentual de, 177, 185
　na carne bovina, 148
　proteína como um percentual de, 115
　queimado por meio quilo de músculo, 41
　vazias, 125
camaleão, o (categoria), 312
camarão grelhado (plano de refeições), 206, 210, 215, 216, 323, 327, 331, 350, 362, 363
camarão grelhado (receita), 351-352
câncer colorretal, 56
câncer de cabeça e pescoço, 59
câncer de cárdia gástrica, 56
câncer de fígado (câncer hepático), 55
câncer de mama, 56-57
câncer de pâncreas, 56, 58
câncer de pulmão, 58
câncer de rins, 55
câncer de vesícula biliar, 56
câncer do endométrio, 55
câncer do ovário, 57
câncer, 18, 25, 33, 57-60
　cárdia gástrica, 59
　ciência nutricional sobre o, 101
　colorretal, 59
　construir defesas contra, 48-60
　culpa das gorduras, 171
　de cabeça e pescoço, 61
　de fígado, 58
　de mama, 57, 58
　de ovário, 59
　de pulmão, 69
　de rim, 58
　de vesícula biliar, 59
　endometrial, 58

ÍNDICE REMISSIVO

esofágico, 171
pancreático, 58, 59, 61
prevalência do, 58
caquexia oncológica (CO), 58-59
caquexia, 33
carboidratos, 14-15, 26, 155-168
    açúcar no sangue e, 161, 162, 164, 208, 241
    cálculo das necessidades de ingestão, 195
    ciência nutricional sobre os, 101, 114, 115
    diretrizes para o controle de, 197-199
    ingestão diária recomendada (IDR) de, 61-62, 167, 168
    modelo insulina-carboidrato, 158
    percentual de calorias de, 119-120, 159
    Protocolo Lyon para, 186, 195-197, 204, 205, 208, 215
    qualidade, 161-164
    substituição da carne por, 119-121
    triglicerídeos e, 166, 228, 231
carga glicêmica, 161-162
carne bovina (receitas)
    filé mignon com ervas, 342-343
    moída, turbinada, 343-344
carne bovina, 145, 147, 174
    aminoácidos na, 143, 144
    nutrientes na, 148, 149
    queda no consumo per capita de, 117
carne de porco + batata-doce (plano alimentar), 210, 328, 330, 350-351, 368
carne moída turbinada (receita), 343-344
carne vermelha, 117-118, 121, 125, 174, 236
carne, 142, 124
    benefícios nutricionais da, 119
    cair em descrédito, 106
    mitos sobre, 121-123
    número de norte-americanos que expurgaram a carne de sua dieta, 149
    organismo, 121
    preconceito contra, 122-126
    substitutos de origem vegetal, 104, 106, 113, 115
    vermelha, 119-120, 123, 128, 174, 252

carnosina, 149-150
castanha-do-pará, 143
catabolismo, 48
catepsina B, 42
cavala, 174
CDC. *Veja* Centros de Controle e Prevenção de Doenças
células satélites, 68, 89
cenoura (receitas)
    couve-de-bruxelas assada com cebola e, 369-370
    salada de beterraba e cenoura raladas com vinagrete de cominho e laranja, 364-365
cenoura, 163
Centros de Controle e Prevenção de Doenças (CDC), 25, 67, 90-91
cérebro
    alimentos ricos em proteínas e o, 129-130
    conexão do peso corporal com o, 12-13
    impacto da miocina no fluxo sanguíneo para o, 43-44
    obesidade e distúrbios do, 60-62
chucrute, 164
ciclo pessimista, 128
ciência nutricional, 99-130
    a verdade sobre as alegações e restrições de saúde, 112
    cálculos de tempo de guerra na, 102-103
    considerações políticas e políticas na, 101-104
    falsas premissas da, 101
    nascimento da, 101-102
    os principais participantes da, 110-111
    qualidade das evidências na, 106-110
circunferência abdominal (circunferência da cintura), 12, 17
    avaliação da, 224-225
    diminuição do consumo de proteínas e, 118
volume cerebral e, 60-62
cisteína, 137
citocinas, 41

clareza mental, 133
Clearer, Closer, Better: How Successful People See the World (Balcetis), 62
Cleveland Clinic, 219
Clínica Mayo, 250
coco, 174
cogumelos brancos, 164
cogumelos ostra, 164
cogumelos, 164
Colegiado Americano de Medicina Esportiva (ACSM), 26, 261
Colégio Americano de Cardiologia, 224
coleslaw picante (receita), 366-367
colesterol LDL. *Veja* colesterol lipoproteico de baixa densidade
coletes de peso, 36, 296
colesterol, 44. *Veja também* colesterol lipoproteico de alta densidade; colesterol lipoproteico de baixa densidade
    dietéticos não relacionados aos níveis sanguíneos do, 175-176
    exercícios cardiovasculares e, 263
    fibra solúvel e diminuição do, 162
    funções essenciais do, 175
    gorduras e, 172
    gorduras insaturadas e, 170
    gorduras saturadas e, 175
colina, 148
Comissão Federal de Comércio (FTC), 111, 113
commodities, 111-114
composição corporal, 18, 32, 44
    ácidos graxos ômega-3, 173
    ferramentas de avaliação e suprimentos de rastreamento, 227
    proteína e, 133, 196
    Protocolo Lyon e, 183, 195, 209
    saúde muscular e, 27
    treinamento de exercícios de resistência muscular e, 264
conceito da segunda flecha, 315
conexão mente-músculo, 274
configuração de padrões, 63-64, 125-129

consequências, implementação antecipada, 305
consumo máximo de oxigênio (vo_2 máx), 263
contração muscular
    fertilidade e, 77
    idade e, 80
    miocinas e, 42, 43
controle da fome, 27, 182, 252. *Veja também* ânsias alimentares
corações de alcachofra na *airfryer* (receita), 363-364
coragem, 300-302
cordeiro, 147
cortisol, 77, 84, 241, 258
costeleta de porco "perfeitas" (receita), 356-357
costeletas de porco + legumes (plano de refeições), 215, 336, 338, 356, 369
costeletas de porco, 143, 144
couve, 163
couve-de-bruxelas assada com cenoura e cebola (receita), 369-370
couve-de-bruxelas, 164
couve-flor, 164
Cowan, Alexis, 228
coxas de frango assadas crocantes (receita), 347
coxas de frango crocantes (receita), 348-349
creatina, 149-150, 212
crianças, 66-69, 140
crise de hipertensão, 222
Cronometer (app), 167-168
cultivar e fazer amizades, 302-303
cura de queimaduras, 49

D

dados de correlação, 107
DB *Alternating Chest Press* (Supino alternado com pesos livres), 279-281
DB *Bridge Pullover* (*Pullover* em ponte de quadril com haltere), 284, 287
DB *Curls* (Rosca bíceps direta com halteres), 285-286
DB *Kickbacks* (Tríceps coice com halteres), 289

DB *Reverse Fly* (Crucifixo invertido com halteres), 293
DB *Side Raise* (Elevação lateral com halteres), 293-394
DB *Split Squat* (Agachamento unilateral com halteres), 281
DB *Underhand Grip Row* (Remada curvada com halteres), 280
de pé (à escrivaninha), 38
demência, 12-13, 59-61
densidade óssea, 72, 85
Departamento de Agricultura dos EUA (USDA), 49-50, 110, 111, 112, 113, 117
Depo-Provera, 244
depressão, 67
depuração pós-prandial da glicose, 165
DEXA (varredura de densitometria óssea), 213, 226, 228
DHA. *Veja* ácido docosahexaenoico,
diabetes tipo 2, 11, 12, 34, 37, 61, 67, 76
   carboidratos e, 165, 167
   circunferência abdominal (circunferência da cintura) e, 223
   em jovens, 67
   fatores de estilo de vida em, 25
   gorduras trans e, 176
   privação de sono e, 212
diabetes "tipo 3", 12, 60
diabetes gestacional, 76-77
diabetes, 18, 31, 258
   ciência nutricional sobre, 101
   circunferência abdominal (circunferência da cintura) e, 225
   culpa das gorduras, 171
   gestacional, 76-77
   tecido adiposo intramuscular e, 42
   tipo 2. *Veja* diabetes tipo 2
   "tipo 3", 13, 60
diálogo interno, 127-130
dica mnemônica PVT TIM HALL, 139
Diet for a Sall Planet (Dieta para um Planeta Pequeno), 122
dieta cetogênica, 86-87
dieta rica em proteínas

dietas ovolactovegetarianas, 143
dietas veganas, 119, 143. *Veja também* alimentos de origem vegetal
dietas vegetarianas, 118, 147
dinamômetro digital manual CAMRY, 227
dinapenia, 81
Diretrizes Dietéticas dos EUA, 101-103, 170
disfunção renal, 134
dislipidemia, 258
Divine, Mark, 24, 44
doença arterial coronariana, 26
doença cardíaca
   circunferência abdominal (circunferência da cintura) e, 223
   colesterol HDL e, 231
   culpa das gorduras, 171, 172
   fatores de estilo de vida na, 23
   gorduras trans e, 176
   hipertensão e, 222-223
doença cardiovascular, 11, 33, 51, 54, 55
   andropausa e, 89
   câncer e, 58
   ciência nutricional sobre a, 101
   colesterol LDL e, 233
   gorduras insaturadas x gorduras saturadas, 175
   inflamação e, 239
   obesidade sarcopênica e, 80
doença coronariana, 61
doença de Alzheimer, 13, 18, 27, 49, 59, 60-61
doença hepática gordurosa (esteatose ou gordura no fígado), 66
doença hepática gordurosa não alcoólica, 231, 238
doença hepática. *Veja* doença hepática gordurosa (esteatose ou gordura no fígado)
doença pulmonar obstrutiva crônica (DPOC), 40
doenças autoimunes, 52-54
dopamina, 131, 156-157
dor muscular de início tardio (DMIT), 298
dor *versus* desconforto muscular, 297-298
DPOC (doença pulmonar obstrutiva crônica), 40

drogas imunossupressoras, 53
Dweck, Carol, 19

E

"espaguete" com molho bolonhesa (plano de refeições), 216, 217, 333, 344
edamame, 145, 164
emissões de gases com efeito de estufa (GEE), 123-124
encomendar comida (ICON Meals), 213
endurance muscular, 271
energia, 32, 133
enfermarias metabólicas, 106
ensaios controlados randomizados (ECR), 106, 107, 108, 109
enterócitos, 138
enzimas, 131
EPA. *Veja* ácido eicosapentaenoico; Agência de Proteção Ambiental
epinefrina, 131
escorbuto, 104
espelho fitness, 312
espinafre, 163
estabilização, 271
estatinas, 32, 171, 244
estearina, 174
esteatose hepática gordurosa não alcoólica, 233, 238
esteroides
    medicinais, 53, 244
    naturais, 38
estrogênio, 77, 84-85
Estudo DREW, 52
Estudo PROT-AGE, 204
estudos de caso e relatos, 107, 108
estudos de caso-controle, 107
estudos de coorte, 1007
estudos observacionais, 107-108
exames de laboratório, 231- 243
exercícios aeróbicos, 27
    fator neurotrófico derivado do cérebro (BDNF) e, 42
    gravidez e, 75-76
    sistema imunológico e, 51

exercícios cardiovasculares, 27
    benefícios dos, 263-264
    de alto impacto, 275, 289
    de baixo impacto, 275, 281
    idade e, 90
    menopausa e, 84
exercício de *endurance* muscular, 259, 260
exercícios unilaterais, 296
exercícios. *Veja também* exercícios aeróbicos; exercícios cardiovasculares; treinamento intervalado de alta intensidade; treinamento físico de resistência; treinamento e aumento da libido e, 78
    captação de glicose e, 35
    colesterol HDL e, 232, 234-235
    colesterol LDL e, 235
    doenças autoimunes e, 53-55
    dosagem de proteína após, 153
    endurance, 259-260
    enzimas hepáticas e, 238
    idade e, 70, 81
    ingestão de carboidratos e, 185, 205
    liberação de miocina e, 42, 43
    percentual de norte-americanos que negligenciam os, 23-24
    regulação do açúcar no sangue e, 241
    risco de câncer e, 58, 59-60
    seleção e estratégias de combate, 272-274
    unilaterais, 294

F

fadiga, 27, 80
fagócitos, 50
faixas elásticas de resistência, 38, 296
fator de crescimento semelhante à insulina 1 (IGF-1), 60, 139
fator neurotrófico derivado do cérebro (BDNF), 42
feijão branco, 143
feijão preto, 145, 164
feijões, 161-162
    branco, 143
    preto, 145, 165

vagens, 162, 163
fenilalanina, 139
ferro heme, 150
ferro, 112, 118, 121, 146, 148
fertilidade, 34, 74-75, 77
fibras solúveis, 160
fibras, 160
    alimentos ricos em, 161-164
    proporção de carboidratos para, 162, 164
    solúvel, 161
fígado, 37
filé mignon com ervas (receita), 342-343
flank steak (bife do vazio) grelhado (receita), 341
flexões de braço (*push-ups*), 287
fonte da juventude, músculos como, 51
força de preensão, 227
força muscular, 271
    ácidos graxos ômega-3 e, 173
    como base do treinamento, 271
    diminuição relacionada à idade, 82
    privação do sono e, 213
fósforo, 148
framboesas, 162, 164
frango, 121, 144, 147
Frankl, Viktor, 127
frequência cardíaca, 250, 260, 263-264
frutas vermelhas, 161, 162, 185
    amora, 164
    mirtilo, 162, 164
    morango, 162, 164
    frutas, 159-162, 166, 185-187
frutos do mar, 172
FTC. *Veja* Comissão Federal de Comércio
função cognitiva, 18, 27, 41, 74-75, 90, 225
    Veja também doença de Alzheimer; demência
fusão do eu presente e eu futuro, 301, 304, 308

G

ganho de peso, medicamentos que causam, 244

gasto energético total diário (GETD), 191
glicina, 137-138
glicocorticoides, 53
glicogênio 35, 37, 165, 240-241, 258
gliconeogênese, 160, 240-241
glicose, 26, 32, 33, 38. *Veja também* açúcar no sangue
    avaliação da resposta pós-refeição, 243
    depuração pós-prandial, 165-166
    funções da, 31
    gravidez e, 76
    impacto dos exercícios na absorção de, 34-35
    miocinas e metabolismo de, 43
    produção corporal de, 161, 242
    síndrome do ovário policístico e, 75
    toxicidade devido à má depuração, 31, 34
glipizida, 244
glóbulos brancos, 50-51
glucagon, 240
glutamina, 50, 137-138
gordura corporal, 33, 35. *Veja também* obesidade; sobrepeso
    acúmulo de no músculo, 41-42, 47, 75, 259
    andropausa e, 89
    avaliação de percentual, 225-226
    menopausa e, 83, 84
    proteína e, 131, 195-196
    visceral, 223-224, 239
gordura corporal. *Ver* gorduras
gordura visceral, 223-24, 239
gorduras monoinsaturadas, 32, 171-172, 174
gorduras não saturadas, 172-174, 175
    monoinsaturadas, 32, 171-172, 174
    poli-insaturadas, 32, 172, 175, 176
gorduras poli-insaturadas, 32, 171, 172, 175, 176
gorduras saturadas, 32, 172, 174-176, 236
gorduras trans, 32, 175-176
gorduras, 171-172
    cálculo das necessidades de ingestão, 195
    ciência nutricional sobre as, 115, 116

combinar carboidratos com, 160, 162, 193
duas teorias que culpam as gorduras por problemas de saúde, 171-172
fatos e números, 193
insaturadas, 172-174, 175
monoinsaturadas, 32, 172, 174
percentual de calorias de, 176-177, 185
poli-insaturadas, 32, 171, 172, 175, 176
Protocolo Lyon para, 184-185, 193, 204, 208, 215
saturadas, 32, 173, 175-177, 233
trans, 32, 174
Graham, Sylvester, 101
Grande Depressão, 102, 104
grão-de-bico, 163, 164
grãos, 14, 105, 145, 161, 166, 185
gravidez, 75-77
grelina, 154

H

hambúrguer + arroz (plano de refeições), 209, 210, 328, 329, 346, 362
hambúrguer + ovos (plano de refeições), 209, 210, 326, 346
hambúrguer com ervas (receita), 346
hambúrguer com salada (plano de refeições), 216, 217, 340, 343
HDL. *Veja* colesterol lipoproteico de alta densidade
Helms, Eric, 208
hemoglobina glicada (HbA1c/A1c), 242
Hendricks, Gay, 178
HIIT. *Veja* treinamento intervalado de alta intensidade
hiperglicemia
hipertensão, 34, 51, 66, 223
avaliação de, 222-223
colesterol HDL e, 232
hipertrofia muscular. *Veja* hipertrofia
hipertrofia, 85, 097, 211-212, 260, 271, 300
hipocampo, 42
hipoglicemia, 244

histidine, 139
históricos de casos
Ava (reivindique seu direito à saúde), 177-179
Betsy (luta para perder peso), 13
Brian (mentalidade positiva), 125-128, 309
Cindy (transformação), 72-74
Kim (dieta cetogênica), 86-88
Layla (luta para perder peso), 25-27
Maria (viés do presente), 93-97
Sara (calculando o peso ideal), 192-193
Shanti (dieta pobre em proteínas), 146
Shireen (dieta vegana), 119
Sofia (mudança nos hábitos alimentares e de exercícios), 168-169
homens
andropausa, 88-89
câncer nos, 56
gordura corporal nos, 226
infertilidade, 77
ingestão diária recomendada (IDR) de proteínas, 117, 133
níveis de aspartato aminotransferase nos, 238, 239
Hoover, Herbert, 102-103
hormônio do crescimento, 71, 131, 258
hormônios da tireoide, 131
hormônios do estresse, 240
hs-CRP. *Veja* proteína c-reativa de alta sensibilidade
humor, 29, 44, 46, 134, 308-309

I

idade, 40, 65-95
cinquenta anos, 82-84
começar bons hábitos agora, 69
começar bons hábitos ainda jovem, 66-69
do final dos trinta ao início dos quarenta anos, 77-79
necessidades proteicas e, 78, 79
quarenta e poucos anos, 79-82
saúde muscular e, 27, 82-83

sessenta anos ou mais, 89-92
vinte e trinta anos, 71-72
IGF-1. *Veja* fator de crescimento semelhante à insulina 1
IL-15, 51
IL-6, 51
IMC. *Veja* índice de massa corporal
"Impossible Whopper" (Burger King), 120,
imunoglobulinas, 50
índice de massa corporal (IMC), 56-57, 60, 224-225
infertilidade feminina, 74
infertilidade masculina, 77
inflamação, 28, 34, 52
    avaliação de marcadores, 239-240
    câncer e, 55, 56
    circunferência abdominal (circunferência da cintura) e, 225
    colesterol HDL e, 227
    distúrbios causados por, 49
    doenças autoimunes e, 54
    gorduras insaturadas e, 172
    proporção ômega-6/ômega-3 e, 173
    redução de miocinas de, 42
informações básicas preliminares, 107
ingestão diária recomendada (IDR) do Protocolo de Lyon, 160
ingestão diária recomendada (IDR), 116
de carboidratos, 160-161, 166, 167
de leucina, 141
de proteínas, 115, 121, 133, 141, 167
para o Protocolo Lyon, 142, 161
inibidores seletivos de recaptação de serotonina (ISRS), 244
InsideTracker, 232
Instituto Nacional do Coração, Pulmão e Sangue (NHLBI), 224
Institutos Nacionais de Saúde (NIH), 52, 110
insuficiência cardíaca, 239
insulina, 36, 43, 132, 139, 240, 258
    carboidratos e, 162, 199, 208
    função da, 38
    ganho de peso causado pela, 244

proporção entre carboidratos e proteínas e, 184
International Journal of Exercise Science, 193
irisina, 42
isoleucina, 139

J

jantar, proteínas no, 152
Journal of Nutrition, 118

K

Kellogg, John Harvey, 101-102
Kickstand RDL (Levantamento terra com equilíbrio em uma perna com haltere), 287
Killian, Kara, 303
kimchi, 164
kiwi, 164
Klein, Sam, 12

L

L (exercício), 286
lactato, 241
lado mais fraco, treinamento do, 297
laticínios, 122, 143, 146-147
Layman, Don, 125, 139, 142, 197
legumes salteados (receita), 361-362
legumes, 145
Lei de Rotulagem e Educação Nutricional (NLEA), 112
Leidy, Heather, 194, 195
leite, 145
lentilhas, 144, 161
lesão da medula, 40
lesões relacionadas a quedas, 90, 91
leucina, 137, 138, 139, 192, 195
    alimentos contendo, 143, 144
    ingestão diária recomendada (IDR), 141
libido, 78, 89
linfócitos B, 50
linfócitos T (células T), 50, 54
linfócitos, 50, 138

linhaça, 172, 173
lipoproteína de alta densidade (HDL)
  avaliação de, 230, 231-232
  colesterol, 17, 161
  resistência à insulina e, 38
lipoproteína de baixa densidade (LDL)
  avaliação de, 230, 232-235
  colesterol, 32, 239, 240
  gorduras e, 187
  gorduras saturadas e, 175
  resistência à insulina e, 38, 237
lisina, 137, 139, 143, 144, 145
lombo de porco + legumes (plano de refeições), 216, 336-337, 339, 350
lombo de porco assado com alho e alecrim (receita) 350-351
longevidade, 14, 49
músculos como os órgãos da, 28
proteína e, 133
Protocolo de Lyon e, 189, 200, 203-207, 323-236
Lúpus, 52

M

macronutrientes, 17, 175, 176
  cálculo de metas, 184-87
  ingestão, 105, 201-203
manteiga, 171
manutenção calórica
marcadores sanguíneos, 24
  avaliação de, 231
  carboidratos e, 208
  Protocolo Lyon para, 185
margarina, 108
massa muscular esquelética apendicular (IMMEA), 226, 227
massa muscular, 13, 189
  avaliação da, 226-230
  como um biomarcador para a saúde geral, 48
  determinação da massa muscular ideal, 191
  diminuição relacionada à idade, 82

menopausa e, 85
  privação do sono e, 214
massas, 162
maximização do ambiente, 310-312
McGonigal, Kelly, 302
medicamentos para prevenção da enxaqueca, 244
medição com fita métrica, 225
medição da resposta de glicose pós-prandial, 243
medicina centrada nos músculos (abordagem), 11, 13, 44, 165, 250, 313
  benefícios da, 32
  domínio da força musculoesquelética, 27
  eficácia da, 16
  menopausa e, 87
medo, 296
meglitinidas, 244
melancia, 162
memória celular, 69, 90
memória muscular, 68, 69
memória, 42
  celular, 70, 89
  muscular, 68, 69-70
  obesidade e, 59-61
Memorial Sloan Kettering, 57
menopausa, 84-86, 89
mentalidade de crescimento, adoção de, 19-20
meta SMART, 268-269, 270-271, 275
meta-análise, 108, 109
metabolismo, 30, 31, 32
  esclarecimento de mistérios e equívocos sobre, 40-42
  força dos músculos no, 33-34
  idade e, 77-78, 79
  matemática para, 188-190
  proteína e, 133, 134
  reparação, 47
metionina, 137, 139, 143, 144-145
Mexido Denver (ovos mexidos) (plano alimentar), 205, 206, 216, 217
micronutrientes, 17, 175
  ciência nutricional sobre a, 104

tamanho da porção necessário para atingir 33,3% dos principais micronutrientes, 196
miocinas, 240
definição de, 40
funções das, 40-42
sistema imunológico e, 51
mirtilo silvestre, 164
mitocôndrias, 30, 32, 34, 48, 62, 263
miúdos, 121
mobilidade, 28, 83
modelo "calorias que entram, calorias que saem", 41, 159
modelo insulina-carboidrato, 158
molho de cogumelos selvagens (receita), 375
molho de iogurte e endro (receita), 373
molho de tomate picante (receita), 373-374
molhos (receitas)
    alcaparras e limão, bacalhau assado com, 353
    cogumelos selvagens, 375
    iogurte e endro, 373
    tahine com limão e ervas, 372
    tomate picante, 373
monitor de glicose Nutrisense, 227
monitoramento alimentar/nutricional, 187, 189-190, 227
monitoramento da ingestão de alimentos. *Veja* rastreamento alimentar/nutricional
monitores contínuos de glicose, 242
monitores de glicose, 227, 242
morangos, 162, 164
motivação, 315
MPS. *Veja* síntese proteica muscular
mTOR. *Veja* alvo da rapamicina em mamíferos
mudança de paradigma focado na gordura, 25-45
    ciência subjacente, 31-32
    construindo um caminho, 27-29
    largando as malas, 35-36
mulheres
    câncer nas, 57
    gordura corporal nas, 226
    infertilidade nas, 75
    ingestão diária recomendada (IDR) de proteínas, 120, 133
    menopausa, 83-86, 89
    níveis de aspartato aminotransferase nas, 238, 239
músculo como remédio, 243
músculo esquelético. *Veja também* contração muscular; massa muscular; síntese proteica muscular; força muscular
    alimentos embalados com aminoácidos para a construção do, 144
    benefícios da construção, 44
    ciência do, 31-33
    cinco maneiras de fazer mágica com, 38
    como a fonte da juventude, 48
    como armadura corporal, 27, 58-60, 257
    como percentual da massa corporal, 26
    como um órgão endócrino, 42-43
    definição de, 27
    dois componentes principais da saúde, 33
    em crianças, 66-68
    falta de foco social no, 25-26
    fertilidade e, 75
    gravidez e, 75-77
    idade e, 27, 83
    importância como salvaguarda da saúde, 28
    medicamentos que podem afetar negativamente, 244
    poder de mudar a vida do, 27-28
    poder metabólico do, 34-35
    proteína para prevenir a degradação do, 135
    Protocolo Lyon para o, 201, 211-217, 331-332
    regulação do açúcar no sangue e, 27, 39-40, 166
    reparação do, 47
    sistema imunológico alimentado pelo, 52
músculos. *Veja* músculo esquelético

N

Naiman, Ted, 105

negatividade, sair da, 309
neurogênese, 42
neurotransmissores, 131, 135
neutrófilos, 50
NHANES (Pesquisa Nacional de Exame de Saúde e Nutricionais dos EUA), 141
niacina, 149
NIH. *Veja* Institutos Nacionais de Saúde
níveis de glicose pós-refeição (pós-prandial) avaliação de resposta, 243
NLEA (Lei de Rotulagem e Educação Nutricional), 112
norepinefrina (noradrenalina), 131
nozes, 172
   avelã, 172
   castanha-do-pará, 143
   noz-europeia, 171-172
   noz-pecã, 172
NSV (vitória além da balança), 298

O

"O Exibicionista" (categoria), 311
O lado bom do estresse (McGonigal), 302
"O relutante" (categoria), 312
"O Solista" (categoria), 311
Oatly, 122
obesidade intra-abdominal, 37
obesidade sarcopênica, 75, 81, 240
obesidade, 11, 12-13, 18, 37, 258, 313. *Veja também* gordura corporal; sobrepeso; perda de peso
   café da manhã e, 244
   câncer e, 56-58
   carboidratos e, 160
   ciência nutricional sobre, 101
   colesterol HDL e, 227
   comprometimento da fertilidade e, 75
   culpa das gorduras, 171
   distúrbios cerebrais e, 60-61
   divulgação nas redes sociais, 78
   em crianças, 66-67
   gravidez e, 76
   idade e, 79-80
   intra-abdominal, 39
   menopausa e, 85
   números projetados para, 61
   percentual de gordura corporal e, 226
   percentual de norte-americanos afetados por, 207
   prevalência de, 23
   privação do sono e, 213
   razão cintura-altura e, 224
   resistência à insulina e, 34
   sarcopenia em comparação com, 49
   sarcopênica, 75, 80, 239
óleo de coco, 174
óleo de palma, 174
óleo de peixe, 212
OMS. *Veja* Organização Mundial da Saúde
opiniões de especialistas, 107
Organização Mundial da Saúde (OMS), 74, 110, 116, 125
osteoporose, 18, 27
ovas de peixe, 172
ovos (planos de refeições). *Veja* hambúrguer + ovos; mexido Denver (ovos mexidos); shake + ovos
ovos cozidos no vapor (receita), 355
ovos fritos (receita), 354
ovos mexidos (receita), 354-355
ovos (receitas)
   cozidos, 355
   fritos, 355
   mexidos, 353-354
ovos, 143, 145, 147, 175, 195

P

pães, 162
Painel de Tratamento de Adultos III do Programa Nacional de Educação para o Colesterol dos EUA (NCEP), 233
pancreatite, 233
paralisado de medo, 129
partículas de LDL (LDL-P), 237-238
pasta de amendoim, 145
pastinaca, 163

peito de frango escalfado (receita), 346-348
peito de frango, 143
peixes, 147, 173-174, 184, 198
PepsiCo, 111
peptídeo plasmático Y (PYY), 153-154
peptídeos, 30
perda de peso, 24-25
    Protocolo Lyon para, 207-211, 324-327
    tentativas frustradas de, 12-15
    tipo errado de, 26
perimenopausa, 85
perseverança, 300, 303-304
personal trainers (encontrar), 261
peru, 143, 144, 147
pesagem da comida, 189
peso ideal, determinação do, 186
Pesquisa Nacional de Exame de Saúde e Nutrição dos EUA (NHANES), 141
Pesquisa Nacional de Saúde Infantil, 67
pesquisas Gallup, 11
pesto de coentro (receita), 370-372
pesto de coentro (receita), 371
Petersen, Kitt, 37
Philips, Stu, 133
pílulas anticoncepcionais, 86, 244
pimenta-banana, 164
pimentão, 165
pimentão-verde, 164
pioglitazona, 244
pirâmide alimentar, 121
Plank Touches (Prancha com toque de objetos), 294
Plank Walkouts (Caminhada com as mãos em prancha), 292
Plano de Otimização da Musculatura, 211-217, 332-340
Plano de Otimização da Longevidade, 201-205, 321-325
Plano de Otimização da Perda de Peso com Qualidade, 207-211, 326-331
Pobre Coitado (loop), 129, 130
polifenóis, 197
pressão arterial. *Veja também* hipertensão
    avaliação de, 222-223
    exercícios cardiovasculares e, 263
Primeira Guerra Mundial, 102
"problema de limite superior", 178-179
produtos biológicos, 53
progesterona, 84
projeção futura, 95
prolina, 137, 138
proporção entre carboidratos e fibras, 161, 163
proporção entre carboidratos e proteínas, 161-163, 167, 186, 188, 197, 212-213
proporção ômega-6/ômega-3, 171-173, 198
proteína caseína, 153
proteína c-reativa de alta sensibilidade (hs-CRP), 24, 239-241
proteína c-reativa. *Veja* proteína c-reativa de alta sensibilidade
proteína, 14-15, 24, 131-157, 211
    açúcar no sangue e, 133, 241
    benefícios indiscutíveis das, 114-117
    cálculo das necessidades de ingestão, 195
    caseína, 155
    ciência nutricional sobre, 104, 105-106, 114-117
    combinação de carboidratos com, 160, 162, 199
    começar o dia a todo vapor com, 196-197
    completas *versus* complementares, 145
    cura de queimadura e, 150-151
    disfunção renal erroneamente atribuída às, 133
    efeito de qualidade na quantidade, 142-144
    hemoglobina glicada e, 242
    horário das refeições e, 151-152
    idade e, 78, 79, 82, 83, 139-141
    ingestão diária recomendada (IDR) de, 116, 120, 133, 141-145, 167
    instruções para construir uma dieta em torno das, 195-196
    menopausa e, 85, 86
    movimentos de energia, 147
    necessidades ao longo do tempo, 139-141

papéis vitais das, 131
para crianças, 68
para prevenir rupturas musculares e de tecidos, 135
percentual corporal de, 132
percentual de calorias de, 115
priorização de carboidratos, 161
proporção entre carboidratos e proteínas. *Veja* proporção carboidratos-proteínas
Protocolo Lyon para, 183, 186, 191, 195-196, 213, 214
qualidade, 135-137
quantidade, 135
razões para não ignorar, 134
síntese proteica muscular, 88, 139, 140, 258, 259
superpoderes das, 153-155
whey (proteína de soro de leite), 133
proteínas complementares, 144-145
proteínas completas, 144
Protein-Sparing Modified Fast Program, 219
Protocolo Lyon, 27, 47, 49, 100, 183-222, 257
    abandono do, 315
    cálculo da meta de macronutrientes, 185-188
    como um estilo de vida instruído, 179
    como uma jornada de transformação, 314
    concepção do, 201-202
    duas principais preocupações sobre, 182
    eficácia do, 15-16, 25
    estratégias para o sucesso, 187
    idade e, 68, 70, 80
    Plano de Otimização da Longevidade, 201-206, 321-326
    Plano de Otimização da Musculatura, 211-217, 332-340
    Plano de Otimização da Perda de Peso com Qualidade, 207-211, 326-330
pudim de chia (plano de refeições), 205, 209, 210, 215, 216, 322, 326, 332
purê de batata-doce roxa com gergelim (receita), 367-368

Q

queijo, 174
questionário de saúde muscular, 229-230
questionário sobre estilo de vida na hora comer, 200-201
questões ambientais, 117, 120, 122-124
quimioterapia, 57
quinoa, 142

R

rabanete assado com folhas de rabanete (receita), 360
rabanete, 164
raquitismo, 104
razão cintura-estatura, 224
reajuste de mindset
    adotar um mindset de crescimento, 19-20
    cinco atributos fundamentais, 298-308
    controlar os pensamentos, 48-49
    é apenas mais uma refeição, 155-156
    erguer barreiras de proteção para responsabilização, 221-222
    estabelecer (não metas, mas...) padrões, 125-129
    estabelecer padrões para alcançar a saúde que você merece, 63-64
    reivindicar seu direito à saúde, 177-179
    superar a resistência, 251-254
    superar o viés do presente, 92-95
recuperação, exercícios, 300
redefinição de carnívoro, 218-219
refogado de radicchio e endívia (receita), 368-369
relaxamento/desaquecimento, 275, 276, 295
repolho, 164
repouso na cama, 81
resiliência, 300, 307-309
resistência à insulina, 31, 36, 40, 166, 258
    andropausa e, 89
    carboidratos e, 160
    colesterol HDL e, 38
    colesterol LDL e, 38, 237
    explicado, 38-39

gravidez e, 76
idade e, 80
menopausa e, 83
no cérebro, 12
privação do sono e, 213
redução de miocinas de, 43
síndrome do ovário policístico e, 75
triglicerídeos e, 38, 225
resistência, superar a, 249-254
responsabilidade, erguer barreiras de proteção, 221-223
RET. *Veja* treinamento de exercícios de resistência muscular
revisões sistemáticas, 109
riboflavina, 148
ricota, baixo teor de gordura, 143
ritual noturno, 220
rosca bíceps, 36
rosca
   rosca bíceps direta com halteres, 288-289
   rosca bíceps, 38
rotações, 127-129
Roth, Peter, 308
rúcula, 163

S

saciedade, 153-154, 176, 177
salada Buffalo de frango (plano de refeições), 205, 209, 211, 215-217, 324, 330, 336, 339
salada Cobb Green Goddess (plano de refeições), 209, 210, 327
salada Cobb Green Goddess (receita), 351-352
salada de atum + beterraba, 324
salada de beterraba e cenoura raladas com vinagrete de cominho e laranja (receita), 364-365
salada de frango desfiado. *Veja* salada Buffalo de frango
saladas (planos de refeições). *Veja* hambúrguer com salada; salada Cobb Green Goddess verde; salmão + salada de beterraba; salmão + salada de beterraba + arroz; atum + salada de beterraba
saladas (receitas)
   beterraba e cenoura raladas com vinagrete de cominho e laranja, 364-365
Cobb Green Goddess, 349
Saladino, Don, 312-318
salmão + salada de beterraba (plano de refeições), 210, 331, 352, 362, 364
salmão + salada de beterraba + arroz (plano alimentar), 214, 215, 333, 352, 355, 362, 364
salmão escalfado (receita), 352-353
salmão, 174
Samsung Galaxy Watch 4, 227
sarcopenia, 25, 75, 80
   ácidos graxos ômega-3 e, 173
   aumento relacionado à idade, 81
   avaliação da, 228
   deficiência prevista pela, 83
   definição de, 48, 228
   descrição, 49
   início da, 49
sardinha, 174
Segunda Guerra Mundial, 102
selênio, 148
semente de abóbora, 172
sensibilidade à insulina, 33, 34, 237, 248
serina, 137, 138
serotonina, 131
shake + ovos (plano alimentar), 204, 205, 214, 215, 217, 321, 332, 355, 376
shake Mágico Roxo (receita), 376
shake proteico (plano de refeições)
shake, proteína (plano de refeições). *Veja* shake proteico
Side Plank Elbow to Knee (Prancha lateral com joelho na direção do cotovelo), 282
síndrome do ovário policístico (SOP), 27, 75
síndrome metabólica, 37, 172
síntese proteica muscular (MPS), 89, 139, 140, 238, 259
   definição de, 80

distribuição de proteínas para maximizar, 149
privação do sono e, 213
Single-arm Suitcase Carry (Caminhada carregando pesos com um só braço), 294
sistema imunológico adaptativo, 51
sistema imunológico inato, 51
sistema imunológico, 50-54
    abastecimento muscular de, 51-52
    adaptativo, 51
    inato, 51
"*Skeletal Muscle Insulin Resistance Is the Primary Defect in Type 2 Diabetes*" [A resistência à insulina da musculatura esquelética é o fator primário no desenvolvimento da diabetes tipo 2" (artigo), 37
SnackWell, 120
sobrepeso. *Veja também* obesidade
    café da manhã e, 194-195
    números projetados para, 61
    percentual de norte-americanos afetados por, 207
    Protocolo Lyon para, 185
Sociedade Americana de Oncologia Clínica, 59
Sociedade Americana do Câncer, 55
Sociedade Internacional de Nutrição Esportiva (ISSN), 152-153
sono, 25, 132, 212, 213
"sorvete" de leite de coco (receita), 218
Squat Prying (Agachamento com torção), 285
Squat to Reach (Agachamento com extensão de braços), 278-279
sulfonilureias, 244
superar o viés do presente, 92-95
suplementos de óleo de algas, 173, 174
suplementos de óleo de *krill*, 174

T

T (exercício), 285
Tabata, 260
tacos de pimentão (plano de refeições), 205, 206, 325, 341
tacos de pimentão com creme de coentro e limão (receita), 344-345
tahine com limão e ervas (receita), 372
taurina, 149, 150
taxa de filtração glomerular (TFG), 134
taxa metabólica basal (TMB), 191
taxas de mortalidade
    câncer, 58
    circunferência abdominal (circunferência da cintura), 224
    relacionadas a quedas, 90, 91
    vo$_2$ máx como fator de previsão de, 63
tecido adiposo intramuscular (IMAT), 40
tempeh (tempê), 143, 144
tempo sob tensão (TUT), 296
termogênese, 153-154
teste de tolerância à glicose, 31
testosterona, 38, 71, 77, 85, 88-89, 258
Thoracic Bridge (Ponte torácica), 291
tirosina, 137, 138
TMB (taxa metabólica basal), 191
tofu, 143
tolerância a carboidratos, 165
tomar as rédeas da sua mente, 43-44
tomates, 118, 164
treinamento de exercícios de resistência muscular (RET), 24, 25, 43, 210, 258-260
    andropausa e, 89
    benefícios do, 264
    corpo inteiro, 275, 276-282, 283-287, 290-291
    descrição e objetivo do, 259-260
    dosagem de proteína após, 155
    exercício do bloco A. *Veja aquecimento*
    exercícios do bloco B, 275, 276, 279-280, 287-288, 291-292
    exercícios do bloco C, 275, 276, 281-282, 287-290, 293
    gravidez e, 77
    idade e, 78, 82, 83, 90
    iniciante, intermediário, avançado, 265, 266

instruções para a execução das rotinas de exercícios, 275-276
melhoria do sistema imunológico e, 52
menopausa e, 81, 87
metas de treinamento semanais, 263
para pessoas jovens, 62-63
relaxamento/desaquecimento, 275, 276
risco de câncer e, 60
treinamento de força. *Veja* treinamento de exercícios de resistência muscular
treinamento em circuito, 261
treinamento intervalado de alta intensidade (HIIT), 85, 232, 264-265
descrição e finalidade de, 261
metas de treinamento semanais, 263
treinamento, 255-308. *Veja também* exercício
alicerces do, 271-274
conexão mente-músculo no, 274
cronograma e frequência, 275
estabelecimento de metas, 266-267. *Veja também* metas SMART
falha no exercício para ver os resultados, 266-267, 296
macetes poderosos, 297
perguntas mais frequentes, 294-297
programa de cinco dias, 276-293
remodelação para músculos, 260-263
treino cardiorrespiratório de alto impacto, 275, 276
treino cardiorrespiratório de baixo impacto, 275, 283
treonina, 139, 145
triglicerídeos, 17, 26, 160
avaliação de, 223
carboidratos e, 166, 208, 223
gorduras e, 172
resistência à insulina e, 37, 219
saúde muscular e, 29
triptofano, 139, 145
tuna melt (sanduíche de atum e queijo derretido) (plano de refeições), 217, 337

U

Universidade de Princeton, 228

Universidade de Washington, 12, 60
Universidade Tufts, 120

V

vagem (plano alimentar). *Veja* bife + vagem
vagem e chalota com amêndoas (receita), 359
vagem, 163, 164
valina, 139
Van Elswyk, M. E., 134
vegetais 111, 159, 160, 161, 162, 166, 185
vitamina B12, 118, 121, 149
vitamina B6, 149
vitamina C, 104
vitamina D, 121
vitamina D3, 150
VO_2 máx (consumo máximo de oxigênio), 263

W

w (exercício), 285
whey protein, 153
Wilson, Woodrow, 102
wrap de peru com alface (plano de refeições), 204, 205, 323
wrap de rosbife com alface (plano de refeições), 215, 217, 335
www.drgabriellelyon.com, 218
www.foreverstrongbook.com, 272, 275, 277, 297

Y

YouTube (canal da autora), 44, 225
Y (exercício), 285

Z

zinco, 112, 118, 149

1ª edição	MARÇO DE 2024
reimpressão	JUNHO DE 2024
impressão	GEOGRÁFICA
papel de miolo	LUX CREAM 60 G/M²
papel de capa	CARTÃO SUPREMO ALTA ALVURA 250 G/M²
tipografia	ADOBE GARAMOND PRO